Leitfaden Molekulare Diagnostik

Herausgegeben von
Frank Thiemann, Paul M. Cullen und
Hanns-Georg Klein

Beachten Sie bitte auch weitere interessante Titel zu diesem Thema

Schmid, R. D.
Taschenatlas der Biotechnologie und Gentechnik
2002
ISBN 3-527-30865-2

Holzner, D.
Chemie für Technische Assistenten in der Medizin und in der Biologie
2001
ISBN 3-527-30340-5

Holzner, D.
Chemie für Biologielaboranten
2003
ISBN 3-527-30755-9

Mahlberg, R., Gilles, A., Läsch, A.
Hämatologie
Theorie und Praxis für medizinische Assistenzberufe
2005
ISBN 3-527-31185-8

Guder, W. G., Narayanan, S., Wisser, H., Zawta, B.
Samples: From the Patient to the Laboratory
The impact of preanalytical variables on the quality of laboratory results
2003
ISBN 3-527-30981-0

Kahl, G.
The Dictionary of Gene Technology
Genomics, Transcriptomics, Proteomics
2004
ISBN 3-527-30765-6

Meyers, R. A. (Hrsg.)
Encyclopedia of Molecular Cell Biology and Molecular Medicine, 16 Volume Set
2005
ISBN 3-527-30542-4

Leitfaden Molekulare Diagnostik

Grundlagen, Gesetze, Tipps und Tricks

Herausgegeben von
Frank Thiemann, Paul M. Cullen und Hanns-Georg Klein

WILEY-VCH Verlag GmbH & Co. KGaA

Herausgeber

Dr. rer.nat. Frank Thiemann
Laborärzt. Gemeinschaftspraxis
Dr. Löer, Dr. Treder & Kollegen
Hafenweg 11
48155 Münster

Prof. Dr. med. Paul M. Cullen
Laborärzt. Gemeinschaftspraxis
Dr. Löer, Dr. Treder & Kollegen
Hafenweg 11
48155 Münster

Dr. med. Hanns-Georg Klein
Zentrum für Humangenetik
und Laboratoriumsmedizin
Dr. Klein und Dr. Rost
Lochhamer Str. 29
82152 Martinsried

■ Alle Bücher von Wiley-VCH werden sorgfältig erarbeitet. Dennoch übernehmen Autoren, Herausgeber und Verlag in keinem Fall, einschließlich des vorliegenden Werkes, für die Richtigkeit von Angaben, Hinweisen und Ratschlägen sowie für eventuelle Druckfehler irgendeine Haftung

Bibliografische Information
Der Deutschen Bibliothek
Die Deutsche Bibliothek verzeichnet diese Publikation in der Deutschen Nationalbibliografie; detaillierte bibliografische Daten sind im Internet über <http://dnb.ddb.de> abrufbar.

© 2006 WILEY-VCH Verlag GmbH & Co. KGaA, Weinheim

Alle Rechte, insbesondere die der Übersetzung in andere Sprachen, vorbehalten. Kein Teil dieses Buches darf ohne schriftliche Genehmigung des Verlages in irgendeiner Form – durch Photokopie, Mikroverfilmung oder irgendein anderes Verfahren – reproduziert oder in eine von Maschinen, insbesondere von Datenverarbeitungsmaschinen, verwendbare Sprache übertragen oder übersetzt werden. Die Wiedergabe von Warenbezeichnungen, Handelsnamen oder sonstigen Kennzeichen in diesem Buch berechtigt nicht zu der Annahme, dass diese von jedermann frei benutzt werden dürfen. Vielmehr kann es sich auch dann um eingetragene Warenzeichen oder sonstige gesetzlich geschützte Kennzeichen handeln, wenn sie nicht eigens als solche markiert sind.

Printed in the Federal Republic of Germany
Gedruckt auf säurefreiem Papier.

Satz Dörr + Schiller GmbH, Stuttgart
Druck Strauss GmbH, Mörlenbach
Buchbinder Litges & Dopf Buchbinderei GmbH, Heppenheim

ISBN-13: 978-3-527-31471-3

ISBN-10: 3-527-31471-7

Inhaltsverzeichnis

I	Allgemeine Grundlagen und Präanalytik 1
1	**Grundlagen der molekularen Diagnostik** 3
	Frank Thiemann
1.1	Die DNA 3
1.2	Die RNA 6
1.3	DNA-Replikation 6
1.4	Das Gen 9
1.5	Genomorganisation bei Prokaryonten 9
1.6	Genomorganisation bei Eukaryonten 10
1.7	Die Proteinbiosynthese 12
1.7.1	Die Transkription 12
1.7.2	Die Translation 19
2	**Präanalytik bei molekulargenetischen Untersuchungen** 27
	Parviz Ahmad-Nejad und Michael Neumaier
2.1	Einleitung 27
2.2	Schritte der Präanalytik 27
2.2.1	Probenmaterial 28
2.2.2	Probenentnahme 28
2.2.3	Vorbehandlung der Probe 30
2.2.4	Probentransport 30
2.2.5	Präanalytische Schritte im Labor 32
2.2.6	Probenaufbewahrung 32
II	**Methoden** 33
3	**Isolierung von Nukleinsäuren** 35
	Edgar Setzke und Hans Nitschko
3.1	Einleitung 35
3.2	Die Probenvorbereitung 35

3.3 Der Zellaufschluss in Abhängigkeit des Probenmaterials und der zu isolierenden Nukleinsäure 37
3.4 Isolierung von DNA 38
3.4.1 Phenol/Chloroform-Extraktion 38
3.4.2 Silika-Membranen oder Silika-beschichtete Oberflächen (magnetische Partikel) 39
3.4.3 Anionenaustauscher-Säulen 43

3.5 Isolierung von RNA 45
3.5.1 Isolierung von Virus-RNA 45
3.5.2 Isolierung von zellulärer RNA 46

3.6 Manuelle und automatisierte Systeme zur Nukleinsäureisolierung in der molekularen Diagnostik 47
3.6.1 Manuelle Extraktionssysteme 48
3.6.2 Automatisierte Extraktionssysteme 49

3.7 Überprüfung von Menge, Reinheit und Qualität von RNA und DNA 52
3.7.1 Photometrische Bestimmung der Nukleinsäure [Menge/(Reinheit)] 53
3.7.2 Abschätzung der DNA-Menge durch Gelelektrophorese und Anfärbung mit Ethidiumbromid [Menge/(Qualität)] 54
3.7.3 Bioanalyzer [Menge/Qualität] 54
3.7.4 Spotmethode [Menge] 56
3.7.5 DNA-/Zellzahlbestimmung durch PCR genomischer Sequenzen [Menge] 56

3.8 Lagerung der isolierten RNA/DNA 57
3.8.1 Lagerung von Standards 59

4 Die Amplifikation von Nukleinsäuren 61
Stefan Lorkowski und Frank Thiemann

4.1 Einleitung 61
4.2 Die Polymerase-Kettenreaktion (PCR) 61
4.2.1 Geschichtlicher Hintergrund 61
4.2.2 Das Prinzip der PCR 62
4.2.3 Die Komponenten der PCR 68
4.2.4 Anforderungen an das Ausgangsmaterial 72
4.2.5 PCR-Zusätze 73

4.3 RT-PCR: Die Amplifikation von RNA mittels PCR 74
4.3.1 Die Reversen Transkriptasen 75
4.3.2 Die Primer für die reverse Transkription 76

4.4 Nested-PCR: Vor- und Nachteile 78
4.5 Weitere Nukleinsäure-Amplifikationsverfahren 79
4.5.1 DNA-Sonden-Assays (Gensonden) 80
4.5.2 Transcription-Mediated-Amplification (TMA) 80
4.5.3 Hybridization Protection Assay (HPA) 82

4.5.4	Nucleic Acid Sequence based Amplification (NASBA)	83
4.5.5	Strand-Displacement Amplification (SDA)	85
4.5.6	branched DNA (bDNA)	88

5   Die Detektion von PCR-Produkten   89
Carsten Tiemann

5.1	Elektrophoreseverfahren	89
5.1.1	Agarose-Gelelektrophorese	89
5.1.2	Chip-Elektrophorese (Lab-on-a-Chip)	91
5.2	PCR-ELISA/PCR-MEIA	92
5.3	Reverse Hybridisierung	94
5.4	Real time-PCR	96
5.4.1	Interkalierende Farstoffe (SYBR)	97
5.4.2	TaqMan-Sonden	97
5.4.3	Dark Quencher (BHQ, black hole quencher)	99
5.4.4	MGB-Sonden (minor groove binder)	99
5.4.5	Molecular Beacon	99
5.4.6	Hybridisierungsproben	100
5.4.7	Scorpion-Primer	101
5.4.8	Schmelzkurven	102
5.5	Quantitative PCR	103
5.5.1	Absolute Quantifizierung	104
5.5.2	Relative Quantifizierung	106

6   DNA-Mikroarrays   109
Paul Cullen

6.1	Einleitung	109
6.2	Aufbau und Funktionsprinzip von DNA-Mikroarrays	110
6.3	Anwendung von DNA-Mikroarrays	111
6.3.1	Analyse der Genexpression	111
6.3.2	Detektion von Polymorphismen mittels DNA-Mikroarrays	117
6.3.3	DNA-Sequenzierung mittels Mikroarrays	118
6.4	Andere Anwendungen für DNA-Mikroarrays	119
6.5	Bedeutung der DNA-Mikroarray-Technologie für die Labordiagnostik	119
6.6	Ausblick in die Zukunft	121

7   DNA-Sequenzierung   123
Harm Müller, Nicole Weise und Thomas Fenner

7.1	Einführung zur DNA-Sequenzierung	123
7.2	Methodische Grundlagen der Sequenzreaktion und Markierung	124
7.2.1	Sequenziertechniken	125
7.2.2	Die Fragmentanalyse	133

7.3	Anwendungen der DNA-Sequenz und DNA-Fragmentanalyse	*134*
7.3.1	Epidemiologische MRSA-Typisierung *134*	
7.3.2	Mikrobiologische Taxonomie mit 16S rRNA-Genen *135*	
7.3.3	Genotypische Resistenzbestimmung bei HIV *136*	
7.3.4	Genotypisierung Hepatitis C–Virus *137*	
7.3.5	Genetischer Fingerabdruck *138*	
7.3.6	Familiäres Mammakarzinom *140*	

III Indikationen *143*

8 Indikationen für die molekulare Diagnostik – Viren *145*
Holger F. Rabenau und Annemarie Berger

8.1	Allgemeine Erläuterungen zur Virusdiagnostik *145*	
8.2	Spezielle Erläuterungen zur Virusdiagnostik *147*	
8.2.1	Adenoviren *147*	
8.2.2	Astrovirus *148*	
8.2.3	Bornavirus *148*	
8.2.4	Coronaviren *149*	
8.2.5	Dengueviren *150*	
8.2.6	Enteroviren (Polio, Coxsackie, ECHO) *150*	
8.2.7	Epstein-Barr-Virus (EBV) *151*	
8.2.8	Frühsommer-Meningoenzephalitis-Virus (FSMEV) *152*	
8.2.9	Gelbfiebervirus *153*	
8.2.10	Hantaviren *153*	
8.2.11	Hepatitis A-Virus (HAV) *154*	
8.2.12	Hepatitis B-Virus (HBV) *154*	
8.2.13	Hepatitis C–Virus (HCV) *155*	
8.2.14	Hepatitis D-Virus (HDV, Delta-Agens) *156*	
8.2.15	Hepatitis E-Virus (HEV) *157*	
8.2.16	"Hepatitis G"-Virus (HGV/GBV–C) *158*	
8.2.17	Herpes simplex-Virus Typ 1 und Typ 2 (HSV-1, HSV-2) *158*	
8.2.18	Humanes Herpesvirus 6 (HHV-6) *159*	
8.2.19	Humanes Herpesvirus 8 (HHV-8) – Kaposi-Sarkom-assoziiertes-Herpesvirus (KSHV) *160*	
8.2.20	Humanes Immundefizienzvirus, Typ 1 und 2 (HIV-1, HIV-2) *161*	
8.2.21	Humanes Metapneumovirus (hMPV) *162*	
8.2.22	Humanes T-Zell-Leukämie-Virus, Typ 1 und 2 (HTLV–I, HTLV–II) *162*	
8.2.23	Influenzaviren *163*	
8.2.24	Masernvirus *164*	
8.2.25	Molluscum contagiosum-Virus *164*	
8.2.26	Mumpsvirus *165*	
8.2.27	Norovirus (früher Norwalkvirus) (Tabelle 8.27) *165*	
8.2.28	Papillomaviren (HPV) *166*	
8.2.29	Parainfluenzavirus Typen 1–4 *167*	

8.2.30   Parvovirus B19   *167*
8.2.31   Polyomaviren (JC- und BK-Virus [JCV, BKV])   *168*
8.2.32   Respiratory Syncytial-Virus (RSV)   *169*
8.2.33   Rötelnvirus (Rubella)   *170*
8.2.34   Rotaviren   *170*
8.2.35   Tollwutvirus   *171*
8.2.36   Varizella-Zoster-Virus (VZV)   *172*
8.2.37   West-Nil-Virus (WNV)   *173*
8.2.38   Zytomegalievirus (CMV)   *173*

9   Indikationen für die molekulare Diagnostik – Bakterien, Pilze, Eukaryonten   *175*
Udo Reischl

10   Indikationen für die molekulare Diagnostik – Humangenetik   *185*
10.1   Allgemeine Erläuterungen zur Humangenetik und Indikationen   *185*
Frank Thiemann, Paul Cullen und Wolfgang Höppner
10.1.1   Humangenetik, Zytogenetik, Molekulargenetik   *185*
10.1.2   Indikationen bei genetischen Erkrankungen   *196*

10.2   Klassische und molekulare Zytogenetik   *197*
Uwe Heinrich, Melanie Locher und Annett Wagner
10.2.1   Postnataldiagnostik   *197*
10.2.2   Pränataldiagnostik   *203*
10.2.3   Tumorzytogenetik   *204*
10.2.4   Molekulare Zytogenetik (Fluoreszenz-in-situ-Hybridisierung = FISH)   *208*

10.3   Immungenetik – MHC-Komplex und HLA-System   *214*
Alois Wölpl und Aleksandra Simon
10.3.1   Klinische Bedeutung der HLA-Typisierung   *215*
10.3.2   Methodische Aspekte der HLA-Typisierung   *218*

10.4   Prädispositionsdiagnostik   *221*
Paul Cullen
10.4.1   Prädispositionsdiagnostik für polygene Erkrankungen   *222*

10.5   Pharmakogenetik   *233*
Birgit Busse, Marion Hirt und Hanns-Georg Klein
10.5.1   Verstoffwechselung von Arzneimitteln   *235*
10.5.2   Drug-Targets   *239*
10.5.3   Zusammenfassung   *239*

IV   Qualität und Ethik   *243*

11	**Qualitätssicherung in der Nukleinsäure-Diagnostik** 245	
	Michael Neumaier und Paul Cullen	
11.1	Gesetzliche Regelungen 245	
11.2	Qualitätssicherung 246	
11.2.1	Laborinterne Qualitätskontrollen 247	
11.3	Ringversuche 249	
11.3.1	Methodologische Ringversuche 249	
11.3.2	Diagnostik-bezogene Ringversuche 250	
11.3.3	Zusammenfassende Beurteilung des Stellenwerts molekulargenetischer interner und externer (Ringversuche) Qualitätssicherung 253	
12	**Bioethische Aspekte in der molekularen Diagnostik** 255	
	Roger J. Busch	
12.1	Einleitung 255	
12.2	Bioethik – Wozu, wenn die Technik funktioniert? 255	
12.3	Das Kleine erkennen. Das Kleine verändern? Vom Problem der Erweiterung der Erkenntnis- und Handlungsräume 257	
12.4	Auf der Suche nach relevanten ethischen Kriterien zum Bereich der molekularen Diagnostik 259	
12.5	Rahmenkriterien einer ethischen Bewertung der Gentechnik am Menschen 259	
12.5.1	Das ärztliche Berufsethos 260	
12.5.2	Menschenwürde 260	
12.5.3	Krankheit 261	
12.5.4	Öffentlichkeit der Wissenschaft 261	
12.6	Die Bedeutung der vier Rahmenkriterien für die ethische Bewertung molekularer Diagnostik in Forschung und Anwendung 262	
12.6.1	Fallbeispiel 1: Gentests und Versicherungsschutz 262	
12.6.2	Fallbeispiel 2: Prä-Implantationsdiagnostik 264	
12.7	Impulse für den Dialog mit der Öffentlichkeit 266	

Anhang 269

Weiterführende Literatur 275

Sachverzeichnis 281

Vorwort zur 1. Auflage

"Auch eine lange Reise beginnt immer mit dem ersten Schritt..." besagt ein altes chinesisches Sprichwort.

So verstehen auch wir das Konzept dieses ersten Buches zur "Molekularen Diagnostik". Es soll ein Anfang sein und kann zuerst einmal einige Aspekte dieser relativ jungen Disziplin zwischen Medizin und Naturwissenschaft beleuchten.

Die rasante Entwicklung neuerer und schnellerer molekularbiologischer Verfahren machte es allerdings schwierig, besondere Schwerpunkte zu setzen. Wir meinen aber eine überschaubare Übersicht der derzeit aktuellen Methoden in der molekularen Diagnostik zusammengestellt zu haben.

Wir haben uns dabei auf die Verfahren konzentriert, die unserer Meinung nach eine wichtige Rolle in der Diagnostik spielen. Wir haben bewusst auf die Darstellung von allgemeinen molekularbiologischen Methoden verzichtet, weil diese in allen gängigen Methodenhandbüchern ausführlich dargestellt werden.

Mit der Mikroarray-Technologie wird ein aktueller Ausblick in die nahe Zukunft gegeben.

Da im Laufe der letzten Jahre die molekulare Diagnostik immer mehr an Bedeutung gewonnen hat und in vielen Teilbereichen der Labormedizin eine zunehmend wichtige Rolle einnimmt, überarbeiten die einzelnen Fachgesellschaften stetig die Anforderungen und Bewertungsmaßstäbe, die an solche Verfahren gestellt werden. Die hier aufgeführten Indikationen und die dazugehörigen Methoden können daher nur eine Momentaufnahme des derzeitigen Wissensstandes sein. Die Inhalte bedürfen einer ständigen Neubearbeitung unter Einbeziehung der neuesten wissenschaftlichen Aspekte und Erkenntnisse.

So bleibt alles in Bewegung und wir hoffen, dass unsere Reise weitergeht. Dieser Leitfaden soll der Grundstein sein für weitere Ausführungen und Kapitel, die vielleicht in den Augen mancher nicht die Beachtung gefunden haben, die sie eventuell verdient hätten. Wenn sich noch weitere Mitstreiter finden, kann sich dieser Leitfaden hoffentlich zu einem ausgewachsenen Lehrbuch der molekularen Diagnostik entwickeln.

Dieses Projekt soll also auch Mut machen und zur Mitarbeit einladen.

Dabei gilt unser Dank allen Autoren, die sich bereits jetzt bereit erklärt haben, an diesem Projekt mitzuarbeiten.

Besonders möchten wir Herrn Dr. Andreas Sendtko und den Mitarbeitern vom WILEY-VCH Verlag für ihre Geduld und Mitarbeit danken, auch wenn der ein oder andere Beitrag nicht fristgerecht eingereicht wurde.

Münster und München, im März 2006 *Frank Thiemann, Paul Cullen,*
Hanns-Georg Klein

Autorenliste

Parviz Ahmad-Nejad
Institut für Klinische Chemie
Universitätsklinikum Mannheim
der Universität Heidelberg
Theodor-Kutzer-Ufer 1–3
D-68167 Mannheim

Annemarie Berger
Institut für Medizinische Virologie
Paul Ehrlich Str. 40
D-60596 Frankfurt/Main

Roger J. Busch
Institut TTN
Marsstr. 19
D-80335 München

Birgit Busse
Zentrum für Humangenetik und
Laboratoriumsmedizin Dr. Klein und
Dr. Rost
Lochhamer Str. 29
D-82152 Martinsried

Paul Cullen
Labor Dr. Löer, Dr. Treder & Kollegen
Hafenweg 11
D-48155 Münster

Thomas Fenner
Citylabor Dr. Fenner
Bergstr. 14
D-20095 Hamburg

Uwe Heinrich
Zentrum für Humangenetik und
Laboratoriumsmedizin Dr. Klein und
Dr. Rost
Lochhamer Str. 29
D-82152 Martinsried

Wolfgang Höppner
Bioglobe GmbH
Grandweg 64
D-22529 Hamburg

Marion Hirt
IMGM Laboratories GmbH
Lochhamer Str. 29
D-82152 Martinsried

Hanns-Georg Klein
Zentrum für Humangenetik und
Laboratoriumsmedizin Dr. Klein und
Dr. Rost
Lochhamer Str. 29
D-82152 Martinsried

Leitfaden Molekulare Diagnostik. Herausgegeben von Frank Thiemann, Paul M. Cullen und Hanns-Georg Klein
Copyright © 2006 WILEY-VCH Verlag GmbH & Co. KGaA, Weinheim
ISBN: 3-527-31471-7

Melanie Locher
Zentrum für Humangenetik und
Laboratoriumsmedizin Dr. Klein und
Dr. Rost
Lochhamer Str. 29
D-82152 Martinsried

Stefan Lorkowski
Leibniz-Institute of Arteriosclerosis
Research
Universität Münster
Domagkstr. 3
D-48149 Münster

Harm Müller
Citylabor Dr. Fenner
Bergstr. 14
D-20095 Hamburg

Michael Neumaier
Institut für Klinische Chemie
Universitätsklinikum Mannheim
der Universität Heidelberg
Theodor-Kutzer-Ufer 1–3
D-68167 Mannheim

Hans Nitschko
Max von Pettenkoffer Institut
Pettenkoferstr. 9a
D-80336 München

Holger Rabenau
Institut für Medizinische Virologie
Paul Ehrlich Str. 40
D-60596 Frankfurt/Main

Udo Reischl
Institut für Medizinische Mikrobiologie
und Hygiene
Franz-Josef-Strauß-Allee 11
D-93053 Regensburg

Edgar Setzke
Associate Director Molecular
Diagnostics
QIAGEN GmbH
Qiagenstr. 1
D-40724 Hilden

Aleksandra Simon
Zentrum für Humangenetik und
Laboratoriumsmedizin Dr. Klein und
Dr. Rost
Lochhamer Str. 29
D-82152 Martinsried

Frank Thiemann
Labor Dr. Löer, Dr. Treder & Kollegen
Hafenweg 11
D-48155 Münster

Carsten Tiemann
Labor Dr. Krone & Partner
Lübbertorwall 18
D-32052 Herford

Annett Wagner
Zentrum für Humangenetik und
Laboratoriumsmedizin Dr. Klein und
Dr. Rost
Lochhamer Str. 29
D-82152 Martinsried

Nicole Weise
Citylabor Dr. Fenner
Bergstr. 14
D-20095 Hamburg

Alois Wölpl
Zentrum für Humangenetik und
Laboratoriumsmedizin Dr. Klein und
Dr. Rost
Lochhamer Str. 29
D-82152 Martinsried

Glossar

aerob: biochemische Reaktion oder Stoffwechselprozess, der nur in Gegenwart von gasförmigen Sauerstoff abläuft oder diesen direkt benötigt.

Agarose: Polysaccharid, das aus roten Meeresalgen gewonnen wird, bildet nach Aufkochen und Abkühlen eine vernetzte Matrix, in der Nukleinsäuren in einem elektrischen Feld nach Größe aufgetrennt werden können.

Allel: Ein Allel ist eine der möglichen Ausprägungen eines Gens, das an einem bestimmten Ort (Locus) auf einem Chromosom sitzt. Jedes Gen hat in einer diploiden Zelle zwei Allele. Jedes Allel besetzt die gleiche Stelle auf einem homologen Chromosom.

allogen: Als allogen bezeichnet man in der Transplantationsmedizin ein Transplantat, das von einem genetisch nicht identischen (fremden) Spender der gleichen Art übertragen wurde.

alternatives RNA-Speißen: In eukaryotischen Zellen kann ein RNA-Transkript aus unterschiedlichen Stücken zusammengesetzt (gespleißt) werden. Dadurch entstehen verschiedene translatierbare RNAs und somit unterschiedliche Proteine.

Aminoacyl-tRNA: eine tRNA, die mit einer Aminosäure beladen ist (→ *Proteinbiosynthese*).

Aminoacyl-tRNA-Synthetase: Die Beladung der tRNA mit ihrer entsprechenden Aminosäure wird von diesem Enzym katalysiert.

Aminosäure: Proteine sind aus Aminosäuren aufgebaut. Die Aminosäuren werden während der → *Proteinbiosynthese* über eine Peptidbindung miteinander verknüpft.

Amplifikation: Vervielfältigung *(hier:* von Nukleinsäuren*)*.

Amplikon: spezifischer, in der PCR vervielfältigter DNA-Abschnitt; PCR-Produkt.

anaerob:	Stoffwechselvorgang, der in Abwesenheit von gasförmigen Sauerstoff abläuft.
Annealing:	Anlagerung z. B. eines einzelsträngigen → *Primers* an eine einzelsträngige DNA unter spezifischen (stringenten) Reaktionsbedingungen.
Anticodon:	Abschnitt von drei Nukleotiden auf einer tRNA (→ *Transfer-RNA*), die komplementär zu den drei Nukleotiden auf einer → *messenger-RNA* sind.
antiparallel:	entgegengerichtet; die DNA-Einzelstränge in einer DNA-Doppelhelix sind aufgrund ihrer chemischen Polarität entgegengerichtet.
Autoradiographie/ Autoradiogramm:	*hier:* Abbild von radioaktiv markierten DNA-Molekülen auf einem Röntgenfilm, die zuvor elektrophoretisch aufgetrennt wurden.
Autosom:	Chromosom, das *nicht* geschlechtsdeterminierend ist.
Avidin:	wasserlöslicher Eiweißkörper des Eiklars; bindet fest an → *Biotin*; dient *in vivo* zur Inaktivierung des Vitamin H. In der Molekularbiologie zur Immobilisierung oder zur Detektion von Biotin-markierter DNA verwendet.
Base:	chemische Verbindung, die in Lösung Protonen aufnimmt. DNA und RNA enthalten jeweils vier verschiedene organische Stickstoffbasen.
Basenpaar:	Aufgrund ihrer chemischen Struktur sind in einer DNA die Nukleotide über Wasserstoffbrückenbindungen der Basen miteinander verbunden. Guanin paart sich mit Cytosin, Adenin mit Thymin.
benigne:	Bezeichnung für gutartige Tumoren, die keine Sekundärgeschwulste (Metastasen) bilden und sich in aller Regel nicht in das umliegende Gewebe verbreiten (d. h. die nicht invasiv sind).
Bindungsenergie:	Stärke einer chemischen Bindung zwischen zwei Atomen. Die Bindungsenergie gibt die Energie in Kilojoule oder Kilokalorien an, die für ihre Spaltung nötig ist.
Biotin:	sog. Vitamin H; dient in der Molekularbiologie zur Markierung von DNA; besitzt eine hohe Affinität zu → *Avidin*.
Blot (Blotting):	Transfer und Immobilisierung von z. B. DNA auf einen festen Trägerstoff (Membran) → *Dot-Blot*: DNA wird auf die Membran punktuell (dot) aufgetragen.
blunt-end:	*engl.:* glattes Ende, *siehe auch* → *Restriktionsendonukleasen*.
bp:	Abkürzung für Basenpaare; gibt die Länge einer doppelsträngigen DNA an.
branched:	*engl.:* verzweigt.

cDNA:	c = engl.: *complementary* = komplementäre DNA; DNA die durch reverse Transkription einer mRNA gewonnen wurde. Eine cDNA enthält keine → *Introns (siehe auch:* → *genomische DNA).*
chaotrope Salze:	Chaotrope Ionen sind große, einfach geladene Ionen mit niedriger Ladungsdichte wie z. B. Guanidiniumisocyanat. Die Hoffmeister-Reihe von 1888 beschreibt die Eigenschaft der chaotropen Salze, Proteine zu zerstören. In der Molekularbiologie werden sie für die "Ausfällung" von Nukleinsäuren bei der Aufreinigung und Isolierung benutzt. Die Salze zerstören die Hydrathülle der in Lösung befindlichen DNA und es kommt zur Präzipitation.
Chorionzottenbiopsie:	Entnahme von fetalem Gewebe aus dem *Chorion frondosum,* einem Teil der Plazenta.
Chromatid:	Die durch → *DNA-Replikation* entstandenen Kopie eines Chromosoms. Die beiden identischen Schwesterchromatiden sind über das Centromer miteinander verbunden.
Chromatin:	Komplex von DNA und spezifischen Proteinen im Zellkern von Eukaryonten, die das → *Chromosom* bilden. Der Name ist durch die Tatsache entstanden, dass das Chromatin sich anfärben lässt (*griech.: chromos* = Farbe).
chromogen:	farbstoffbildend.
Chromosom:	*griech.: chromos* = Farbe + *soma* = Körper; anfärbbares Körperchen, bezeichnet eine im Lichtmikroskop sichtbare Struktur, die aus DNA und mit ihr assoziierten Proteinen besteht und im Zellkern der Eukaryonten lokalisiert ist. 1843 wurden diese Strukturen erstmals von Carl Wilhelm von Nägeli beschrieben, aber noch nicht als Träger der Erbinformation erkannt. Dieses wurde 1910 von Thomas Morgan gezeigt. Die frei im Cytoplasma befindlichen DNA-Moleküle der → *Prokaryonten* werden als Bakterienchromosom bezeichnet.
Codon:	Abfolge von drei Basen auf der DNA oder → *Messenger-RNA,* die mit dem → *Anticodon* der → *Transfer-RNA* paaren und somit festlegen, welche Aminosäure während der → *Proteinbiosynthese* in das entstehende Protein eingebaut wird.
Dalton:	Einheit der Molekülmasse (Da).
Deletion:	Verlust eines Chromosomen- oder DNA-Abschnittes.

Denaturierung:	Konformationsänderung eines Proteins oder einer DNA durch Hitze oder Chemikalien. Die Aufspaltung der DNA-Doppelstränge in die beiden Einzelstränge wird als Denaturierung bezeichnet.
Didesoxy-Sequenzierung:	gebräuchlichste Methode der DNA-Sequenzierung. Die Methode wurde 1977 erstmals von Frederick Sanger vorgestellt und wird darum auch *Sanger-Methode* oder *Sanger-Sequenzierung* genannt. Durch den Einbau eines Didesoxynukleotids, dem die 3'-OH-Gruppe fehlt, wird ein spezifischer Kettenabbruch während der enzymatischen Verdoppelung eines DNA-Stranges herbeigeführt.
Digoxigenin:	zuckerfreier Glycosidrest aus Digitalis (Fingerhut) gewonnenen Digitalisglycosiden. Dient zur Markierung von DNA.
diploid:	zwei Sätze homologer Chromosomen.
DNA:	**D**esoxyribo**n**ukleinsäure (Säure = *engl.*: **A**cid), Speicher der Erbinformation einer Zelle.
DNA-Helicase:	Enzym, das die Doppelstränge einer DNA während der → *DNA-Replikation* auftrennt.
DNA-Ligase:	Enzym, das DNA-Fragmente miteinander verknüpft, indem es die Nukleotide über → *Phosphodiesterbindungen* aneinander kettet.
DNA-Polymerase:	Enzym, das die einzelnen Nukleotide zu einem DNA-Strang miteinander verbindet. Die DNA-Polymerase benötigt dafür einen DNA-Einzelstrang als Vorlage.
DNA-Replikation:	Vorgang während des Zellzyklus einer Zelle, in der die DNA durch Enzyme identisch verdoppelt wird, damit bei der sich anschließenden Zellteilung jede neu entstandene Zelle das gleiche Genom erhält.
Dot-Blot:	DNA-Sonden werden auf eine Membran punktuell (Dot) angetragen und immobilisiert (Blot).
EDTA:	**E**thylen**d**iamin**t**etra**a**cetat; Komplexbildner mit zweiwertigen Kationen. In der Labormedizin werden Blutproben für die Untersuchung des Blutbildes mit EDTA ungerinnbar gemacht, da das für die Blutgerinnung notwendige Calciumkation durch EDTA komplexiert wird. In der Molekularbiologie ist EDTA ein häufiger Pufferzusatz.
Elektrophorese:	Methode, bei der Moleküle aufgrund ihrer Größe bzw. Ladungsdichte in einem elektrischen Feld aufgetrennt werden. Als Auftrennungsmatrix werden in der Molekularbiologie → *Agarose* oder → *Polyacrylamid* einge-

setzt, um DNA-Fragmente nach ihrer Größe aufzutrennen.

Elongation: *hier:* Verlängerung der → *Primer* durch komplementären Einbau von Nukleotiden durch eine DNA-Polymerase.

Endonuklease: Enzym, das innerhalb einer DNA oder RNA schneidet. *Siehe auch* → *Exonuklease* und → *Restriktionsendonukleasen*.

Eukaryont/Eukaryot: griech.: *karyon* = Kern; *eu* = gut.
Alle Lebewesen mit Zellkern und Cytoskelett.

Exon: Sequenz einer eukaryotischen DNA, die für ein Protein oder eine RNA codiert.

Exonuklease: Enzym, das eine DNA oder RNA vom 5'-Ende oder 3'-Ende her abbaut.

extend (to): engl.: abspreizen, ausdehnen, ausweiten.

Extension: siehe → *Elongation*

Fluorescein: Fluoreszenzfarbstoff.

Fluoreszenz: Lichtemission durch Moleküle oder Atome, die vorher mit energiereicher Strahlung angeregt wurden.

Fluoreszenz-Resonanz-Energie-Transfer (FRET): Übertragung von Energie zwischen zwei benachbarten Fluoreszenz-markierten Molekülen.

Gen: funktioneller Abschnitt auf einer DNA, auf dem die Information für ein oder mehrere Proteine codiert ist. Der genetische Code ist in der Abfolge der Basen festgelegt.
Ein Gen kann für mehrere Proteine codieren, indem es z. B. unterschiedlich gespleißt wird, → *Spleißen*.

Genetik: griech.: *geneá* = Abstammung.
Vererbungslehre.

Genom: Gesamtheit aller Gene eines Organismus.

genomische DNA: DNA, die das gesamte Genom einer Zelle oder Organismus darstellt. Im Gegensatz zu einer → *cDNA* enthält die genomische DNA → *Introns*.

Genotyp: individuelle genetische Ausstattung eines Lebewesens
Der dänische Genetiker Wilhelm Johannsen prägte 1909 den Begriff *Genotyp*.

Hämochromatose: Stoffwechselerkrankung, die zu pathologischen Eisenablagerungen in Organen und Gelenken führt. Man unterscheidet zwischen der primären (→ *hereditären*) und sekundären (erworbenen) Hämochromatose.

haploid: Haploide Zellen (z. B. Spermien oder Eizellen) besitzen im Gegensatz zu → *diploiden* Zellen nur einen Chromosomensatz.

Heparin:	Heparin wird angewandt zur Prophylaxe und Therapie von Thrombosen. Die gerinnungshemmenden Polysaccharide bestehen aus einer variablen Anzahl von Aminozuckern mit einem Molekulargewicht zwischen 4000 und 40.000. Heparin bindet an Antithrombin III, einem Enzym, das aktivierte Gerinnungsfaktoren hemmt. Heparin inhibiert die → *PCR*.
hereditär :	*lat.*: erblich, ererbt.
heterozygot:	Zelle mit zwei verschiedenen → *Allelen* desselben Genortes.
Heterozygotie:	Mischerbigkeit; in einem diploiden Chromosomensatz können einzelne Gene in zwei verschiedenen Allelen vorliegen.
***Hfe*-Gen:**	lokalisiert auf dem kurzen Arm des Chromosom 6 in unmittelbarer Nachbarschaft zu den Histokompatibilitätsantigenen (HLA). Zwei Punktmutationen im *Hfe*-Gen sind mit dem Auftreten der → *Hämochromatose* eng assoziiert.
Homologie:	bezeichnet den Grad der Übereinstimmung in der Nukleotidsequenz von zwei verschiedenen DNA-Molekülen. DNAs mit 100%iger Homologie sind identisch.
homozygot:	Zelle mit zwei gleichen → *Allelen* desselben Genortes.
Hybridisierung:	Zusammenlagerung zweier komplementärer Nukleinsäuremoleküle unter definierten Bedingungen. Je strenger (stringenter, → *Stringenz*) die Bedingungen, desto genauer müssen die Moleküle zusammenpassen.
***in situ*-Hybridisierung:**	Methode zur Lokalisierung eines Gens in einer Zelle oder Gewebe mit markierten DNA-→ *Sonden*.
***in vitro*:**	*lat.*: für "im Glas"; bezeichnet im übertragenen Sinne alle Prozesse, die im Reagenzglas in zellfreien Extrakten ablaufen.
***in vivo*:**	*lat.*: für "im Leben"; bezeichnet alle Prozesse, die in einer Zelle oder in einem Organismus ablaufen.
Initiationsfaktor:	bewirkt die korrekte Zusammenlagerung von → *Messenger-RNA* und → *Ribosomen* zu Beginn der → *Proteinbiosynthese*.
Initiator-tRNA:	startet die → *Translation*. Diese tRNA trägt immer die Aminosäure Methionin.
Intron:	Abschnitt einer eukaryotischen DNA, der nicht für ein Protein codiert. Dieser Abschnitt wird während des → *Spleißens* entfernt.
Inversion:	Mutation, bei der ein Chromosomenabschnitt umgedreht wird.

komplementär:	*lat.: plenus* und *complere, complementum*, Erfüllung, Ergänzung; Die DNA-Stränge einer DNA-Doppelhelix sind komplementär zueinander. Kennt man die Sequenz eines Stranges, kann man die Sequenz des anderen Stranges ergänzen.
Konsensus-Sequenz:	*lat.: consentire* = übereinstimmen; Übereinstimmungssequenz. Eine DNA-Sequenz, die in jeder Position das am häufigsten gefundene Nukleotid in einer Gruppe von verwandten Sequenzen wiedergibt.
Lagging-Strand	*engl.: lag;* verzögern Der DNA-Strang, der bei der → *DNA-Replikation* im Gegensatz zum → *Leading-Strang* in kleineren Teilstücken gebildet wird.
Leading-Strand (Leitstrang):	*engl.: to lead:* leiten, führen Der DNA-Strang, der bei der → *DNA-Replikation* kontinuierlich in 5'- nach 3'-Richtung synthetisiert wird.
Leserahmen (ORF):	*engl.: open reading frame;* offener Leserahmen. Bezeichnet die DNA-Sequenz, die zwischen dem Start- und Stop-Codon in ein funktionelles Protein translatiert werden kann.
Locus:	*hier:* Genort; Lage eines Gens in einem Genom bzw. auf einem Chromosom
Lumineszens:	Wiederausstrahlung von absorbierter Energie ohne Wärme (kaltes Leuchten)
Lyse:	die Lösung, *hier:* die Auflösung von Zellmembranen durch Enzyme, um die Nukleinsäuren isolieren zu können.
maligne:	Bezeichnung für bösartige Tumoren, die Sekundärgeschwulste (Metastasen) bilden und sich in das umliegende Gewebe verbreiten (d.h. die invasiv sind). *Siehe* → *benigne*.
Matrize:	"Vorlage"; *hier:* einzelsträngige DNA oder RNA, an der komplementär ein neuer Strang synthetisiert wird.
Messenger-RNA (mRNA):	*engl.: messenger* = Bote; *hier:* RNA, die die genetische Information von der DNA zu dem Ort der → *Proteinbiosynthese*, den Ribosomen, überbringt.
Mikroarray:	Eine meistens im X-Y-Format im Micron (10^{-6} m)-Maßstab aufgebrachte Anordnung von biochemischen oder genetischen Sonden auf eine Oberfläche. Mikroarrays erlauben die parallele Analyse von mehreren tausend Einzelnachweisen aus einer geringen Menge biologischen Probenmaterials.

Multiplex-PCR:	PCR-Ansatz mit mehreren verschiedenen Primerpaaren. Multiplex-Analysen bieten den Vorteil, gleichzeitig z. B. mehrere Keime oder verschiedene Mutationen aus einer Probe bestimmen zu können. Eine Detektion ist aber nur möglich, wenn die Amplikons unterschiedlich markiert werden oder sich in Größe und/oder Sequenz unterscheiden.
Mutation:	Veränderung in einem Gen durch Änderung der Basenabfolge z. B. durch eine → *Deletion* oder → *Translokation*.
Okazaki-Fragmente:	kurze DNA-Stücke, die bei der → *DNA-Replikation* bei der → *Lagging-Strang*-Synthese entstehen.
Oligonukleotid:	künstlich hergestelltes einzelsträngiges DNA-Stück.
Onkogene:	"Krebsgene"; Gene die bei der Umwandlung einer Körperzelle in eine Tumorzelle aktiv sind.
ORF (open reading frame):	siehe → *Leserahmen*
PCR:	engl.: ***P**olymerase-**C**hain-**R**eaction* = Polymerase-Kettenreaktion; Methode, mit der enzymatisch unter Verwendung von sog. → *Primern*, DNA-Abschnitte exponentiell vervielfältigt werden können.
Phänotyp:	Erscheinungsbild; der Phänotyp ist die Summe aller äußerlichen Merkmale eines Individuums. Er bezieht sich nicht nur auf *Morphologie*, sondern auch auf die *Physiologie* eines Individuums.
Phosphodiesterbindung:	kovalente chemische Bindung; die Nukleotide eines DNA-Stranges sind über eine Phosphodiesterbindung miteinander verknüpft.
Plasmid:	kleines ringförmiges DNA-Molekül, das sich in Bakterien unabhängig vom Genom vermehrt. Künstlich hergestellte Plasmide werden für DNA-Klonierungen verwendet.
Polyacrylamid:	chemisches Polymer aus Acrylamidmonomeren, die mit einem weiteren Acrylamid quervernetzt werden. Polyacrylamid wird zur Auftrennung von kleinen DNA-Fragmenten benutzt.
Polymorphismus:	Variationen in der DNA-Sequenz, die nicht zwangsläufig zu einer Mutation führen.
Primer:	einzelsträngiges Oligonukleotid, das sich komplementär an den zu synthetisierenden DNA-Strang lagert und von der Polymerase verlängert wird. Der Primer besitzt eine freie 3'-OH-Gruppe, an die die Polymerase die dNTPs hängt.

Prokaryont/ Prokaryot:	Prokaryonten besitzen keinen membranumschlossenen Zellkern. Die DNA befindet sich frei im Cytoplasma als Kernäquivalent oder auch Nucleoid. Im Gegensatz zu den Prokaryonten besitzen → *Eukaryonten* einen abgegrenzten Zellkern.
Promotor:	eine dem Gen vorgeschaltete Nukleotidsequenz. Eine → *RNA-Polymerase* erkennt und bindet an den Promotor und startet auf diese Weise die → *Transkription* des Gens.
Proofreading:	Einige Polymerasen sind fähig, von ihnen falsch eingefügte Nukleotide während der Synthese eines neuen DNA-Stranges wieder zu entfernen (3'→5'→ *Exonuklease*-Aktivität).
Proteinbiosynthese:	Synthese von Proteinen in der Zelle. Die Proteinbiosynthese lässt sich grob in →*Transkription* und →*Translation* unterteilen.
Prozessivität:	durchschnittliche Anzahl der Nukleotide, die von einer Polymerase eingebaut werden, bevor sie die Matrize wieder verlässt.
Punktmutation:	Veränderung eines einzelnen Nukleotids in der DNA.
Quencher:	engl.: *to quench* = löschen, kühlen.
Replikation:	siehe → *DNA-Replikation*
Resistenz-Gen:	Gen, das z. B. einem Bakterium ermöglicht, in Gegenwart von Antibiotika zu überleben. Resistenzgene sind meist auf → *Plasmiden*, kleinen ringförmigen DNA-Stücken, die sich unabhängig von der restlichen Bakterien-DNA vermehren können, lokalisiert.
Restriktions- endonukleasen:	Enzyme, die DNA-Moleküle an einer spezifischen Nukleotidsequenz schneiden. Jedes Restriktionsenzym erkennt eine bestimmte Nukleotidsequenz und spaltet dort die DNA. Verschiedene Restriktionsenzyme durchtrennen entweder beide DNA-Stränge an derselben Stelle (→ *blunt-end*) oder sie spalten die beiden Stränge um einige Nukleotide versetzt (5'- oder 3'-Überhang).
reverse Transkription:	RNA wird enzymatisch in DNA umgeschrieben.
Ribosom:	Makromolekül, das sich aus spezifischen Proteinen und → *ribosomaler RNA* zusammensetzt. Die Ribosomen sind der Ort der → *Proteinbiosynthese*.
ribosomale RNA (rRNA):	RNA, die mit spezifischen Proteinen assoziiert ist und mit ihnen das Ribosom bildet. Die rRNA wird durch ihren Sedimentationskoeffizienten bei der Ultrazentrifugation, der sog. Svedberg-Konstanten, voneinander unterschieden (z. B. 16S rRNA).

RNA:	**R**ibo**n**ukleins**ä**ure (Säure = engl. **A**cid). siehe auch → *messenger-, ribosomale-* und *Transfer-RNA*.
RNA-Polymerase:	RNA-Polymerasen schreiben die auf der DNA enthaltene Information in RNA um (→ *Transkription*).
RNAse:	Enzym, das die RNA in Fragmente oder ihre Einzelbausteine zerlegt.
RNA-Spleißen:	Vorgang in Eukaryonten, bei dem die nicht codierenden Sequenzen (→ *Introns*) aus einem RNA-Transkript durch das → *Spleißosom* herausgeschnitten werden.
Säure:	chemische Verbindung, die in Lösung Protonen abgibt.
SNP (single nucleotide polymorphism):	engl. = Einzelnukleotid-Polymorphismus Variationen einzelner bestimmter Nukleotide in verschiedenen Organismen.
snRNA (small nuclear RNA):	engl. = kleine Kern-RNA Mit Proteinen assoziierte RNAs, die am RNA-Spleißen beteiligt sind.
Sonde:	einzelsträngiges DNA- oder RNA-Fragment mit definierter Sequenz. Sonden werden in → *Hybridisierungen* eingesetzt, um homologe oder ähnliche Sequenzen aufzuspüren.
Spleißen:	siehe *RNA-Speißen* und *alternatives RNA-Spleißen*
Spleißosom:	Großes dynamisches Aggregat aus Proteinen und RNAs (→ *snRNA*), das die → *Introns* aus RNA-Transkripten eukaryotischer Zellen entfernt.
Stringenz:	Reaktionsbedingungen, die die Zusammenlagerung zweier einzelsträngiger DNA-Moleküle beeinflussen. Je stringenter (strenger) die Bedingungen, desto perfekter müssen die DNA-Moleküle zueinander passen, damit sie sich zusammenlagern können.
TATA-Box:	→ *Konsensus-Sequenz* in der → *Promotor*-Region vieler eukaryotischer Gene.
Template-DNA:	doppelsträngige DNA, die in eine PCR gegeben wird. Nach der → *Denaturierung* dienen die beiden DNA-Einzelstränge als → *Matrize* für die DNA-Polymerase.
Thrombophilie:	Neigung zur Blutgerinnung infolge veränderter Eigenschaften von Blutzellen, Blutplasma, Blutströmung und/oder Gefäßwänden.
Transfer-RNA (tRNA):	kleine, besonders strukturierte RNAs, die entsprechend ihres → *Anticodons* mit einer spezifischen Aminosäure beladen sind. Während der → *Proteinbiosynthese* transportieren die tRNAs die Aminosäuren zu den → *Ribosomen*.

Transkription:	Herstellung einer RNA-Kopie aus einem DNA-Abschnitt. Die DNA selbst verlässt den Zellkern nicht. Stattdessen erstellen spezielle Enzyme, die → *RNA-Polymerasen*, "Arbeitskopien" von bestimmten DNA-Abschnitten, die → *Messenger-RNA*. Diese enthalten ein Abbild der in der DNA gespeicherten Informationen zum Aufbau von Proteinen und werden zu den → *Ribosomen* transportiert.
Translation:	"Übersetzung" der in der → *Messenger-RNA* enthaltenen Information in das entsprechende Protein. Ort der Translation sind die → *Ribosomen*.
Translokation:	Übertragung von einem Chromosomenabschnitt auf ein anderes Chromosom.
Virus-load:	Konzentration eines Virus im Blut.

I
Allgemeine Grundlagen und Präanalytik

1
Grundlagen der molekularen Diagnostik
Frank Thiemann

Die molekulare Diagnostik umfasst den Nachweis verschiedenster Krankheitserreger wie Viren und Bakterien oder relevanter Mutationen im menschlichen Genom auf der Ebene der Nukleinsäuren.

Die Nukleinsäuren können mit verschiedenen Verfahren vervielfältigt und nachgewiesen werden. Die verschiedenen Techniken in der molekularen Diagnostik bedienen sich dabei der spezifischen Eigenschaften dieser Moleküle, deren chemische Grundstruktur immer die Gleiche ist.

1.1
Die DNA

Die DNA setzt sich aus vier unterschiedlichen *Nukleotiden* zusammen. Ein Nukleotid besteht aus einem *Zucker*, einem *Phosphat* und aus einer der vier stickstoffhaltigen Basen *Adenin, Thymin, Cytosin* oder *Guanin*.

Der Zucker ist eine *Ribose*, deren Grundgerüst aus fünf Kohlenstoffatomen (C) aufgebaut ist (Pentose). Diese Kohlenstoffatome sind von 1' bis 5' gekennzeichnet. Am 1'-C-Atom ist jeweils eine Base mit dem Zucker verknüpft. Am 2'-C-Atom der Ribose ist keine OH-Gruppe vorhanden, sondern zwei Wasserstoffmoleküle. Aus diesem Grund bezeichnet man diese Ribose auch als *Desoxyribose* (Desoxyribonukleinsäure, DNS; das A in DNA steht für *acid* = Säure).

Die Nukleotide sind über eine *Phosphodiester-Bindung*, die zwischen der OH-(Hydroxyl-)Gruppe des 3'-C-Atoms und dem Phosphat des 5'-C-Atoms des benachbarten Nukleotids gebildet wird, kovalent miteinander verbunden. Es entsteht somit eine Polynukleotidkette mit einem *Zuckerphosphat-Rückgrat*, deren beiden Enden sich chemisch voneinander unterscheiden. An dem einen Ende ist die *3'-OH-Gruppe*, an dem anderen Ende die *freie Phosphatgruppe* des 5'-C-Atoms lokalisiert. Jeder DNA-Strang hat somit eine chemische Polarität. Konventionell bezeichnet man die beiden Enden als *5'- und 3'-Ende* (Abb. 1.1 und Abb. 1.2).

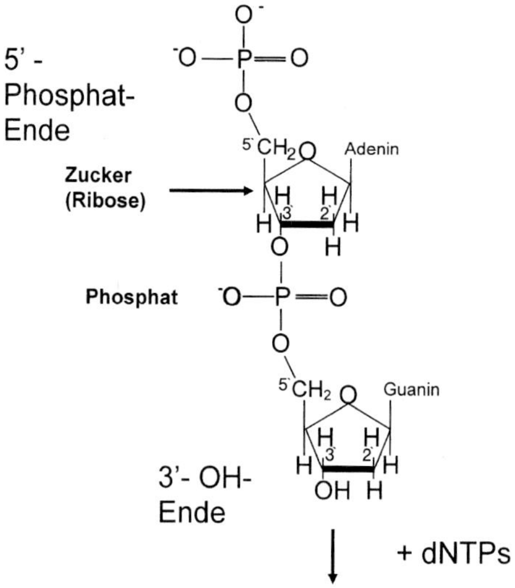

1 Grundlagen der molekularen Diagnostik

Abb. 1.1 Ausschnitt eines DNA-Einzelstranges.
Die DNA besteht aus Zuckermolekülen (Ribose), die jeweils am 5'- und 3'-Kohlenstoff (C) über ein Phosphat (P) miteinander verknüpft sind (Zucker-Phosphat-Rückgrat). Mit dem ersten Kohlenstoffatom des Zuckers sind die einzelnen Basen Guanin, Cytosin, Thymin oder Adenin verbunden. Am 5'-Ende einer DNA steht immer ein Phosphat, am 3'-Ende ist die OH-Gruppe lokalisiert. An dieser 3'-OH-Gruppe wird von der DNA-Polymerase ein weiteres Nukleotid eingebaut.
Am 2'-Kohlenstoff der Ribose sind bei der DNA zwei Wasserstoffatome (H) gebunden. Bei der RNA ist hier eine weitere OH-Gruppe vorhanden. Daher die Bezeichnungen RNA = *Ribo*nukleinsäure und DNA = *Desoxyribo*nukleinsäure *(A = Acid:* Säure) (Abbildung aus: *MTA-Dialog*, Heft 4, 2000, S. 28, mit freundlicher Genehmigung der Hoppenstedt Bonnier Zeitschriften GmbH, Darmstadt).

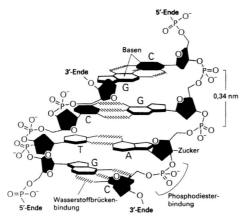

Abb. 1.2 Ausschnitt eines DNA-Doppelstranges.
In einem DNA-Doppelstrang sind Guanin und Cytosin über drei, Adenin und Thymin über zwei Wasserstoffbrückenbindungen komplementär miteinander verbunden. Daher sind DNA-Abschnitte mit einem hohen GC-Gehalt stabiler als Abschnitte, die reich an Adenin und Thymin sind (Abbildung aus: Alberts, B. et al., 2005, *Lehrbuch der molekularen Zellbiologie*, 3. Auflage, Wiley-VCH, Weinheim).

Die dreidimensionale Struktur der DNA wurde 1953 von Watson und Crick mit Hilfe von Röntgenstrukturanalysen, die Rosalind E. Franklin und Maurice Wilkins am Londoner King's College durchführten, aufgeklärt. Sie postulierten anhand der erzielten Ergebnisse die doppelhelikale (schraubenförmig gewundene) Struktur der DNA. In der *DNA-Doppelhelix* winden sich zwei DNA-Stränge unterschiedlicher Polarität um eine senkrecht im Raum stehende Achse. Das Zuckerphosphat-Rückgrat zeigt dabei nach außen, die Basen liegen in Innern der Doppelhelix. Die beiden DNA-Stränge sind über *Wasserstoffbrückenbindungen* der Basen miteinander verbunden. Die chemische Struktur der Basen erlaubt nur zwischen Adenin und Thymin und zwischen Cytosin und Guanin die Ausbildung dieser nicht kovalenten Wasserstoffbindungen. Die Basenabfolge des einen Stranges muss also komplementär zur Basenabfolge des anderen Stranges sein. Man bezeichnet zwei so miteinander verbundene DNA-Stränge als *komplementäre* DNA-Stränge und die entsprechenden Basen als komplementäre Basen oder Basenpaar.

Eine Umwindung in der DNA-Doppelhelix umfasst 10,4 Basenpaare (Abb. 1.3).

In der Abfolge der Basen der DNA ist die genetische Information verschlüsselt. Da die DNA-Stränge in einer Doppelhelix komplementär sind, kann jeder Strang

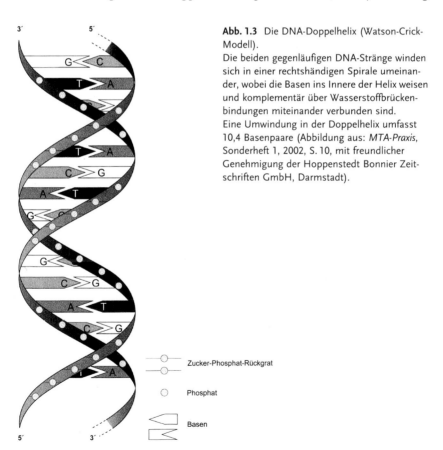

Abb. 1.3 Die DNA-Doppelhelix (Watson-Crick-Modell).
Die beiden gegenläufigen DNA-Stränge winden sich in einer rechtshändigen Spirale umeinander, wobei die Basen ins Innere der Helix weisen und komplementär über Wasserstoffbrückenbindungen miteinander verbunden sind.
Eine Umwindung in der Doppelhelix umfasst 10,4 Basenpaare (Abbildung aus: *MTA-Praxis*, Sonderheft 1, 2002, S. 10, mit freundlicher Genehmigung der Hoppenstedt Bonnier Zeitschriften GmbH, Darmstadt).

als Vorlage *(Matrize)* zur Herstellung eines neuen DNA-Stranges dienen. Werden die Basen der beiden Matrizenstränge komplementär ergänzt, erhält man zwei identische dopppelsträngige DNA-Moleküle. Die genetische Information auf der DNA wird so verdoppelt oder *repliziert*. Da bei der *Replikation* jeweils ein DNA-Strang der DNA-Doppelhelix erhalten bleibt und als Vorlage dient, spricht man auch von der *semikonservativen Replikation* der DNA. In der Zelle *(in vivo)* läuft dieser Vorgang während jeder Zellteilung ab, damit gewährleistet wird, dass jede Tochterzelle die gleiche genetische Information erhält (s. Abschnitt 1.3). In Kapitel 4 wird gezeigt, wie man sich diese Eigenschaft der DNA zunutze macht, um diese *in vitro* zu vervielfältigen *(amplifizieren)* und nachzuweisen.

1.2 Die RNA

Von ihrer chemischen Zusammensetzung unterscheidet sich die RNA nur in zwei wesentlichen Punkten von der DNA (Abb. 1.4).
  Sie enthält
    1. eine Ribose anstatt einer Desoxyribose und
    2. Uracil anstelle von Thymin als Base.

Die Nukleotide der RNA sind, wie in der DNA, über eine Phosphodiesterbindung miteinander verknüpft.
  Die DNA liegt in der Zelle als doppelsträngiges Molekül vor. Die RNA hingegen ist ein *einzelsträngiges* Molekül. Bedingt durch interne komplementäre Abschnitte innerhalb eines RNA-Einzelstranges, die sich über Wasserstoffbrücken miteinander verbinden, kann die RNA verschiedene Formen und Strukturen annehmen.
  Man unterscheidet hauptsächlich drei verschiedene RNAs, die unterschiedliche Aufgaben in der Zelle wahrnehmen:
    1. mRNA: *messenger*-RNA
    2. tRNA: *Transfer*-RNA
    3. rRNA: *ribosomale* RNA

Die Funktionen der einzelnen RNA-Moleküle werden in Abschnitt 1.7 näher erläutert.

1.3 DNA-Replikation

Während der Zellteilung wird die genetische Information der Elternzelle auf die zwei neu entstehenden Tochterzellen verteilt. Damit jede Tochterzelle die identi-

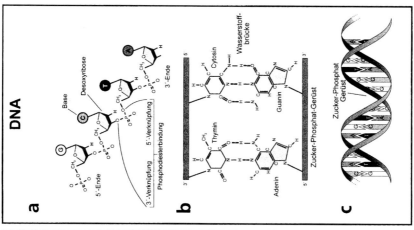

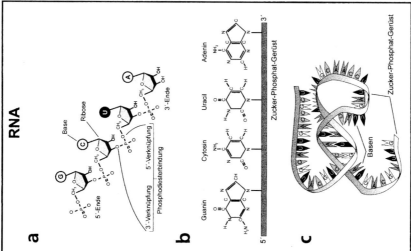

Abb. 1.4 Vergleich von RNA und DNA.
(A) *Das Zucker-Phosphat-Rückgrat:*
Die DNA enthält im Zucker-Phosphat-Gerüst eine Desoxribose. Die RNA enthält eine Ribose.
Desoxyribonukleinsäure und *Ribonukleinsäure* (Säure = *Acid*)
In beiden Molekülen sind die Zucker über eine Phosphodiester-Bindung miteinander verknüpft.
(B) *Die Basen:*
Beide Nukleinsäuren beinhalten 4 Basen, von denen sich 2 jeweils komplementär miteinander paaren. In der DNA paart sich Adenin mit Thymin und Guanin mit Cytosin. Die RNA enthält statt Thymin die Base *Uracil*. Die Basenpaarungen erfolgen in beiden Molekülen über spezifische, nichtkovalente Wasserstoffbrückenbindungen.
(C) *Die Struktur:*
Die DNA liegt in der Zelle als doppelsträngiges Molekül vor.
Die RNA ist ein einzelsträngiges Molekül. Kurze Abschnitte können sich aber komplementär miteinander paaren und Sekundärstrukturen ausbilden.
(Abbildung aus: *MTA-Praxis*, Sonderheft 1, 2002, S. 14, mit freundlicher Genehmigung der Hoppenstedt Bonnier Zeitschriften GmbH, Darmstadt.)

sche genetische Ausstattung erhält, muss die DNA vorher verdoppelt werden. Dieser Vorgang wird als *DNA-Replikation* bezeichnet (Abb. 1.5).

Die DNA-Replikation ist ein enzymatisch gesteuerter Prozess. Die DNA-Doppelhelix wird zunächst durch das Enzym *Helikase* aufgetrennt. Die beiden nun vorliegenden DNA-Einzelstränge der *Replikationsgabel* werden durch Einzelstrangbindende Proteine *(single stranded binding proteins,* SSB) stabilisiert. Jeder Einzelstrang dient als Vorlage *(Matrize, Template)* für den neu zu synthetisierenden Strang.

Das Enzym *DNA-Polymerase* benötigt für diese komplementäre Ergänzung der Matrize ein Startermolekül *(Primer)* das eine freie 3'-OH-Gruppe für die chemische Anknüpfung des komplementären Nukleotids zur Verfügung stellt. Der Primer ist ein kurzes RNA-Molekül, das von einer *Primase* synthetisiert wird.

Die DNA-Polymerase erkennt das Startermolekül und beginnt mit der komplementären Strangsynthese in 5'→3'-Richtung, indem sie die vorliegenden Desoxyribonukleotid-Triphosphate unter Abspaltung zweier Phosphat-Gruppen *(PPi = Pyrophosphat)* über eine *Phosphodiester-Bindung* miteinander verknüpft. Durch die Abspaltung des Pyrophosphats wird die Energie für diese Verbindung zur Verfügung gestellt.

Eine kontinuierliche Synthese in 5'→3'-Richtung der DNA ist aber nur an einem Strang möglich *(Leit-Strang-Synthese, leading strand)*. Die Ergänzung des anderen Stranges *(Folge-Strang-Synthese, lagging strand)* erfolgt diskontinuierlich. Die Pri-

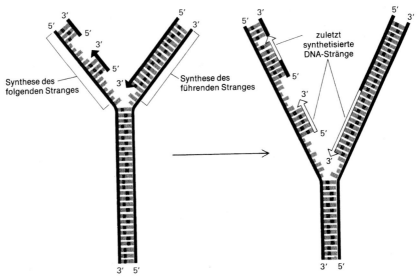

Abb. 1.5 DNA-Replikation.
Die beiden DNA-Stränge der DNA-Helix haben gegensätzliche Polaritäten. Die DNA-Polymerase kann aber einen DNA-Strang nur in 5'→3'-Richtung synthetisieren. Daher verläuft die DNA-Replikation des führenden oder Leit *(leading)*-Stranges kontinuierlich und die des folgenden oder Folge *(lagging)*-Stranges diskontinuierlich. Die Replikationsgabel ist *asymmetrisch*. Während der Replikation bleibt ein parentaler DNA-Strang erhalten *(semikonservative Replikation)* (Abbildung aus: Alberts, B. et al., 2004, *Molekularbiologie der Zelle*, 4. Auflage, Wiley-VCH, Weinheim).

mase synthetisiert hier im Abstand von 100–200 Nukleotiden *RNA-Primer*, die von der DNA-Polymerase verlängert werden. Die so entstandenen DNA-Fragmente nennt man *Okazaki-Fragmente*. Die Synthese eines Okazaki-Fragmentes endet, wenn die DNA-Polymerase auf einen vor ihr liegenden RNA-Primer stößt.

Die RNA-Primer werden anschließend von einem DNA-Reparatursystem entfernt und durch DNA ersetzt. Eine *DNA-Ligase* knüpft abschließend die Phosphodiester-Bindung zwischen den benachbarten Okazaki-Fragmenten.

Da bei der enzymatischen Verdopplung immer ein "alter" DNA-Strang erhalten bleibt, bezeichnet man diesen Prozess als *semikonservative DNA-Replikation*.

Die DNA-Replikation läuft in Pro- und Eukaryonten ähnlich ab. Sie startet immer an einer definierten Stelle im Genom, dem *Replikationsursprung (origin of replication*, ORI). Prokaryonten haben pro Genom meist nur einen ORI, während Eukaryonten aufgrund ihres größeren Genoms die Replikation an mehreren ORIs gleichzeitig initiieren müssen.

Die an der DNA-Verdopplung beteiligten Enzyme liegen in der Zelle in einem Multi-Enzym-Komplex vor, um diesen Prozess effizient ablaufen zu lassen. Eukaryonten replizieren ihre DNA mit einer Geschwindigkeit von etwa 50 Nukleotiden/Sekunde, Prokaryonten mit 500–1000 Nukleotiden/Sekunde.

1.4
Das Gen

Proteine sind Polypeptide, die jeweils eine bestimmte Anzahl von spezifischen Aminosäuren enthalten. Es kann entweder aus einem Polypeptid und/oder verschiedenen Polypeptiden bestehen. Jedes Polypeptid wird von einem definierten Abschnitt auf der DNA codiert. Diesen Abschnitt bezeichnet man als *Gen*, die Gesamtheit der Gene eines Organismus als *Genom*.

Die Genome bei Pro- und Eukaryonten sind unterschiedlich organisiert (s. Abschnitt 1.5 und 1.6). Aufgrund dieser Unterschiede ergeben sich auch andere Abläufe bei der *Proteinbiosynthese*.

1.5
Genomorganisation bei Prokaryonten

Zu den *Prokaryonten* zählt man die *Eubacteria* und die *Archaea*. Diese einzelligen Mikroorganismen besitzen keinen abgegrenzten, membranumschlossenen Zellkern.

Das Genom besteht aus einem großen, *ringförmigen doppelsträngigen* DNA-Molekül das *superhelikal* (überspiralisiert) aufgewunden ist. Es wird auch als *Kernäquivalent* oder *Nukleoid* bezeichnet, da es sich in elektronenmikroskopischen Abbildungen deutlich von dem umgebenen Cytoplasma abhebt.

Bakterien besitzen außerdem kleinere ringförmige doppelsträngige DNA-Moleküle, die *Plasmide*. Plasmide enthalten immer einen Replikationsursprung und ein bis zwei Gene, die z. B. für Virulenz-, Konjugationsfaktoren oder Antibiotikaresistenzen codieren. Sie replizieren unabhängig vom Bakteriengenom und schaffen dem Bakterium manchmal einen Selektionsvorteil. Plasmide, die sich in das Wirtsgenom integrieren können, bezeichnet man als *Episomen*.

Die Genomgröße bei Prokaryonten variiert zwischen 1×10^6–5×10^6 Basenpaaren (bp). 85 % des prokaryotischen Genoms, das entspricht circa 4000–5000 Genen, codiert für Proteine oder RNA, der Rest sind regulatorische DNA-Sequenzen und nur sehr wenig nicht codierende Sequenzen.

1.6
Genomorganisation bei Eukaryonten

Tiere, Pflanzen, Pilze und Protisten (Algen, Protozoen, Schleimpilze) werden zu den *Eukaryonten* gezählt.

Eukaryonten besitzen im Gegensatz zu den Prokaryonten einen membranumschlossenen *Zellkern (Nukleus)* und weitere durch Membranen voneinander abgegrenzte *Zellkompartimente* oder Organellen wie Mitochondrien, Golgi-Vesikel, Endoplasmatisches Retikulum, usw.

Im Nukleus ist die DNA einer Zelle lokalisiert: Fast alle zellulären Prozesse werden von hier aus koordiniert. Mitochondrien und Chloroplasten enthalten neben dem Zellkern noch eigene DNA, die für einen Teil ihrer eigenen Stoffwechselenzyme codieren. Mitochondriale DNA *(mtDNA)* wird maternal vererbt. Diese Tatsache macht man sich bei der Untersuchung evolutionärer Verwandtschaftsverhältnisse zunutze. Stammbäume werden anhand von Sequenzunterschieden der mtDNA verwandter Populationen aufgestellt.

Das menschliche Genom, das hier als Beispiel eines typischen eukaryotischen Genoms dienen soll, besteht aus ca. $3{,}2 \times 10^9$ Basenpaaren (bp), die für ca. 30.000 Gene codieren. Die DNA einer menschlichen Zelle wäre als Faden abgewickelt etwa 1,80 m lang. Sie liegt im Zellkern komplexiert mit basischen Proteinen, den *Histonen*, vor, um die sie in definierten Abständen gewickelt ist. Durch andere, sog. *Nicht-Histon-Proteine*, wird die DNA weiter verpackt. Während der Zellteilung wird die DNA so kompakt verdichtet, das sie im Lichtmikroskop in Form der *Chromosomen* sichtbar wird (Chromos = Farbe, Soma = Körper) (Abb. 1.6).

Der Mensch hat 46 Chromosomen, davon zwei geschlechtsbestimmende *Gonosomen* (XX oder XY) und 44 *Autosomen* (diploider Chromosomensatz).

70 % der DNA ($2{,}1 \times 10^9$ bp) entfallen auf Bereiche, die keine Gene enthalten. Nur etwa 30 % ($0{,}9 \times 10^9$ bp) der DNA lässt sich bestimmten Genen zuordnen, wobei hiervon nur 3 % ($0{,}09 \times 10^9$ bp) direkt codierenden Sequenzen entsprechen. Dieses muss bedeuten, dass die Gene Sequenzen enthalten, *auf denen keine*

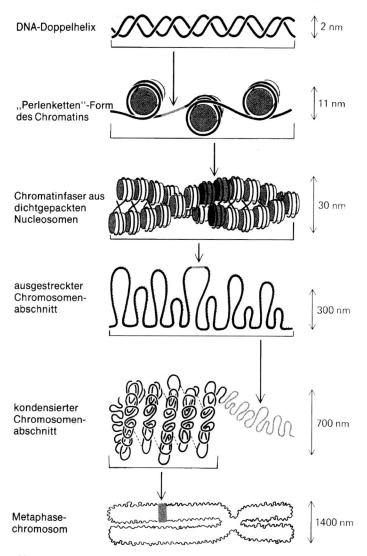

Abb. 1.6 DNA-Verpackung.
Übersicht über die Verpackung der DNA (von oben nach unten):
Die DNA ist in regelmäßigen Abständen um basische Proteinkomplexe, den Histonen, gewunden. Diese sog. Nukleosomen werden durch Nicht-Histon-Proteine weiter zur 30 nm-Faser gepackt. Durch Faltung der 30 nm-Faser entstehen Schleifendomänen, die weiter kondensieren und das Chromosom in der Metaphase sichtbar werden lassen (Abbildung aus: Alberts, B. et al., 2005, *Lehrbuch der molekularen Zellbiologie*, 3. Auflage, Wiley-VCH, Weinheim).

Information codiert ist. Tatsächlich sind solche Abschnitte identifiziert worden. Sie werden als *Introns* bezeichnet. Die codierenden Abschnitte eines Gens nennt man *Exons*.

Introns werden nach der Transkription aus der *prä-mRNA* herausgeschnitten (s. Abschnitt 1.7.1.3).

1.7
Die Proteinbiosynthese

Wird ein Protein in der Zelle benötigt, muss die in dem entsprechenden Gen enthaltene Information abgelesen und weiter prozessiert werden, damit das Protein synthetisiert werden kann. Die Nukleotidsequenz eines Gens wird zuerst abgeschrieben *(transkribiert)* und mittels eines Boten *(messenger)* zu dem Ort der Proteinsynthese, den *Ribosomen*, transportiert. Anschließend wird diese in die entsprechende Aminosäuresequenz übersetzt *(translatiert)* und das Genprodukt synthetisiert.

1.7.1
Die Transkription

Die Transkription ist ein Prozess, der hauptsächlich von den *RNA-Polymerasen*, katalysiert wird. (Abb. 1.7). Prokaryonten besitzen nur eine, Eukaryonten hingegen besitzen drei verschiedene RNA-Polymerasen.

Die RNA-Polymerase I transkribiert die meisten Gene, die für die ribosomale RNA (rRNA) codieren (s. Abschnitt 1.7.2.3), die RNA-Polymerase III transkribiert hauptsächlich die Gene für die Transfer-RNAs (tRNA) (s. Abschnitt 1.7.2.2). Für die Transkription der proteincodierenden Gene in Eukaryonten ist die *RNA-Polymerase II* zuständig.

Generell bestehen diese Enzyme aus mehreren Untereinheiten, die als *Transkriptionsfaktoren* bezeichnet werden.

Bakterielle RNA-Polymerasen benötigen den *Sigma (σ)-Faktor* zur Transkription.

Die RNA-Polymerase II der Eukaryonten benötigt dagegen mehrere, als *allgemeine Transkriptionsfaktoren (TFIIA, TFIIB usw.)* bezeichnete Untereinheiten.

Sie erkennen und binden an spezifische DNA-Sequenzen im Genom, den *Promotoren*. Ein Promotor liegt oberhalb *(upstream)* am 5'-Ende eines Gens. Die DNA-Sequenz verschiedener bakterieller Promotoren ist sehr heterogen. Diese Heterogenität ist dafür verantwortlich, wie häufig ein Gen transkribiert wird, denn RNA-Polymerasen haben zu bestimmten Sequenzen eine größere Affinität. Gene mit "starken" Promotoren werden demnach häufiger abgelesen. Sie codieren für Genprodukte, die in der Zelle häufiger oder in größerer Anzahl benötigt werden.

Ein Promotor enthält zwei kurze DNA-Abschnitte, die im Laufe der Evolution konserviert wurden *(Konsensus-Sequenzen)*. Eine Konsensus-Sequenz (TTGACA) liegt ca. 35 Basenpaare, die andere (TATATT; sog. TATA-Box) ca. 10–25 Basenpaare *upstream* vom Startpunkt des jeweiligen Gens entfernt.

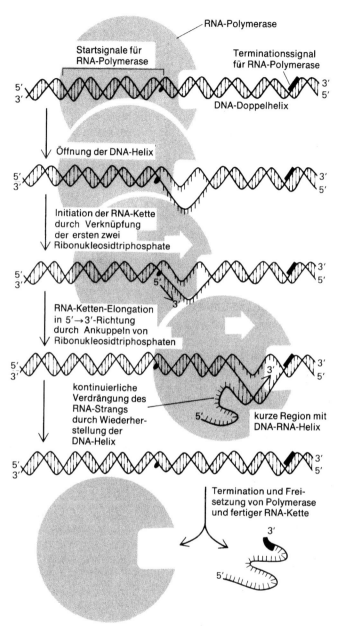

Abb. 1.7 Transkription.
Die RNA-Polymerase bindet an den Promotor eines Gens und beginnt mit der Transkription. Die DNA-Helix wird aufgewunden und die mRNA synthetisiert. Die Ribonukleotidtriphosphate werden komplementär zum abgelesenen DNA-Strang eingebaut (codogener Strang). Die DNA-Helix schließt sich hinter der RNA-Polymerase und das Transkript wird verdrängt. Erreicht das Enzym den Terminator, endet die Synthese. Polymerase und mRNA werden freigesetzt (Abbildung in Anlehnung an: Alberts, B. et al., 2004, *Molekularbiologie der Zelle*, 4. Auflage, Wiley-VCH, Weinheim).

Promotoren bei Eukaryonten enthalten noch weitere Konsensus-Sequenzen (BRE-, INR- oder DPE-Element), die für die jeweilige "Stärke" eines Promotors verantwortlich sind. Weitere regulatorische DNA-Abschnitte können sehr weit vom Startpunkt entfernt liegen.

Hat die RNA-Polymerase mit Hilfe der Transkriptionsfaktoren an den Promotor gebunden, wird die DNA-Doppelhelix geöffnet und entwunden. Dieser Prozess benötigt keine Energie. Die Lage und Richtung des Promotors entscheidet darüber, welcher der nun vorliegenden DNA-Einzelstränge als Vorlage (Matrize) für die RNA-Polymerase dient. Das Enzym synthetisiert aus den zukommenden Nukleotidtriphosphaten ATP, GTP, UTP und CTP ein RNA-Polymer, die *messenger-RNA (mRNA)*. Die Nukleotide werden komplementär zum Matrizenstrang in 5'→3'-Richtung eingebaut. Sie werden enzymatisch durch eine Phosphodiester-Bindung kovalent miteinander verbunden. Die Energie für diese Reaktion wird durch die Abspaltung des Pyrophosphats (PPi) von den Nukleotidtriphosphaten bereitgestellt. Der DNA-Doppelstrang schließt sich hinter der RNA-Polymerase wieder.

Das Enzym synthetisiert so lange, bis es auf eine weitere spezielle DNA-Sequenz, den *Terminator* trifft. Diese DNA-Sequenz veranlasst die Polymerase sich von der DNA zu lösen. Die synthetisierte mRNA und der Matrizenstrang werden freigesetzt.

Die mRNA der Prokaryonten wird direkt anschließend translatiert.

Bei Eukaryonten wird sie weiter prozessiert bevor sie vom Zellkern in das Cytoplasma zu den Ribosomen transportiert wird. Man bezeichnet diese mRNA daher auch als *prä-mRNA* (Abb. 1.8 a und Abb. 1.8 b).

1.7.1.1 Die 5'-Cap-Struktur (Capping)

Der erste Schritt hin zu einer "reifen" eukaryotischen mRNA ist das sog. *Capping*. Dabei wird ein modifiziertes Guaninnukleotid an das 5'-Ende der prä-mRNA gebunden (Abb. 1.9). Dieser enzymatisch gesteuerte Prozess beginnt, wenn die RNA-Polymerase ca. 25 Nukleotide der prä-mRNA synthetisiert hat und lässt sich in drei Schritte unterteilen:

1. Das 5'-Phosphat der prä-mRNA wird von einer *Phosphatase* entfernt.
2. Das Enzym *Guanyltransferase* überträgt ein Guanosin-Nukleotid.
3. Eine *Methyltransferase* methyliert das Guanosin (*7-Methyl-Guanosin*).

Die 5'-Kappe markiert die mRNA und kann so in der Zelle von anderen RNAs unterschieden werden, denn die von den anderen RNA-Polymerasen synthetisierten RNAs werden nicht auf diese Art modifiziert (s. Abschnitt 1.7.1).

Dieser chemisch modifizierte Teil der mRNA wird von dem *Cap-Binding-Komplex* gebunden. Dieser Komplex spielt eine wichtige Rolle beim Export der RNA aus dem Zellkern in das Cytoplasma, zum Ort der *Translation*. Die 5'-Kappe dient dann als Bindungsstelle der Ribosomen (s. Abschnitt 1.7.2.4).

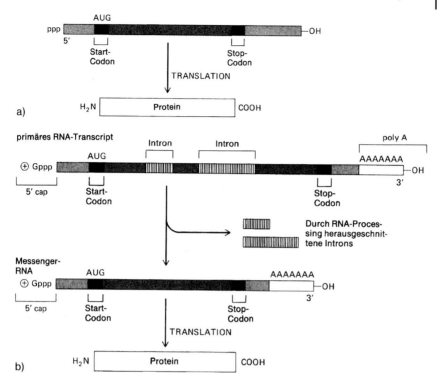

Abb. 1.8 (a) Die mRNA der Prokaryonten. Die mRNA der Prokaryonten enthält keine Introns und wird nicht weiter prozessiert, sondern direkt translatiert.
(b) Die mRNA der Eukaryonten. Die prä-mRNA der Eukaryonten enthält Introns, die von dem Spleißosom heraus geschnitten werden. Erst dann wird das Transkript translatiert.
Außerdem erhält sie eine 5'-Kappe (*Cap*) und einen poly(A)-Schwanz (Abbildung in Anlehnung an: Alberts, B. et al., 2004, *Molekularbiologie der Zelle*, 4. Auflage, Wiley-VCH, Weinheim).

1.7.1.2 Der Poly(A)-Schwanz

Das 3'-Ende einer eukaryotischen prä-mRNA wird ebenfalls modifiziert. Am Ende eines transkribierten DNA-Abschnitts befinden sich spezifische Sequenzen. Diese Signalsequenzen werden von mit der RNA-Polymerase II assoziierten Proteinen auf der RNA erkannt. Die mRNA wird am 3'-Ende spezifisch geschnitten und das Enzym *Poly(A)-Polymerase* synthetisiert ca. 200–250 Adenin-Nukleotide an, wobei die Länge von den *Poly(A)-Bindungsproteinen* festgelegt wird.

Poly(A)-Polymerasen benötigen keine Matrize. *Der Poly(A)-Schwanz der mRNA ist also nicht im Genom codiert.*

Der Poly(A)-Schwanz wird von Poly(A)-Bindeproteinen (PABP) besetzt und ist notwendig für die Initiation der Translation. Er schützt die RNA außerdem vor RNA-abbauenden Enzymen *(RNAsen)*.

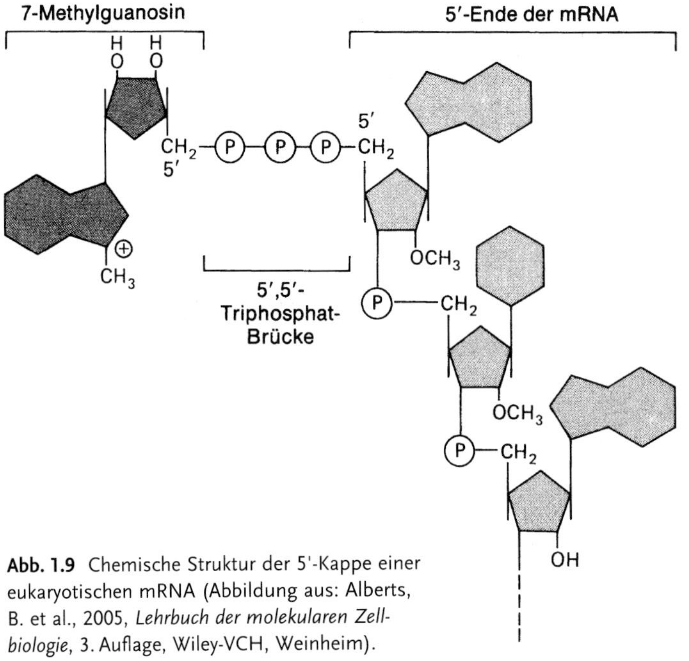

Abb. 1.9 Chemische Struktur der 5'-Kappe einer eukaryotischen mRNA (Abbildung aus: Alberts, B. et al., 2005, *Lehrbuch der molekularen Zellbiologie*, 3. Auflage, Wiley-VCH, Weinheim).

1.7.1.3 Spleißen von RNA

Die weitere Prozessierung der während der Transkription synthetisierten prä-mRNA wird als *Spleißen* bezeichnet. Die in der prä-mRNA enthaltenen *Introns* werden herausgeschnitten und die *Exons* direkt miteinander verbunden (Abb. 1.10).

An diesem Prozess sind hauptsächlich kurze, mit Proteinen assoziierte RNA-Moleküle beteiligt, die sog. *small nuclear ribonuclearproteins (snRNP)*. Sie bilden mit weiteren Proteinen das *Spleißosom*.

Das Spleißosom erkennt die Sequenzen auf der prä-mRNA, die als *Spleißsignale* dienen. Die beiden Enden des Introns werden durch das Spleißosom in räumliche Nähe zueinander gebracht. Nach zwei *Phosphoryltransfer-Reaktionen* und mannigfaltigen Umlagerungen der RNPs werden die Exons exakt miteinander verknüpft. Die ausgeschnittene Intronsequenz liegt am Ende dieses Prozesses in Form eines "Lassos" oder "Lariats" vor. Sie wird im Zellkern abgebaut.

Die so prozessierte RNA wird jetzt als *mRNA* bezeichnet und kann im Cytoplasma der eukaryotischen Zelle translatiert werden.

Ein eukaryotisches Gen kann *alternativ gespleißt* werden. Die Anzahl der herausgespleißten Introns kann dabei variieren. Aus einem *Primärtranskript* können so unterschiedliche mRNAs für verschiedene Proteine entstehen.

1.7 Die Proteinbiosynthese | 17

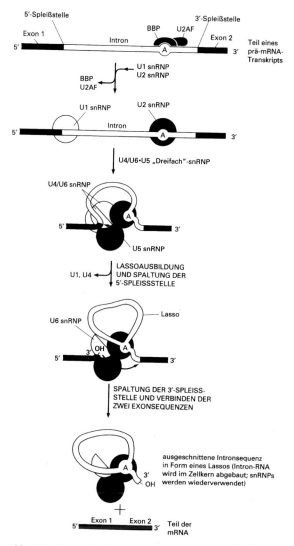

Abb. 1.10 Der Mechanismus des RNA-Spleißens.
Das Spleißen von RNA wird durch die snRNPs (*small nuclear ribonuclearproteins*) katalysiert, die mit anderen, nicht dargestellten Proteinen, das Spleißosom bilden. Das Spleißosom erkennt die Spleißsignale auf der prä-mRNA und führt die beiden Enden des Introns zusammen. Durch mehrfache Umlagerungen der in den RNPs enthaltenen RNA wird das aktive Zentrum innerhalb des Spleißosoms geschaffen und die jeweils passenden Abschnitte der prä-mRNA zusammen geführt. An der Reaktion sind insgesamt über 50 Proteine beteiligt, von denen einige ATP hydrolysieren, um die Umlagerungen zwischen den RNAs anzutreiben.
Die ausgeschnittene Intronsequenz wird im Zellkern abgebaut. Die snRNPs werden wieder verwendet (Abbildung aus: Alberts, B. et al., 2005, *Lehrbuch der molekularen Zellbiologie*, 3. Auflage, Wiley-VCH, Weinheim).

Der genetische Code

Position 1 (5'-Ende) ↓	Position 2 U	C	A	G	Position 3 (3'-Ende) ↓
U	Phe Phe Leu Leu	Ser Ser Ser Ser	Tyr Tyr STOP STOP	Cys Cys STOP Trp	U C A G
C	Leu Leu Leu Leu	Pro Pro Pro Pro	His His Gln Gln	Arg Arg Arg Arg	U C A G
A	Ile Ile Ile Met	Thr Thr Thr Thr	Asn Asn Lys Lys	Ser Ser Arg Arg	U C A G
G	Val Val Val Val	Ala Ala Ala Ala	Asp Asp Glu Glu	Gly Gly Gly Gly	U C A G

Aminosäuren und ihre Symbole   Codons

A	Ala	Alanin	GCA	GCC	GCG	GCU	
C	Cys	Cystein	UGC	UGU			
D	Asp	Asparaginsäure	GAC	GAU			
E	Glu	Glutaminsäure	GAA	GAG			
F	Phe	Phenylalanin	UUC	UUU			
G	Gly	Glycin	GGA	GGC	GGG	GGU	
H	His	Histidin	CAC	CAU			
I	Ile	Isoleucin	AUA	AUC	AUU		
K	Lys	Lysin	AAA	AAG			
L	Leu	Leucin	UUA	UUG	CUA	CUC	CUG	CUU
M	Met	Methionin	AUG				
N	Asn	Aspargin	AAC	AAU			
P	Pro	Prolin	CCA	CCC	CCG	CCU	
Q	Gln	Glutamin	CAA	CAG			
R	Arg	Arginin	AGA	AGG	CGA	CGC	CGG	CGU
S	Ser	Serin	AGC	AGU	UCA	UCC	UCG	UCU
T	Thr	Threonin	ACA	ACC	ACG	ACU	
V	Val	Valin	GUA	GUC	GUG	GUU	
W	Trp	Tryptophan	UGG				
Y	Tyr	Tyrosin	UAC	UAU			

Abb. 1.11 Der genetische Code und die Aminosäuren.
Ein Codon besteht aus drei Nukleotiden (Triplett). Jedes Codon codiert für eine spezifische Aminosäure. Einige Aminosäuren werden allerdings von mehreren Codons determiniert. Dabei ist immer die dritte Base eines Tripletts variabel. Dargestellt ist hier die Sequenz der mRNA.
Die Aminosäuren werden konventionell durch einen oder drei Buchstaben abgekürzt wiedergegeben (Abbildung aus: Alberts, B. et al., 2004, *Molekularbiologie der Zelle*, 4. Auflage, Wiley-VCH, Weinheim).

1.7.2
Die Translation

Die auf der DNA codierte genetische Information ist von der RNA-Polymerase abgeschrieben *(transkribiert)* worden und muss jetzt übersetzt *(translatiert)* werden, um ein funktionelles Protein zu erhalten.

1.7.2.1 Der genetische Code

Die DNA ist der Speicher der genetischen Information. Diese Information ist in der Abfolge der Basen, der Basen- oder Nukleotidsequenz, verschlüsselt oder *codiert*. Wie wird dieser Code in Proteine übersetzt?

Proteine bestehen aus einer bestimmten Abfolge von Aminosäuren. Der Code für die Abfolge der Aminosäuren ist durch die Nukleotidsequenz der DNA festgelegt. Eine spezifische Sequenz von drei Nukleotiden *(Triplett-Codon)* entspricht jeweils einer Aminosäure. Jedes Codon ist durch die drei Basen genau definiert und kann auf eine bestimmte Aminosäure zurückgeführt werden. Allerdings kann eine Aminosäure durch mehr als ein Codon codiert sein. Die größte Variabilität weisen die Tripletts dabei an ihrer dritten Position auf. Diese Variabilität bezeichnet man als *Redundanz*. Geringfügig verschiedene Nucleotidsequenzen können demnach für dieselben Aminosäuresequenzen codieren (Abb. 1.11).

Spezifische Triplets werden als *Start- oder Stop-Codons* bezeichnet. Dieses sind spezifische Codons, an denen die Proteinbiosynthese startet bzw. stoppt. Sie definieren den *offenen Leserahmen (ORF)* einer DNA-Sequenz (Abb. 1.12).

Der genetische Code ist universal, d.h. alle Organismen benutzen, bis auf einige Ausnahmen, die gleichen Codons für dieselben Aminosäuren.

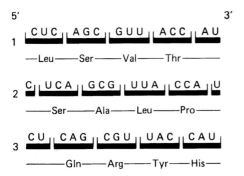

Abb. 1.12 Leseraster (Open Reading Frame). Das Leseraster einer DNA ist durch die Tripletts, die jeweils für eine spezifische Aminosäure codieren, festgelegt. Die Verschiebung des Leserasters um nur ein Nukleotid ergibt in diesem Beispiel eine andere Abfolge von Aminosäuren (Abbildung aus: Alberts, B. et al., 2005, *Lehrbuch der molekularen Zellbiologie*, 3. Auflage, Wiley-VCH, Weinheim).

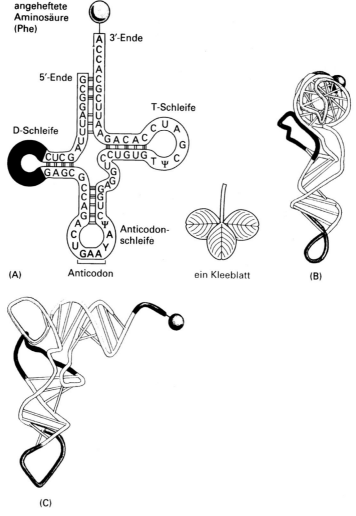

Abb. 1.13 Die tRNA.
In der Abb. ist die spezifische tRNA für Phenylalanin dargestellt.
(A) Die Kleeblattstruktur: In der zweidimensionalen Kleeblattstruktur werden die komplementären Basenpaarungen innerhalb eines tRNA Moleküls sichtbar, die die doppelhelikalen Strukturen des Moleküls ausmachen. Das Anticodon besteht aus drei Nukleotiden. Dieser Bereich bindet über komplementäre Basenpaarungen während der Translation mit dem Codon der mRNA. An das 3'-Akzeptor-Ende bindet die Aminoacyl-Transferase die spezifische Aminosäure. Die nicht gepaarten Bereiche bilden Schleifen aus (Anticodon-, D- und T-Schleife). tRNAs enthalten ungewöhnliche Basen, die nach der tRNA-Synthese durch chemische Modifikationen entstehen (ψ = Pseudouridin, D = Dihydrouridin).
(B) und (C) In der dreidimensionalen Ansicht wird die L-förmige Struktur der tRNA sichtbar (Abbildung aus: Alberts, B. et al., 2005, *Lehrbuch der molekularen Zellbiologie*, 3. Auflage, Wiley-VCH, Weinheim).

1.7.2.2 Transfer-RNA

Transfer-RNAs oder tRNAs sind RNA-Moleküle, die die Aminosäuren zum Ort der Proteinsynthese transportieren. Sie haben eine durchschnittliche Länge von ca. 80 Nukleotiden und zeichnen sich durch ihre besondere Struktur aus. Diese kommt durch interne komplementäre Basenpaarungen zustande. Dadurch entsteht ein Molekül mit doppelhelikalen und einzelsträngigen Bereichen. Zweidimensional erscheint die tRNA als *kleeblattförmige Struktur*, die durch weitere Auffaltungen eine *dreidimensionale L-förmige Struktur* annimmt (Abb. 1.13.).

Transfer-RNAs enthalten Introns, die wie bei einer prä-mRNA herausgespleißt werden müssen. Der Mechanismus des tRNA-Spleißens kommt bei Pro- und Eukaryonten vor. Der Spleißvorgang unterscheidet sich aber von dem des mRNA-Speißens.

Transfer-RNAs enthalten außerdem *chemisch modifizierte* RNA-Nukleotide, die entweder zur Konformationsstabilisierung oder zur besseren Erkennung des mRNA-Codons dienen.

Die wichtigsten funktionellen Bereiche einer t-RNA sind das *3'-Akzeptorende*, an der sie mit der für sie spezifischen Aminosäure beladen wird und das *Anticodon*, das komplementär zum Codon der mRNA ist.

Die Beladung der tRNA mit der spezifischen Aminosäure erfolgt durch Enzyme, den *Aminoacyl-tRNA-Synthetasen*. Eine beladene tRNA wird allgemein als *Aminoacyl-tRNA* bezeichnet. Die jeweilige Aminosäure beziehungsweise das Anticodon legt die spezifische Bezeichnung fest. Eine tRNA, die die Aminosäure *Lysin* transportiert, wird als *Lysyl-tRNA* bezeichnet.

1.7.2.3 Die Ribosomen

Die eigentliche Proteinsynthese findet im Cytoplasma der Zelle, an den Ribosomen statt. Ribosomen enthalten mehr als *50 verschiedene Proteine* die mit den *ribosomalen RNAs (rRNA)* assoziiert sind.

Ribosomen der Pro- und Eukaryonten sind sehr ähnlich und bestehen aus einer *großen* und einer *kleinen Untereinheit* (Abb. 1.14). Die einzelnen Untereinheiten als auch das gesamte Ribosom werden oft mit der *S-Einheit* versehen (z. B. 50S und 30S-Untereinheit beim Prokaryonten-Ribosom). Die S-Einheit gibt die Sedimentationsgeschwindigkeit der Ribosomen während einer Ultrazentrifugation an.

Die Untereinheiten lagern sich erst unmittelbar vor Beginn der Proteinsynthese in der Nähe des 5'-Bereichs der mRNA zusammen. Ein funktionelles Ribosom hat eine *Bindungsstelle für die mRNA* und drei Bindungsstellen *(A-, P- und E-Bindungsstelle)* für die Aminoacyl-tRNAs.

1.7.2.4 Der Beginn der Proteinsynthese

Für den Translationsstart wird sowohl in Pro- als auch in Eukaryonten eine *Initiator-tRNA* benötigt. Die spezielle tRNA ist immer mit der Aminosäure *Methionin* beladen. In Prokaryonten ist diese Aminosäure allerdings modifiziert *(N-Formylmethionin)*. Das entsprechende *Start-Codon* auf der mRNA ist *AUG*.

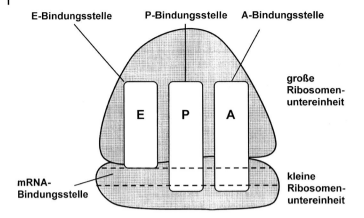

Abb. 1.14 Das Ribosom mit seinen RNA-Bindungsstellen.
Jedes Ribosom hat drei Bindungsstellen für die tRNA: A-Bindungsstelle (Aminoacyl-tRNA), P-Bindungsstelle (Peptidyl-tRNA) und Ausgang (Exit). Die mRNA bindet an die kleine Untereinheit.

Die mRNA der Prokaryonten enthält eine Konsensus-Sequenz, die als *Bindungsstelle* für die kleine *16S-Einheit des Ribosoms* fungiert (*Shine-Dalgarno-Sequenz*). Ist die mRNA an die 16S-Untereinheit gebunden, kommt die große Untereinheit dazu.

Die Initiator-tRNA der Eukaryonten bindet zuerst mit *eukaryotischen Initationsfaktoren (eIFs)* an die kleine ribosomale Untereinheit. Die mRNA wird mittels der 5'-Cap-Struktur (s. Abschnitt 1.7.1.1) erkannt und ebenfalls gebunden. Die kleine Untereinheit wandert nun an der mRNA bis zum ersten AUG-Codon, wo sich die große Untereinheit anlagert.

Die Translation der mRNA kann beginnen.

1.7.2.5 Das Protein entsteht

Die mit Methionin beladene Initator-tRNA befindet sich in der *P-Bindungsstelle* des Ribosoms. Eine mit ihrer spezifischen Aminosäure beladene Aminoacyl-tRNA bindet in der *A-Bindungsstelle*. Welche tRNA binden kann, wird durch die komplementäre Basenpaarung zwischen der mRNA und dem Anticodon der tRNA festgelegt. Zwischen der Aminosäure der zuvor gebundenen tRNA in der P-Stelle und der Aminosäure der zuletzt gebundenen tRNA in der A-Stelle wird durch die *Pepidyltransferase-Aktivität* der großen Ribosomen-Untereinheit die *Peptidbindung* geknüpft. Durch Konformationsänderung bewegt sich mRNA genau drei Nukleotide, also ein Codon, weiter. Die verbrauchte tRNA wird aus der *E-Stelle* entlassen und kann neu beladen werden. Die mit der wachsenden Polypeptidkette beladene tRNA befindet sich nun in der P-Bindungsstelle. Die A-Bindungsstelle ist wieder frei für die nächste Aminoacyl-tRNA (Abb. 1.15).

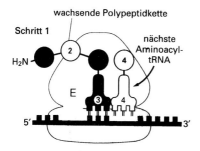
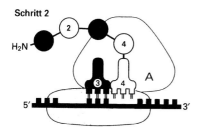
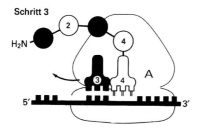
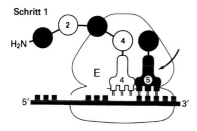
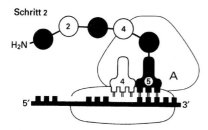

Abb. 1.15 Die Translation.
Die Proteinsynthese läuft zyklisch in drei sich immer wiederholenden Schritten ab:
Schritt 1: Die Aminoacyl-tRNA bindet an die freie A-Bindungsstelle des Ribosoms. Durch die komplementäre Basenpaarung zwischen dem Codon der mRNA und der Aminoacyl-tRNA wird die Aminosäure bestimmt, die an das Ende der Polypeptidkette angehängt wird.
Schritt 2: Die Peptidyltransferase-Aktivität der großen Ribosomen-Untereinheit knüpft die Peptidbindung zwischen dem Carboxy-Ende der in der P-Bindungsstelle lokalisierten Aminosäure und dem Amino-Ende der Aminosäure in der A-Bindungsstelle. Das Carboxy-Ende der Polypeptidkette wird dabei von der in der P-Bindungsstelle liegenden tRNA abgekoppelt. Das Ribosom verändert dabei seine Konformation, wobei die beiden tRNAs in die E- und P-Bindungsstelle gezwungen werden.
Schritt 3: Die mRNA wird durch weitere Konformationsänderungen des Ribosoms genau drei Nukleotide weiter bewegt. Die nicht mehr beladene tRNA wird aus der E-Bindungsstelle entlassen und die ursprüngliche Konformation des Ribosoms wird wieder hergestellt.
Die Polypeptidkette wächst so von ihrem Amino- zu ihrem Carboxy-Ende. Der Zyklus endet, wenn ein Stop-Codon erreicht wird (Abbildung aus: Alberts, B. et al., 2005, *Lehrbuch der molekularen Zellbiologie*, 3. Auflage, Wiley-VCH, Weinheim).

(A) EUKARYONTEN

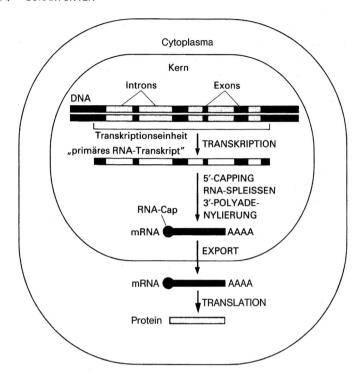

(B) PROKARYONTEN

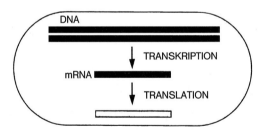

Abb. 1.16 Von der DNA zum Protein.
(A) Eukaryonten: Die in dem Zellkern lokalisierte DNA enthält codierende (*Exons*) und nicht codierende (*Introns*) Abschnitte. Alle Abschnitte eines Gens werden transkribiert und das primäre Transkript, die prä-mRNA synthetisiert. Die prä-mRNA wird weiter prozessiert: die Introns werden durch das Spleißosom herausgeschnitten. Die mRNA erhält an ihrem 5'-Ende eine chemische Kappe, an ihrem 3'-Ende einen poly(A)-Schwanz. Sie wird in das Cytoplasma der Zelle transportiert und an den Ribosomen translatiert.
(B) Prokaryonten besitzen keinen Zellkern. Die Transkription und Translation der mRNA findet daher in einem gemeinsamen Zellkompartiment statt. Noch während der Transkription kann die mRNA translatiert werden (Abbildung aus: Alberts, B. et al., 2005, *Lehrbuch der molekularen Zellbiologie*, 3. Auflage, Wiley-VCH, Weinheim).

1.7.2.6 Das Ende der Translation

Drei spezifische Codons markieren das Ende der Translation. Diese *Stop-Codons UAA, UGA oder UAG* bewirken die Bindung von Freisetzungsfaktoren in der A-Bindungsstelle des Ribosoms. Die Peptidyltransferase transferiert daraufhin ein Wassermolekül anstatt eine Aminosäure auf das *Carboxy-terminale Ende* der Polypeptidkette, was wiederum zur Folge hat, dass die Bindung zwischen tRNA und Polypeptidkette sofort gelöst und das fertig synthetisierte Protein in das Cytoplasma entlassen wird.

Dort wird es weiter prozessiert und in seine funktionelle Form gebracht. Die *Sekundär- und Tertiärstruktur* ist dabei von der Aminosäurezusammensetzung abhängig. Hydrophobe Bereiche werden sich in das Innere des Moleküls falten, hydrophile nach außen. Hilfsproteine *(Chaperone)* helfen dabei, die Proteine in die richtige Struktur zu falten.

Signalsequenzen zeigen an, ob die Proteine in bestimmte Organellen transportiert, oder sezerniert werden sollen.

Abbildung 1.16 zeigt schematisch die Schritte der Transkription und Translation vergleichend bei Eukaryonten (A) und Prokaryonten (B).

2
Präanalytik bei molekulargenetischen Untersuchungen

Parviz Ahmad-Nejad und Michael Neumaier

2.1
Einleitung

Molekulargenetische Untersuchungen sind einer der zukunftsträchtigsten Bereiche der Laboratoriumsmedizin. Die Anzahl der qualitativ und quantitativ analysierbarer Parameter steigt stetig. Seit der Entwicklung der *Polymerase-Kettenreaktion* (PCR) und der Entschlüsselung des menschlichen Genoms finden immer mehr Verfahren zur Detektion von Mutationen und Polymorphismen oder zur Identifizierung mikrobiologischer oder virologischer Krankheitserreger Einzug in den klinischen Alltag.

Unter dem Begriff Präanalytik versteht man die Schritte, die dem eigentlichen Messvorgang vorgeschaltet sind. Diese Schritte können in solche außerhalb und solche innerhalb des Labors aufgeteilt werden.

Insbesondere Amplifikationstechniken erfordern die penible Einhaltung klar definierter präanalytischer Arbeitsschritte. Bei keinem zweiten Bereich der Laboratoriumsmedizin wird die Qualität der Testergebnisse durch die Probengewinnung, den Probentransport und die Probenlagerung so stark betroffen wie bei molekulargenetischen Untersuchungen.

2.2
Schritte der Präanalytik

Im folgenden Beitrag wird die Präanalytik in sechs Abschnitten behandelt:
- Probenmaterial
- Probenentnahme
- Vorbehandlung der Probe
- Probentransport
- Präanalytische Schritte im Labor
- Probenaufbewahrung

Leitfaden Molekulare Diagnostik. Herausgegeben von Frank Thiemann, Paul M. Cullen und Hanns-Georg Klein
Copyright © 2006 WILEY-VCH Verlag GmbH & Co. KGaA, Weinheim
ISBN: 3-527-31471-7

2.2.1
Probenmaterial

Generell können PCR-Analysen an einer Vielzahl von Probenmaterialien, einschließlich Vollblut oder Knochenmark, Serum oder Plasma, getrocknetem Blut (Filterpapierkarten), buffy-coats, Mundschleimhautabstrichen, Sputum, bronchioalveoläre Lavagen, zerebrospinale Flüssigkeit, Urin, Biopsiematerial, Zellkulturen oder sogar an in Paraffinwachs eingebettetem Gewebe, durchgeführt werden. Blut- oder Knochenmarksproben müssen Antikoagulantien wie Ethylendiamintetraessigsäure (*ethylene diamine tetraacetic acid* oder EDTA), Citrat oder Heparin zur Vermeidung einer Gerinnung zugesetzt werden. Heparin kann jedoch die PCR-Reaktion verhindern und bedarf deshalb besonderer Vorkehrungen. Abhängig von dem Testmaterial kann eine Vorbehandlung der Probe auch notwendig sein, wie beispielsweise die Verwendung von Hyalurinidase zur Verflüssigung von Sputumproben oder die Behandlung zum selben Zweck von bronchoalveolären Lavagen mit reduzierenden Reagenzien wie Dithiothreitol (DTT).

Nukleinsäuren und insbesondere *messenger*-RNA, kann durch Nukleasen, die in fast jedem Probenmaterial vorkommen, leicht zerstört werden, sodass Nuklease-Inhibitoren verwendet werden müssen. Aufgrund der exquisiten analytischen Sensitivität der PCR (theoretisch ist die Reaktion in der Lage, ein einziges Nukleinsäuremolekül zu vermehren) ist es auch nötig, Vorkehrungen zu treffen, um Kontaminationen durch fremde Nukleinsäuren auszuschließen.

2.2.2
Probenentnahme

Die Probengewinnung sollte in geschlossenen Einmalplastiksystemen nach der üblichen Desinfektion erfolgen. Die Abnahmesysteme der meisten Hersteller sind nukleasefrei und können ohne weitere Vorbehandlung benutzt werden. Einige kommerziell erhältliche Entnahmesysteme sind für eine Stabilisierung von DNA und RNA ausgelegt. Um eine Kontamination zu vermeiden sollte das Abnahmesystem erst im Labor geöffnet werden. Material aus EDTA-Röhrchen, die zuvor in einem Hämatologie-Analyser oder manuell untersucht wurden, sollte daher nicht einer molekulargenetischen Untersuchung zugeführt werden.

Bei Blut- und Knochenmarkproben muss die Gerinnung mittels EDTA oder Citrat gehemmt werden. Beide Inhibitoren funktionieren durch Reduzierung der freien Kalziummenge: EDTA bindet Kalzium als divalentes Kation, während Citrat die Menge des freien, biologisch aktiven Ions auf ein Zehntel seiner Ausgangskonzentration reduziert. Gerinnungsprozesse, bei denen der Gerinnungsfaktor IV (Kalzium) beteiligt ist, können somit nicht ablaufen. Citrathaltige Abnahmesysteme verdünnen die Probe um 10 %.

Selbst geringe Mengen an Heparin (0,05 U/ml) inhibieren die Taq-DNA-Polymerase. Die übliche Heparin-Konzentrationen zur *in vitro*-Antikoagulation liegt jedoch über 20 U/ml. Aus diesem Grund sollte Heparin bei molekulargenetischen

Proben nicht als Antikoagulanz verwendet werden, insbesondere dann, wenn die Nukleinsäure durch Präzipitation isoliert wird. Falls jedoch Nukleinsäure aus einer heparinisierten Probe mittels Präzipitation isoliert werden muss, empfiehlt sich folgende Vorgehensweise:

1. Bei einfachen PCR-Reaktionen, die keine hohe Empfindlichkeit erfordern, kann eine Verdünnung der zu amplifizierenden Nukleinsäure genügen, um den Heparin-Effekt zu überwinden.
2. Bei empfindlichen PCR-Reaktionen, sollten kernhaltige Zellen zuerst aufgereinigt und in einem physiologischen Puffer (z. B. PBS-Puffer (10 mM Na_2HPO_4, 10 mM NaH_2PO_4, 150 mM NACl) mindestens dreimal gewaschen werden.
3. Vor Durchführung der sehr empfindlichen RT-PCR-Reaktion aus heparinisiertem Material sollte Lithiumchlorid im einer Konzentration von 8 M und im Verhältnis 1 zu 4 (final 1,8 M) zu der Probe zugegeben werden. Hierdurch wird das Heparin von der RNA getrennt und verliert so seine inhibierende Wirkung. Diese Methode ist zuverlässig und kann in Routine-RNA-Präparationsverfahren integriert werden.

Andere Methoden zur Heparin-Elimination haben sich dagegen als unzureichend erwiesen. Eine Behandlung mit Heparinase kann zwar die Amplifizierbarkeit wieder herstellen, ist aber kostenintensiv und zeitaufwendig. Darüber hinaus kann die RNA in der Probe durch RNAse im Heparinase-Ansatz zerstört werden. Weder Kochen der Probe, noch wiederholte Ethanol-Präzipitationen, noch Behandlung der Probe mit Protaminsulfat zeigen eine zufriedenstellende Heparin-Elimination.

Bei Analysen der Genexpression im peripheren Blut – eine Applikation, die noch nicht Teil der Routinediagnostik darstellt – sollte eine Kontamination mit Fremd-RNA beispielsweise durch eine Beimischung von Zellen des Hautkonus, der bei Punktion ausgestanzt wird, durch Verwerfen des ersten Probenröhrchens ausgeschlossen werden.

Bei Probenmaterialien, die in offenen Systemen gewonnen werden, wie Urin, Sekrete, Stuhl- oder Haarproben, müssen besondere Maßnahmen zum Schutz der Probe gegen Kontamination durch Haar, Hautschuppen, Sputum oder ähnliches ergriffen werden. Bei der DNA-Isolation zum Nachweis von *Chlamydia trachomatis* beispielsweise sollten 10 bis 20 ml des Erststrahl-Morgenurins in einem sterilen Becher aufgefangen werden. Einweghandschuhe aus Vinyl oder Latex sollten unbedingt bei der Gewinnung und der weiteren Behandlung der Proben getragen werden.

Mehrfach verwendbare Glasware sollte möglichst nicht verwendet werden. Selbst sterilisierte Glasware ist nicht notwendigerweise frei von Fremd-DNA und ist häufig eine Quelle der sehr widerstandsfähigen RNAse. Um RNAse zu inaktivieren muss Glasware bei 250 °C über mindestens vier Stunden erhitzt werden.

2.2.3
Vorbehandlung der Probe

Bei Proben, die eine geringe Zellzahl enthalten (beispielsweise Urin-, Sekret- oder Aszitesproben), sollten die Zellen angereichert werden. Hierfür empfiehlt sich eine Zentrifugation beispielsweise bei zehn Minuten und 300 g. Bei Probematerialien, die einen hohen Anteil an kernlosen Zellen enthalten, wie Blut oder rotes Knochenmark, sollten diese durch selektive Lyse beispielsweise mit 1x Ammoniumchlorid-Lösung (10x: 89,9 g NH_4CL, 10 g $KHCO_3$, 370 mg EDTA, ad 1L H_2O, ph7,3, folgend autoklavieren und bei 4 °C lagern; zur Lyse 1:10 verdünnen) und mindestens zweimaligen Waschschritten (PBS-Puffer).

Zur Fraktionierung der Zellen in der Probe kann eine *Ficoll*-Dichtegradienten-Zentrifugation durchgeführt werden. Derzeit leidet diese Methode noch an einem Mangel an Standardisierung, eine variable Zellgewinnung und die Gefahr der Kontamination. Es ist jedoch zu erwarten, dass diese Mängel in der Zukunft durch die Verwendung von standardisierten Probeentnahmeröhrchen, die eine definierte Menge an Antikoagulanz und Ficoll enthalten (wie die von der Firma Becton Dickinson), und durch die Verwendung standardisierter Protokolle überwunden werden.

Tab. 2.1 Probenmaterial und Zusätze zur Isolation von Nukleinsäuren.

Probenmaterial	Zusatz	Nukleinsäure
Blut	EDTA/Citrat/Heparin	DNA/RNA
Plasma	EDTA/Citrat/Heparin	DNA/RNA
Knochenmark	EDTA/Citrat	DNA/RNA
Urin	–	DNA
Sputum/ Mundschleimhautabstriche	–	DNA
Punktate	kein Zusatz/EDTA	DNA/RNA
Liquor	kein Zusatz/EDTA	DNA/RNA

2.2.4
Probentransport

Wie bei allen Laboruntersuchungen sollte auch bei molekulargenetischen Analysen eine Probenlagerung außerhalb des Labors vermieden werden. Für die DNA-Extraktion muss EDTA-Blut nicht gesondert stabilisiert werden, sollte jedoch möglichst rasch in bruchsicheren Gefäßen ins Labor geschickt und dort bis zur

Aufarbeitung bei 4 °C gelagert werden. Die zulässige Lagerungsdauer bei 4 °C hängt von der Analyse ab. So sollte beim quantitativen Nachweis von HCV-RNA das Serum nicht mehr als 72 Stunden bei 4 °C gelagert werden. Qualitative Analysen wie beispielsweise dem Nachweis von Faktor-V–Leiden können dagegen in EDTA-Blut, welches für eine Woche bei 4 °C gelagert wurde, problemlos durchgeführt werden.

Insbesondere dann, wenn RNA gemessen werden soll, muss das Testmaterial gegen Abbau der RNA stabilisiert werden. In Plasma wird beispielsweise ohne Zugabe von RNAse-Inhibitoren hinzugefügte RNA innerhalb von 15 Minuten vollständig abgebaut. Kürzlich wurde jedoch gezeigt, dass endogene RNA durchaus im Plasma vorkommt und auch nach Stunden detektierbar ist. Wie sich diese freie plasmatische RNA vor Degradation durch Ribonukleasen schützt, ist unklar.

RNAse wird zuverlässig durch chaotrope Substanzen wie Guanidinium-Isothiocyanat in einer Konzentration von mindestens 4 M inaktiviert. Fertige RNA-Extraktionsreagenzien, die neben Guanidinium-Isothiocyanat auch Phenol enthalten sind kommerziell verfügbar (RNAzol, Trizol).

In Tabelle 2.2 wird eine RNA-Extraktionslösung angegeben. Diese Lösung ist für höchstens einen Monat verwendbar. Da Guanidinium-Isothiocyanat bei 4 °C auskristallisiert ist es wichtig, darauf zu achten, dass das Guanidinium vollkommen aufgelöst ist, bevor das Probenmaterial hinzugegeben wird. Proben, die nicht sofort bearbeitet werden, sollten durch Zugabe der Guanidinium-Isothiocyanat-Lösung stabilisiert und bei –80 °C gelagert werden. Es hat sich gezeigt, dass bei Proben, die so behandelt werden, die Menge an RNA während der Lagerung nicht signifikant abnimmt.

Tab. 2.2 Stabilisierung von RNA in der Probe. Herstellung einer 6 M Guanidinium-Isothiocyanat-Lösung zur Stabilisierung von RNA aus peripherem Blut. Zu 1 ml EDTA-Blut werden 5 ml dieser Lösung zugegeben.

100 ml Lösung:
70,1 g Guanidinium-Isothiocyanat (z. B. Fluka)
3,3 ml 0,75 M Natriumcitrat (z. B. Merck)
5 ml 10 % Sarcosyl (z. B. Sigma)
Bei 70 °C ansetzen und nach Auflösung des Guanidinium-Isothiocyanat mit H_2O
(z. B. Pharmacia & Upjohn) auf 100 ml auffüllen.
720 µl β-Mercaptoethanol hinzupipettieren.

2.2.5
Präanalytische Schritte im Labor

Laborinterne Aspekte der Präanalytik betreffen die Labororganisation und Laborausrüstung. Das molekulargenetische Labor sollte in die vier folgenden Arbeitsbereiche eingeteilt werden:
1. Probenvorbereitung und Reagenzienlager,
2. PCR-Vorbereitung und Pipettierung,
3. PCR-Amplifikation,
4. PCR-Auswertung.

Der Zugang zu den einzelnen Bereichen sollte unidirektional erfolgen. So sollte ein direkter Übergang von der PCR-Auswertung in die Probenvorbereitung nicht möglich sein. Der Gebrauch unterschiedlicher Laborkitteln in den einzelnen Arbeitsbereichen wird empfohlen. Kittel sollten beim Verlassen und beim Betreten eines Bereiches gewechselt werden. Auch Reinigungskräfte sollten die Reihenfolge der Analytik beachten.

2.2.6
Probenaufbewahrung

Aufgereinigte DNA kann in einem Puffer bestehend aus 10 mM Tris und 1 mM EDTA bei pH 7,5 bis 8,0 und 4 °C gelagert werden. Längerfristige Lagerungen sollten bei −20 °C erfolgen. Ein wiederholtes Ein- und Auftauen der isolierten Nukleinsäure ist zu vermeiden. Eine Lagerung in destilliertem DNAse-freien Wasser ist ebenfalls möglich, jedoch sollte hier mit DNA-Verlust durch spontane Depurinierung bei mehrmaligem Auftauen gerechnet werden.

Aufgereinigte RNA kann in 100%igem Ethanol oder in einem Puffer bestehend aus 10 mM Tris und 1 mM EDTA bei pH 7,5 bis 8,0 entweder bei −80 °C oder in flüssigem Stickstoff gelagert werden. Wiederholtes Ab- und Auftauen ist auch hier zu vermeiden.

II
Methoden

3
Die Isolierung von Nukleinsäuren

Edgar Setzke und Hans Nitschko

3.1
Einleitung

Zur Isolierung von Nukleinsäuren werden verschiedene Methoden eingesetzt. Die gängigsten werden in diesem Kapitel beschrieben. Die gewählte Methode ist abhängig von der Art der zu isolierenden Nukleinsäure und ihrem späteren Verwendungszweck. Nachfolgend werden zunächst einige allgemeine Anforderungen als auch Verfahren zur Reinigung von chromosomaler DNA, viraler und zellulärer RNA dargestellt. Abschließend werden Verfahren zur Analyse der isolierten Nukleinsäure hinsichtlich Ausbeute, Reinheit und Größe erläutert.

Grundsätzliche Überlegungen bei der Auswahl der geeignetesten Methoden sind:
- Handhabbarkeit im Routinebetrieb
- Durchsatz, Geschwindigkeit und
- Ausbeute und Reinheit der isolierten Nukleinsäure
- Eignung der DNA für nachfolgende Testsysteme (*assays*)
- Kosten für Verbrauchsmittel und Investionen

Für die molekulare Diagnostik im Routinebetrieb ist der erreichbare Grad an Standardisierung bei hoher Wirtschaftlichkeit die entscheidende Anforderung.

3.2
Die Probenvorbereitung

Alle präanalytischen Schritte von der Probenentnahme über den Probenversand, -lagerung und schließlich Probenvorbereitung im Labor haben entscheidenden Einfluss auf die nachfolgenden analytischen Schritte. In der gesamten Präanalytik ist hohe Standardisierung erforderlich, weil hier ganz entscheidend die Qualität

---

Leitfaden Molekulare Diagnostik. Herausgegeben von Frank Thiemann, Paul M. Cullen und Hanns-Georg Klein
Copyright © 2006 WILEY-VCH Verlag GmbH & Co. KGaA, Weinheim
ISBN: 3-527-31471-7

einer analytischen Methode und damit letztlich eines Laborergebnisses beeinflusst wird. Hohe Standardisierung ist auch erforderlich, weil sich die Präanalytik der direkten Kontrolle des analytischen Labors entzieht (s. Kapitel 2).

Als Probenmaterial stehen die verschiedensten Körperflüssigkeiten zur Verfügung. Gesamt-DNA (z. B. genomische, virale und mitochondriale DNA) aber auch virale oder zelluläre RNA kann aus unterschiedlichen Probenmaterialien wie Vollblut, Plasma, Serum, *Buffy Coat*, Knochenmark, Punktaten, Lymphozyten, Zellkulturen, Geweben und forensischen Proben gereinigt werden. Das Probenmaterial wird letztendlich nach der diagnostischen Fragestellung ausgewählt. Dazu kommen zudem Erwägungen wie Zugang zur Körperflüssigkeit (invasive und nichtinvasive Entnahme) und Stabilität des Probenmaterials.

Frisches Vollblut oder gefrorenes Plasma sind die am häufigsten verwendeten Ausgangsmaterialien in der Molekularen Diagnostik. Dafür können Blutproben eingesetzt werden, denen zur Stabilisierung Citrat oder EDTA zugesetzt wurde. EDTA-Plasma ist dabei das gängige Ausgangsmaterial zur Isolierung viraler Nukleinsäure zum Nachweis von viralen Erregern.

Heparin-stabilisierte Proben sind zu vermeiden, da Heparin ein starker PCR-Inhibitor ist, der mit den meisten Isolierungsmethoden schwer abtrennbar ist.

Plasma, Serum, Urin, Cerebrospinalflüssigkeit und andere Körperflüssigkeiten, die häufig in der Molekularen Infektionsdiagnostik eingesetzt werden, enthalten häufig sehr wenig Zellen oder Viren. Daher sollten solche Proben von max. 3,5 ml auf 200 µl eingeengt werden (z. B. durch Filtration oder durch Zentrifugation). Zur Filtration eignen sich Mikrokonzentratoren für Zentrifugen wie z. B. Centricon-100 (2 ml, Amicon), Microsep 100 (3,5 ml, Filtron), Ultrafree-CL (2 ml, Millipore) oder entsprechende Produkte von anderen Herstellern.

Für die DNA Isolierung aus getrocknetem Blut, cerebrospinaler Flüssigkeit und aus Knochenmark auf Objektträgern muss das getrocknete Material zunächst in PBS (*Phosphat Bufferd Saline*) wieder aufgenommen werden. In einem 1,5 ml-Mikroreaktionsgefäß werden 180 µl PBS vorgelegt und mit einem sauberen Objektträger wird das getrocknete zytologische Material abgekratzt und so in das Reaktionsgefäß überführt. Durch mehrfaches Auf- und Abpipettieren wird die Lösung suspendiert.

Grundsätzlich muss wiederholtes Auftauen und Einfrieren von allen gelagerten Proben vermieden werden, da dadurch die DNA geschert und somit fragmentiert wird.

Oft stellen die Anbieter von molekulardiagnostischen Tests entsprechende Probenentnahmesets zur Verfügung oder empfehlen zumindest bestimmte Entnahmesets um z. B. die Probenstabilität zu gewähren. Eine besondere Herausforderung ist in der Präanalytik die Verwendung von Vollblut zur Isolierung von *zellulärer RNA*, da wegen der Instabilität bestimmter RNA-Transkripte aber auch durch die Induktion anderer Transkripte in den weißen Blutzellen ohne sofortiges Einfrieren der *in vivo*-Situation kaum hochwertige und aussagekräftige *Genexpressionsanalysen* möglich sind. In Abschnitt 3.5.2 (Isolierung von zellulärer RNA) wird die Lösung des Problems mit Hilfe des speziellen Blutentnahme-, Stabilisierungs- und Reinigungsset PAXgene Blood RNA erläutert.

3.3
Der Zellaufschluss in Abhängigkeit des Probenmaterials und der zu isolierenden Nukleinsäure

Der gerade in der Infektionsdiagnostik entscheidende Schritt ist die Homogenisierung des Ausgangsmaterials und der Aufschluss der Zielzellen, um die für den Nachweis entscheidende Zielnukleinsäure in weiteren Schritten zu isolieren und zu reinigen.

Einige klassische Verfahren zum Zellaufschluss beruhen auf einem reinen *mechanischen* oder *chemischen* Aufbrechen (z. B. Aufkochen oder Filtration) des Ausgangsmaterials. Diese sind sehr effizient, schädigen aber durch starke Scherkräfte oft die Zielnukleinsäure und sind gerade für höhere Durchsätze schwer zu handhaben und schwieriger zu standardisieren.

Daher werden oft enzymatische oder ausgefeiltere chemische Verfahren eingesetzt. Diese beruhen oftmals auf einer Denaturierung oder Abbau von Zellhüllproteinen bei gleichzeitiger Solubilisierung von Zellmembranen und Membranproteinen.

Da durch den Zellaufschluss die zu isolierende Nukleinsäure intra- und extrazellulären *DNAsen* und insbesondere *RNAsen* des Probenmaterials ausgesetzt ist, müssen diese Nukleinsäure abbauenden Enzyme vollständig inaktiviert werden. Das erfolgt in der Regel durch hohe Konzentration von *chaotropen* Salzen.

Gewebeproben müssen vor dem eigentlichen Zellaufschluss noch homogenisiert werden. Dafür hat es sich bewährt max. 25 mg Gewebe (10 mg Milz) in 80 μl PBS mechanisch zu homogenisieren (z. B. mit Ultra Turrax, Polytron, Mixer Mill) oder Gewebe zunächst ohne Puffer in flüssigem Stickstoff mit Mörser und Pistill zu zermahlen und dann mit einem kommerziell erhältlichen Lysepuffer aufzufüllen. Danach 20 μl Stammlösung Proteinase K (20 mg/ml) zum Ansatz pipettieren, kräftig mischen (Vibromischer, Vortex) und bei 55 °C auf einem Rotationsschüttler inkubieren bis das Gewebe vollständig lysiert ist (üblicherweise 1–3 h). Für eine optionale RNAse-Behandlung haben sich 20 μl RNAse A (20 μg/ml) bewährt, die man zur Probe gibt und dann vorsichtig durchmischt.

Zum Aufschluss von *Gram-positiven* und anderen *schwer lysierbaren Bakterien* sind spezielle Enzyme wie z. B. *Lysozym* oder *Lysostaphin* gut geeignet. Zu einer mittels Zentrifugation angereicherten Bakteriensuspension werden üblicherweise 200 μl Lysepuffer zugegeben, der 4 mg Enzym, 20 mM Tris-HCl pH 8, 2 mM EDTA, 1,2 % (v/v) Triton X-100 enthält. Die Aufschlusszeit sollte mindestens 30 min bei 37 °C betragen.

Kommerziell erhältliche Produkte, zur Reinigung von Nukleinsäuren enthalten entweder die notwendigen Bestandteile zum Zellaufschluss oder detaillierte Protokolle für spezielle Fragestellungen, Ausgangsmaterialien und Zielnukleinsäuren.

3.4
Isolierung von DNA

Prinzipiell unterscheidet man zwischen zwei Methoden zur DNA-Isolierung.

Die sog. *Fällungsmethode*, beruht auf einer Trennung zweier flüssiger Phasen, wobei in einer Phase schließlich mehr oder weniger spezifisch die Nukleinsäure angereichert ist.

Das zweite Isolierungsprinzip beruht auf einer *spezifischen Bindung von Nukleinsäuren an bestimmte Oberflächen*.

Bei Fällungsmethoden werden Proteine durch Zugabe von Salzen wie Ammoniumacetat, NaCl oder Polyethylenglykol (PEG) aus einem Zelllysat ausgefällt. Eine weitere klassische Methode zur DNA-Aufreinigung stellt die Zentrifugation des Nukleinsäure-Rohextraktes im Cäsiumchlorid-Dichtegradienten dar. Dieses traditionelle, sehr zeitaufwendige Verfahren ergibt jedoch eine hochwertige DNA.

Da die Effizienz der Isolierung, also die Wiederfindungsrate der isolierten Nukleinsäure von der DNA/RNA-Konzentration in der lysierten Probe abhängt, wird empfohlen Träger-DNA, z. B. poly(dA), poly(dT), poly(dA:dT) zur Erhöhung der Ausbeuten zu verwenden, wenn die Probe weniger als 10.000 Genomäquivalente enthält.

Manche Probenmaterialien, wie z. B. Urin oder Stuhl, enthalten zahlreiche PCR-Inhibitoren. Für die Isolierung zellulärer, bakterieller oder viraler DNA empfehlen einige Anbieter den Einsatz spezieller Kits (z. B. den QIAamp DNA Stool Mini Kit (QIAGEN) mit speziellen Reagenzien zur Preadsorption von Inhibitoren in Stuhl bzw. den Puffer AVL als Lysepuffer für Urinproben, da dieser Puffer aus dem QIAamp Viral RNA Kit (QIAGEN) die vollständige Abtrennung von PCR-Inhibitoren aus Urin ermöglicht).

Bei der DNA-Isolierung aus Paraffinschnitten bzw. fixierten Gewebeproben ist die Länge der isolierten DNA in der Regel nicht größer als 650 bp, abhängig von Alter und Art der Probe und von der Qualität des verwendeten Fixativs. Hier gibt es spezielle Protokolle für max. 25 mg Gewebeprobe, bei dem Paraffin in der Probe durch Extraktion mit Xylol entfernt wird. Bei kleineren Probenmengen kann es auch ausreichen, Paraffin durch Erwärmen zu schmelzen und dann mittels eines saugfähigen Papiertuches zu entfernen.

3.4.1
Phenol/Chloroform-Extraktion

Extraktionen mit organischen Lösungsmitteln (z. B. einem Gemisch aus Phenol, Chloroform und Isoamylalkohol) sind die ursprünglichsten Verfahren zur Isolierung von Nukleinsäuren. Das Prinzip basiert auf einer Trennung in eine *organische*, proteinhaltige und eine *wässrige*, nukleinsäurehaltige *Phase*. Diese Verfahren sind aufwendig, weisen bei niedriger Nukleinsäurekonzentration *geringe Reproduzierbarkeit* auf und führen in der Regel nur zu einer *mittleren DNA-Qua-*

lität. Gefällte DNA darf niemals völlig trocknen, weil sie danach kaum wieder in wässrigen Lösungen aufgenommen werden kann.

Trotz Skalierbarkeit und vergleichsweise niedrigen Materialkosten auch für größere Probenvolumina haben sich wegen der schlechten Handhabung und mangelnder Standardisierung organische Extraktionsmethoden im Routinelabor nicht durchgesetzt.

3.4.2
Silika-Membranen oder Silika-beschichtete Oberflächen (magnetische Partikel)

Auf Silikagel basierende Methoden stellen für viele Anwendungen eine einfache, zuverlässige und schnelle Möglichkeit der Nukleinsäurepräparation dar. Sie beruhen auf der Bindung von Nukleinsäuren an Silika-Oberflächen (z. B. Silikagel-Membranen, Silikagel-Suspensionen oder Silika-beschichteten Magnetpartikeln)

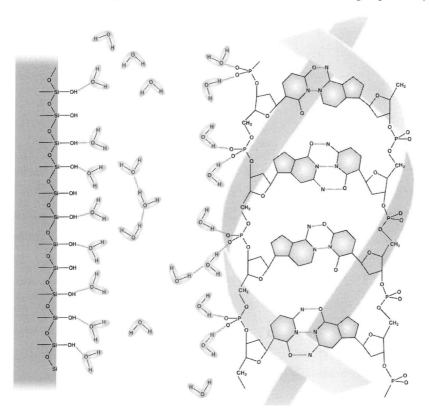

Abb. 3.1(A) Bindung von DNA an Silika-Oberflächen.
In Abwesenheit von chaotropen Salzen verhindert die Hydrathülle der DNA eine Interaktion mit den OH-Gruppen auf der Membranoberfläche (Abbildung aus: *NucleoSpin* oder *NucleoBond*, Bio News 7, 2004, mit freundlicher Genehmigung der Macherey-Nagel GmbH & Co. KG, Düren).

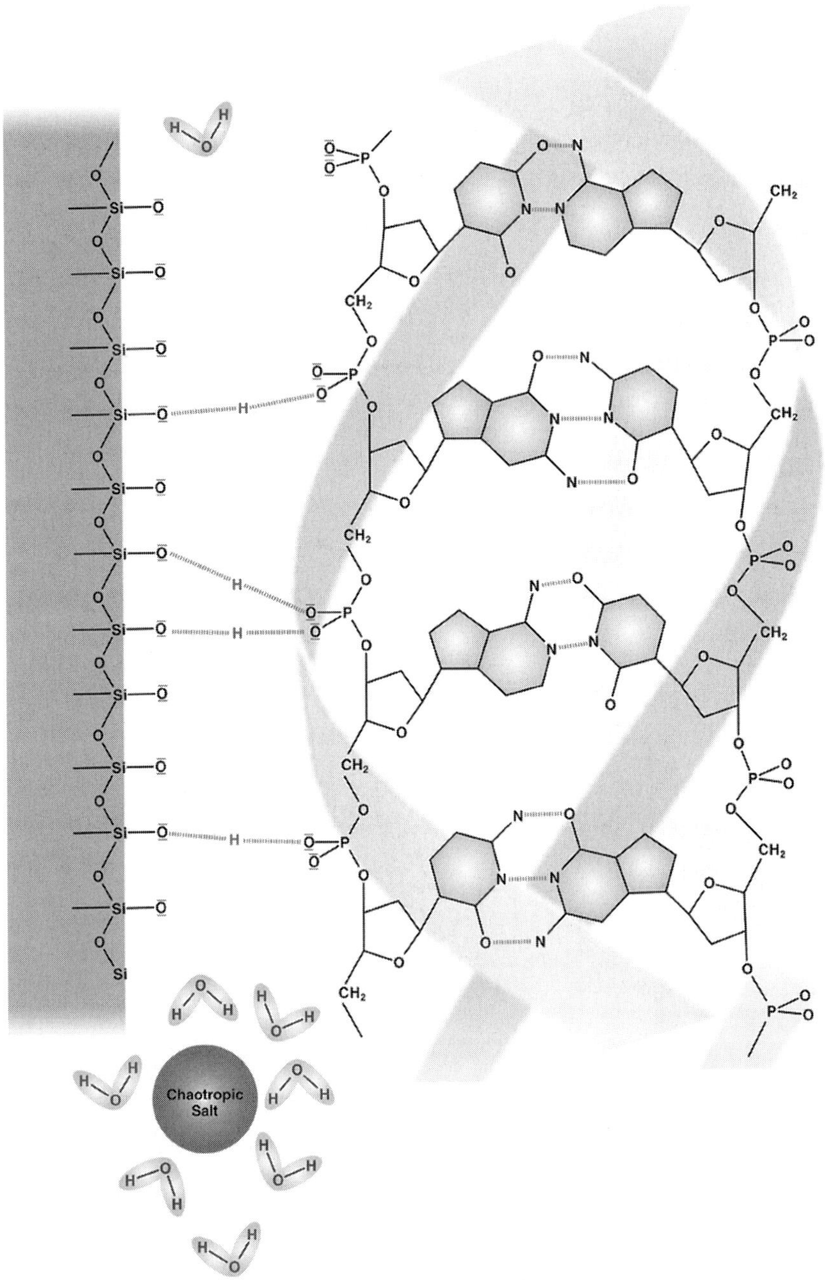

Abb. 3.1(B) Modell 1: Intermolekulare Wasserstoffbrücken.
Chaotrophe Salze destabilisieren die Hydrathülle der DNA. Es können sich Wasserstoffbrücken zwischen der Membran und dem Phosphatrückgrat der DNA ausbilden.
Die DNA wird reversibel adsorbiert (Abbildung aus: *NucleoSpin oder NucleoBond*, Bio News 7, 2004, mit freundlicher Genehmigung der Macherey-Nagel GmbH & Co. KG, Düren).

Abb. 3.1(C) Modell 2: Kationen-Brücken. Dieses Modell geht von der Absättigung der negativ geladenen Sauerstoffatome der Membranoberfläche durch positiv geladenen Ionen aus. Diese Ionen bilden dann eine Brücke zum Phosphatrückgrat der DNA aus. Die molekularen Mechanismen der Interaktion sind nicht detailliert geklärt.
Nachdem die DNA gebunden hat, können die Waschschritte zur Entfernung der Kontaminationen erfolgen. Die Elution der DNA erfolgt mit wässrigen Puffern, die dazu führen, dass die DNA wieder rehydratisiert wird. Die Bindung zwischen Membran und DNA wird so gelöst (Abbildung aus: *NucleoSpin oder NucleoBond*, Bio News 7, 2004, mit freundlicher Genehmigung der Macherey-Nagel GmbH & Co. KG, Düren).

in Gegenwart hoher Konzentrationen *chaotroper Salze*, wie Natriumiodid, Perchlorate oder Guanidiniumsalze. (Abb. 3.1 A–C). Nach einem Waschschritt mit alkoholhaltigen Puffern wird die DNA unter *Niedrigsalzbedingungen* (z. B. Wasser oder Tris-EDTA-Puffer) eluiert. Die resultierende DNA zeichnet sich durch eine hohe Reinheit aus und kann zuverlässig für zahlreiche Anwendungen wie PCR, Southern-Blotting, DNA-Sequenzierung, Restriktionsanalysen usw. eingesetzt werden.

Im Vergleich zu Silika-Materialien wie Diatomeenerde, Glasmilch oder Silika-Suspensionen erlaubt eine Silika-Membran z. B. in einer Zentrifugationssäule reproduzierbare, einfache und sichere Nukleinsäurepräparationen. Diese Methode ist Grundlage für die meisten *kommerziell* erhältlichen Kits. Das Verfahren teilt sich in *Lyse* der Proben, *Binden* der Nukleinsäure an die Silika-Membran, *Waschen* zur Beseitigung von Kontaminationen und schließlich *Eluieren* der reinen Nukleinsäure auf (Abb. 3.2).

Die derartig gereinigte DNA ist bis zu 50 kb groß, wobei Fragmente von etwa 30 kb überwiegen. DNA von dieser Größe denaturiert vollständig und weist in der PCR die höchste *Amplifikationseffizienz* auf.

Mit Silika-basierenden Methoden wird *gleichzeitig DNA und RNA* gereinigt, wenn beide Nukleinsäuren in der Probe enthalten sind. Gewebe mit hoher Transkriptionsaktivität, wie Leber und Niere, enthalten große Mengen an RNA, die

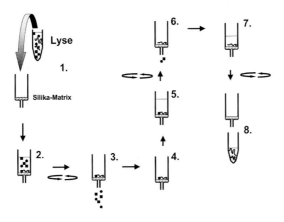

Abb. 3.2 Manuelle Nukleinsäureextraktion mit Hilfe von Silika- oder Glas- "Spin-Säulen". Dargestellt ist ein prinzipielles Aufreinigungsprotokoll für Nukleinsäuren mittels kleiner Spin-Säulen. Nach Lyse des Probenmaterials mittels entsprechender Agentien (Zugabe von Lyse-Binde-Puffer) liegen RNA/DNA (℘), Proteine, Lipide und andere Makromoleküle (•), sowie viele niedermolekulare Substanzen (Salze usw.) getrennt vor (1.) Das Material wird auf die Säule aufgebracht (2.), die Puffer-Bedingungen sind so gewählt, dass Nukleinsäure innerhalb weniger Sekunden an die entsprechende Matrix (•••) bindet. Nach Zentrifugation (↻) bleibt Nukleinsäure an die Matrix gebunden, während alle anderen Substanzen bei diesem Schritt weitgehend abgetrennt werden (3.). Noch verbliebene Substanzen/Inhibitoren (4.) werden durch Waschschritte mit speziellen Puffern (5.) in weiteren Zentrifugationsschritten entfernt (6.). Im letzten Schritt wird auf die Säule Elutionspuffer aufpipettiert (7.) und die Nukleinsäure nach Ablösung von der Matrix in Probenauffanggefäßen gesammelt (8.).

zusammen mit der DNA isoliert wird. RNA kann verschiedene enzymatische Reaktionen hemmen, jedoch nicht die PCR. Falls RNA-freie genomische DNA aus der Probe gereinigt werden soll, sollte eine Behandlung mit *RNAse* erfolgen.

Mit dem Elutionsvolumen kann man das gewünschte Verhältnis von DNA-Ausbeute und DNA-Konzentration einstellen. Größere Volumina an Elutionslösung verringern die DNA-Konzentration im Eluat; kleinere erhöhen die DNA-Konzentration, verringern jedoch die Ausbeute. Eine wiederholte Elution mit dem ersten DNA-haltigen Eluat erhöht die Ausbeute um bis zu 15 %. Proben, die weniger als 1 µg DNA enthalten, sollten mit nur 50 µl Puffer AE oder Wasser eluiert werden.

Magnetische Silika-Partikel werden in zahlreichen halbautomatisierten und vollautomatisierten Verfahren auf Instrumenten für kleine, mittlere und große Probendurchsätze eingesetzt (s. Abschnitt 3.6).

Für eine *manuelle Bearbeitung* sind magnetische Partikel wenig geeignet und Silika-Membran-Verfahren in Zentrifugationssäulen von der Handhabbarkeit her unterlegen.

3.4.3
Anionenaustauscher-Säulen

Die Anionenaustauscher-Chromatographie *basiert auf der Bindung negativ geladener Phosphatgruppen der Nukleinsäuren an positiv geladene Oberflächenmoleküle des Trägermaterials* (Abb. 3.3).

Da bei dieser Methode DNA sehr effektiv an das Anionenaustauschermaterial gebunden wird, können Verunreinigungen durch die Wahl sehr stringenter Pufferbedingungen besonders effizient entfernt werden. Durch Variieren der Salzkonzentration und des pH-Wertes können verschiedene Nukleinsäurearten voneinander getrennt werden. Abschließend wird eine Alkoholfällung zur Entsalzung und Konzentrierung der DNA durchgeführt, denn im Gegensatz zu den Silika-Membranen, bei denen mit einer wässrigen Lösung eluiert wird, wird hier die DNA mit einem Hochsalzpuffer vom Trägermaterial abgelöst.

Die Vorteile der Anionenaustauschermethode liegen in der *extrem hohen Reinheit* der erhaltenen DNA, der signifikanten Zeitersparnis im Vergleich zu den klassischen Verfahren sowie der völligen Vermeidung toxischer oder gesundheitsschädlicher Substanzen.

Immer wenn hochmolekulare DNA (mehr als 100 kb) erforderlich ist, empfiehlt sich ein auf Anionenaustauschern basierendes Verfahren. Es sind eine Reihe von Produkten und kompletten Kits kommerziell erhältlich. Damit lassen sich je nach maximaler Säulenkapazität bis zu 500 µg genomischer DNA aus Blut, Zellkulturen, Geweben, Hefe und Gram-negativen Bakterien reinigen. Die so präparierte DNA ist bis zu 150 kb groß und frei von Kontaminationen.

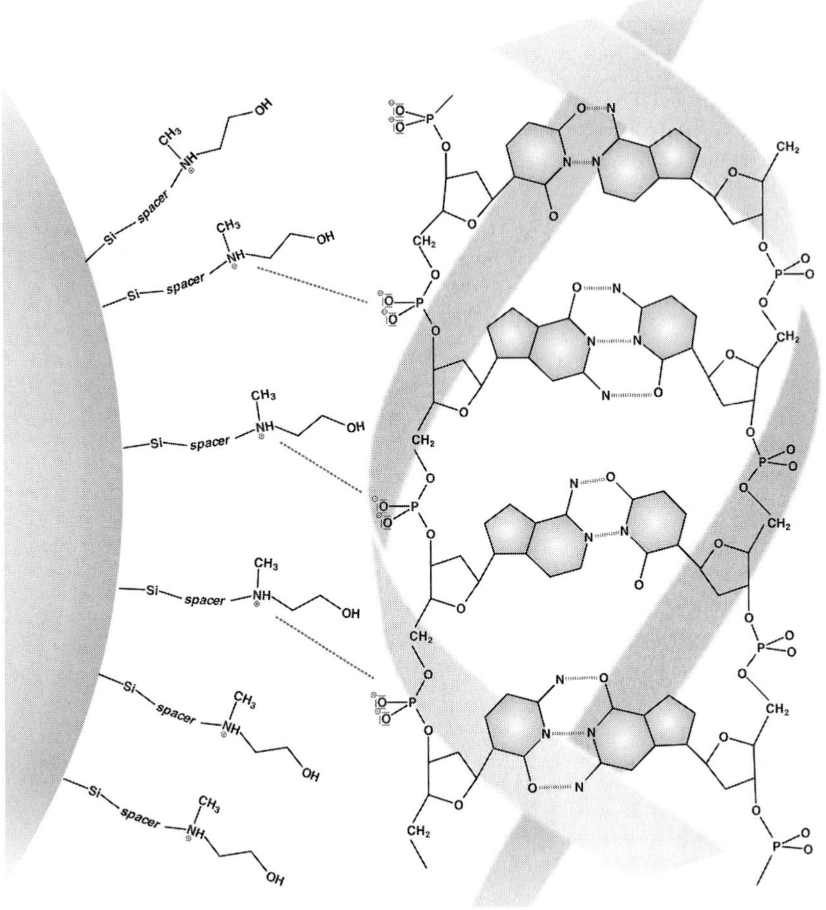

Abb. 3.3 Interaktion von DNA und Anionenaustauschermatrix.
Das Prinzip der Anionenaustauscher-Chromatographie basiert auf der Bindung der negativ geladenen Phosphatgruppen der DNA mit den positiv geladenen Anionenaustauscher-Gruppen.
Die Elution der DNA erfolgt hier mit einem Hochsalz-Puffer. Das in dem Elutions-Puffer enthaltene Gegen-Ion (meistens Chlorid) löst, je nach Stärke der negativen Ladung des gebundenen Moleküls, ab einer definierten Konzentration die Bindung zwischen DNA und der Trägermatrix. So wird die selektive Aufreinigung von DNA aus einem komplexen Gemisch von Molekülen ermöglicht.

3.5
Isolierung von RNA

3.5.1
Isolierung von Virus-RNA

Virale DNA kann fast immer wie genomische DNA gereinigt werden. Durch Auswahl des Ausgangsmaterials wird gezielt eine Anreicherung an Virus-Nukleinsäure erreicht und idealerweise eine gleichzeitige Abreicherung von genomischer DNA des Wirtsorganismus. Für den Nachweis von Herpesvirus-DNA wird man zum Beispiel unterschiedliche Ergebnisse erhalten, wenn man die Ausgangsmaterialien Plasma mit Vollblut bzw. isolierten weißen Blutzellen vergleicht.

Ähnliches gilt auch für RNA-Viren. Hier ist zusätzlich zu beachten, dass die meisten Probenmaterialien große Mengen hochaktiver RNAsen enthalten, die durch RNAse-Inhibitoren wie chaotrope Salze oder starke Detergentien inaktiviert werden.

Für einige Anwendungen ist es vorteilhaft gleichzeitig virale RNA und DNA ("Virus-Nukleinsäure") zu isolieren.

Einige Eigenschaften von Viren erfordern spezielle Anpassungen der Nukleinsäureisolierung. Insbesondere die geringe Größe von Viren als auch ihr bisweilen sehr kleines Genom, aber auch Virus- oder Wirtsproteine, die wie beim Hepatitis B-Virus (HBV) sehr stark an die Virus-Nukleinsäure gebunden sind, stellen besondere Anforderungen dar.

Eine sehr einfache, aber stark beschränkte Methode zur Isolierung viraler RNA ist die *Lyse mit Guanin-Isothiocyanat* (GITC) mit nachfolgender Ethanolfällung und abschließender Resuspension in wässrigen Puffern.

Die ursprüngliche organische Extraktion (s. Abschnitt 3.4.1) Phenol/Chloroform-Extraktion) hat sich außer für Spezialfragestellungen kaum etabliert. Gleiches gilt für das *Hybrid-Capture-Verfahren*, das zwar elegant und sehr sensitiv und spezifisch die Nukleinsäure des Zielvirus isoliert, aber damit eben nicht ein generisch und universell einsetzbares Verfahren darstellt. Beim Hybrid-Capture-Verfahren wird die Zielnukleinsäure an eine homologe Fänger (*Capture*) Sonde gebunden, die an einer festen Oberfläche sitzt. Weil dieses Verfahren nur spezifisch für *ein* Virus ist, bleibt es auf wenige Hochdurchsatz-Anwendungen beschränkt (s. Kapitel 5).

Wie auch bei der Isolierung genomischer DNA haben Silika-Verfahren die meisten Vorteile und haben sich daher am weitesten verbreitet. Eine Reihe von kommerziellen Kits stehen für die Isolierung viraler Nukleinsäuren zur Verfügung. QIAamp Kits von QIAGEN enthalten Silikagel-Membranen, die entweder mittels Zentrifugation oder Vakuum betrieben werden. In der viralen Infektionsdiagnostik wird in vielen Fällen hoher Wert auf die *Sensitivtät* gelegt. Diese hängt vor allem von dem Konzentrierungseffekt der Nukleinsäure-Isolierungsmethode ab. Daher sind die besten Verfahren solche, die aus einem *großen Volumen* Ausgangsmaterial die Nukleinsäure quantitativ in ein möglichst *geringes Elutionsvolumen* zu reinigen vermag. So erlaubt z. B. das QIAamp MinElute Virus Kit die Konzentrierung viraler Nukleinsäure aus bis zu 500 µl Plasma in ein Elutionsvolumen von minimal 20 µl oder eine 25fache Anreicherung der Nukleinsäure.

Über 500 µl hinaus skalierbar sind Verfahren, die auf der initialen Komplexierung und Konzentrierung viraler Nukleinsäure mittels kationischer Detergentien und nachfolgender Silikagel-Reinigung beruhen. QIAamp UltraSens Virus Kit von QIAGEN erlaubt die höchsten Sensitivtäten bei der Verwendung größerer Volumen von Plasma und Serum, ohne das eine aufwendige und schwer standardisierbare Ultrazentrifugation notwendig ist.

3.5.2
Isolierung von zellulärer RNA

Auch für die Isolierung zellulärer RNA werden insbesondere die bereits mehrfach erläuterten Verfahren der organischen Extraktion und Silikagele eingesetzt.

Wenn gleichzeitig DNA und RNA in der Probe enthalten sind, wird neben der gewünschten RNA auch eine mehr oder wenige große Menge an Rest-DNA gereinigt, die stören kann.

Gewebe enthalten neben großen Mengen an RNA auch DNA. DNA verfälscht insbesondere *Genexpressionsanalysen mittels RT-PCR*. Falls DNA-freie zelluläre RNA aus der Probe gereinigt werden soll, muss eine Behandlung mit RNAase-freier DNAse erfolgen, für die in der Regel Anbieter Protokolle als auch entsprechende qualitätskontrollierte Enzyme bereitstellen.

Die ursprüngliche organische Extraktion (s. Abschnitt 3.4.1) Phenol/Chloroform-Extraktion) wurde zuerst durch einige Kitvarianten wie TRIzol modifiziert. Hier wird ein einphasiges Gemisch aus Phenol und Guanidinthiocyanat mit der Probe gemischt und anschließend mit Chloroform versetzt. Dadurch wird eine Phasentrennung erreicht. Die RNA in der wässrigen Phase wird gefällt und in RNAse-freiem Wasser resuspendiert. Alle diese organischen Extraktionsmethoden sind zwar gut für das eingesetzte Probenvolumen skalierbar, aber *schwer zu standardisieren* und *ungeeignet für höhere Probendurchsätze*.

Am weitesten verbreitet ist der Einsatz von Silikagel-Membranen und magnetischen Silika-Partikeln. Im Prinzip funktioniert diese Methode wie die für die Isolierung von genomischer DNA (s. Abschnitt 3.4.2) Silika-Membranen oder Silika-beschichtete Oberflächen). Allerdings sind die Komponenten der erhältlichen Kits den speziellen Anforderungen der RNA-Isolierung angepasst und enthalten üblicherweise einen optionalen DNAse Verdau, um gegebenenfalls störende Restmengen an genomsicher DNA vollständig zu beseitigen.

Wegen der geringen Stabilität und des bekannten Abbaus von RNA, aber auch umgekehrt wegen der schnellen Induktion von RNA-Transkripten unmittelbar nach Entnahme der noch "lebenden" Probe ist eine *sofortige RNA-Stabilisierung* und *Inhibition von Transkription* entscheidend. Nur so kann *in vitro* ein Abbild der *in vivo*-Genexpressionsmuster in nachfolgenden analytischen Schritten ermittelt werden.

Das ursprünglich beschriebene sofortige Schockfrosten in flüssigem Stickstoff oder Sofortlyse und -stabilisierung in heißem Phenol ist offenkundig für den Routinebetrieb ungeeignet.

Für die Stabilisierung von RNA in kleineren Gewebeproben ist RNAlater (Ambion, QIAGEN) als Standard etabliert und für die Stabilisierung von RNA aus menschlichem Vollblut das PAXgene Blood RNA System von PreAnalytix (Vertrieb über Becton Dickinson und QIAGEN).

Das PAXgene Blood RNA System ist ein Blutentnahmeröhrchen mit vorgelegtem Stabilisator, der bei Blutentnahme die Zellen durchdringt, die RNA komplexiert, damit vor RNAsen schützt und einer Konzentrierung mittels Zentrifugation zugänglich macht. So entnommenes Blut ist bei Raumtemperatur mehrere Tage RNA-stabilisiert und kann unproblematisch versendet werden. Für Langzeitlagerung wird Einfrieren bei –20 °C bzw. –80 °C empfohlen.

3.6
Manuelle und automatisierte Systeme zur Nukleinsäureisolierung in der molekularen Diagnostik

Die effiziente und schnelle Extraktion von erregerspezifischer RNA und/oder DNA bzw. genomischer DNA ist der erste und wichtigste Schritt jeder Art weiterführender Nukleinsäureanalytik. Obwohl dies auf den ersten Blick sehr trivial und offenkundig erscheinen mag, ist die Nukleinsäureisolation erst seit der Einführung moderner Methoden der quantitativen RNA- und DNA Bestimmung in klinischem Probenmaterial wieder eindrücklich in den Vordergrund diagnostischer Fragestellungen gerückt.

Die korrekte Bestimmung des *viral load* (die Zahl zirkulierender Viruspartikel in Blut oder Plasma) oder die quantitative Messung der Konzentration definierter mRNA- Moleküle in einer Zelle unter bestimmten physiologischen Bedingungen, setzt eine möglichst komplette und zerstörungsfreie Methode der Nukleinsäureextraktion voraus.

Die oben beschriebene Methode der Abtrennung der Nukleinsäure von Proteinen, Lipiden und anderen Makromolekülen durch die klassische Phenol/Chloroform-Extraktion (s. Abschnitt 3.4.1) wird in der heutigen Routine nur noch selten verwendet. Hauptgründe hierfür sind die oft mangelnde Reproduzierbarkeit bei der Isolation durch verschiedene Personen, Toxizität der eingesetzten Substanzen und erheblicher Zeitaufwand bei größeren Probenzahlen.

Heute werden zur Extraktion von RNA und/oder DNA in der molekularbiologischen Diagnostik fast überall kommerzielle Kits und *standardisierte Methoden* eingesetzt.

Hierbei kann man, in der Regel abhängig vom Probenaufkommen, prinzipiell auf zwei Verfahren zurückgreifen, deren Einzelschritte jedoch methodisch weitgehend identisch sind.

Bei der *manuellen Extraktion* wird – mit relativ hohem Personalaufwand – jede Probe, insbesondere auch unter Berücksichtigung ihrer individuellen Beschaffenheit von Hand aufgearbeitet (hämolytisches Material?, verfügbares Volumen?, Art/Zustand der Probe?, ...).

Automatische Systeme erfordern dagegen nur relativ *geringen Personaleinsatz*, sind dafür im Ablauf aber häufig *unflexibler*, gerade für *geringe Probenzahlen oft wenig kosteneffizient* und von Seiten des Extraktionsvolumens und der *Art und Menge des einsetzbaren Materials limitiert*.

Der erste Schritt in fast allen Extraktionsprotokollen ist die Lyse des Probenmaterials. Dieser Schritt soll die Nukleinsäure aus Gewebe, Zellen, Viruspartikeln, Bakterien oder sonstigen die Nukleinsäure schützenden Strukturen freisetzen, ohne sie dabei zu schädigen oder gar zu zerstören. Solange native Strukturen bewahrt werden, ist Nukleinsäure eine außerordentlich stabile biologische Substanz. Werden jedoch z. B., die durch Kompartimentierung separierten Bestandteile einer Zelle bei der Lyse freigesetzt bzw. durchmischt, können zelluläre und extrazelluläre RNAsen und DNAsen insbesondere RNA schon nach wenigen Sekunden nahezu vollständig enzymatisch zersetzen. Daher sind im Lysepuffer, der zum Aufschluss des Probenmaterials benutzt wird, stets auch Nukleaseninhibierende Substanzen enthalten, z. B. Proteinase K zum enzymatischen Abbau von Proteinen, insbesondere natürlich von RNAsen und DNAsen, Natriumdodecylsulfat (SDS), das an Proteine bindet und sie denaturiert, oder chaotrope Salze (Guanidinthiocyanat, Guanidinhydrochlorid) (s. Abschnitt 3.3).

3.6.1
Manuelle Extraktionssysteme

Am häufigsten werden Nukleinsäureisolations-Kits heute in Form kleiner Säulen verwendet. Diese Säulen enthalten eine Matrix (Silika, Glasfaser) an welche RNA und/oder DNA unter bestimmten Puffer-Bedingungen binden kann (s. Abschnitt 3.4.2)

Nach sukzessiven Wasch- und Zentrifugationsschritten, bei denen nicht gebundene Proteine, Lipide, Carbohydrate und andere Makromoleküle durch Zentrifugation entfernt werden, die Nukleinsäure aber an die Silika-Matrix gebunden bleibt, wird die DNA/RNA anschließend eluiert. Dies geschieht am einfachsten durch Verwendung von *Niedrigsalzpuffern oder Wasser*, häufig bei höherer Temperatur (etwa 70 °C). Die Nukleinsäure ist dann in aller Regel so sauber, dass sie direkt für weiterführende Schritte verwendet werden kann (s. Abb. 3.2).

Von dieser grundsätzlichen Art der Isolation gibt es ungezählte Abwandlungen. So kann durch die Wahl geeigneter Puffer, z. B. selektiv RNA oder DNA isoliert werden, wobei immer geringe Anteile von RNA bei DNA-Isolationsprotokollen und besonders DNA bei RNA-Isolationsprotokollen mitgeschleppt werden. Häufig wird bei "RNA-Protokollen" die DNA durch DNAse abgebaut.

Darüber hinaus gibt es spezielle Aufreinigungs-Kits für "schwierige" Probenmaterialien, wie z. B. Stuhlproben, in Paraffin eingebettetes Material, oder auch

Abstriche. Grundsätzlich ist es immer empfehlenswert, vor Beginn von Arbeiten mit RNA oder DNA verschiedene Isolations-Kits auszuprobieren, um ein geeignetes und für die speziellen Anforderungen optimiertes Verfahren zu finden.

Die Optimierung sollte dabei nicht ausschließlich auf die Ausbeute an Nukleinsäure gerichtet sein, sondern andere Faktoren mit berücksichtigen:

- Ist das Ausgangsvolumen, das in das Verfahren eingesetzt werden kann, angepasst?
- Ist das Elutionsvolumen für die weitere Analytik geeignet?
- Liegt das Material nach der Isolation in einem Puffer vor, in dem keine für weitere Arbeiten störenden Ionen oder Komponenten enthalten sind?
- Kann das Material in diesem Puffer länger aufbewahrt und gelagert werden?

Grundsätzlich kann heute davon ausgegangen werden, dass sich mit den meisten der manuellen Isolationssysteme der seriösen Anbieter auf dem Markt sehr gute Ergebnisse in Bezug auf *Ausbeute, Reinheit und Qualität* der Nukleinsäure erzielen lassen. Ein relevantes Problem ist in diesem Zusammenhang eher, den optimalen Kit für die individuelle Applikation zu wählen. Allein Qiagen bietet über 20 verschiedene Kits zur manuellen Aufreinigung von RNA und DNA aus klinischem Probenmaterial an, hierunter viele, die für spezielle Probenmaterialien optimiert sind: Fettgewebe; schwer aufschließbares Gewebe, Stuhl, getrocknetes Blut, usw.

Weitere Anbieter (Agowa, Ambion, Arcturus, Dynal, Epicentre, (Biozym), GE Healthcare (Amersham), Genra (Biozym), Invitek, Macherey-Nagel, Miltenyi Biotec, MO BIO Laboratories, Peqlab, Roche, Stratagene und andere) haben gleichfalls, z. T. für sehr spezielle Anwendungen (niedermolekulare RNA, Picoreinigung aus einer Zelle usw.) ein breites Spektrum an Kits zur Verfügung.

3.6.2
Automatisierte Extraktionssysteme

In den letzten Jahren sind etliche Systeme verschiedener Hersteller auf den Markt gekommen, die eine vollständig automatisierte Isolation von Nukleinsäure aus diagnostischem Probenmaterial erlauben. Heute gibt es über 30 verschiedene Plattformen, die mit unterschiedlichsten Verfahren, oft schon im 96-Proben-Format, RNA und/oder DNA "maschinell" extrahieren.

Fast alle Verfahren verzichten dabei auf die bei der manuellen Extraktion üblichen Zentrifugationsschritte, da dies technisch nur schwer umsetzbar ist. Stattdessen kommen entweder Systeme zum Einsatz, bei denen die Nukleinsäure an magnetische oder paramagnetische *beads* gebunden wird, oder es wird durch Anlegen eines Unterdrucks das durch Bindungs- und Waschschritte notwendige Trennen der Nukleinsäuren von anderen Komponenten erzielt.

3.6.2.1 Magnetische Beads

Dieses Prinzip verwenden die meisten der automatisierten Extraktionssysteme (z. B. AmpliPrep, Roche; m1000, Abbott; MagNA Pure LC, Roche, BioRobot EZ1, M48, M96, Qiagen). Die in einem ersten Schritt durch Lyse freigesetzte Nukleinsäure bindet in einem weiteren Schritt an die "aktive" Oberfläche magnetischer Kügelchen (*beads*), die dann bei den folgenden Separations- und Waschschritten von Magneten festgehalten werden können. Auf diese Weise lassen sich elegant alle störenden Komponenten entfernen, ohne die Nukleinsäure zu verlieren. Im letzten Schritt wird dann durch Einsatz von Elutionspuffern die RNA und/oder DNA durch Elutionspuffer von den beads abgelöst und in Auffanggefäßen gesammelt (Abb. 3.4).

Mit Unterdruck arbeitende Systeme (Biorobot MDx, MDx DSP, Qiagen; ABI Prism 6100, ABI Prism 6700 Nucleic Acid PrepStation, beide Applied Biosystems, u. a.) nutzen Filtermembranen, Glasfasermaterialien, Cartridges oder kleine Reinigungssäulen, durch die das lysierte Probenmaterial mittels kontrolliertem "Vakuum" vorsichtig und unter definierten Bedingungen hindurch gesaugt wird. Die freigesetzte Nukleinsäure bindet dabei entweder chemisch oder physikalisch an eine Matrix und wird, ebenfalls nach etlichen Waschschritten, die alle unerwünschten Komponenten eliminiert, durch Unterdruck und entsprechend eingestellte Elutionspuffer von der Matrix freigesetzt und in Auffanggefäßen gesammelt.

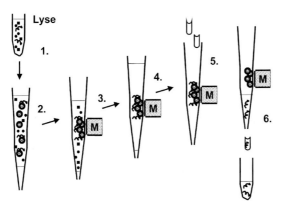

Abb. 3.4 Automatisierte Nukleinsäureisolation mittels magnetischer beads.
Nach Lyse des Probenmaterials mittels entsprechender Agentien (Zugabe von Lyse-Binde-Puffer) liegen RNA/DNA (℘), Proteine, Lipide und andere Makromoleküle (●), sowie viele niedermolekulare Substanzen (Salze usw.) getrennt vor (1.) Unter speziell eingestellten Pufferbedingungen bindet Nukleinsäure an die Oberfläche der magnetischen Kügelchen (●●).(2.). Durch Magneten (M) werden die beads und damit die an der Oberfläche anhaftende Nukleinsäure in Probengefäßen festgehalten, während alle anderen Komponenten entfernt werden können. (3.). Waschschritte mit entsprechenden Puffern (4.) entfernen Reste von noch störenden Komponenten. Die Nukleinsäure wird in einem letzten Schritt durch Zugabe von Elutionspuffer (5.) von den beads gelöst und in Probengefäßen aufgefangen, während die magnetischen Kügelchen selbst durch den Magneten festgehalten werden (6.).

Automatisierte Nukleinsäureextraktion wird in Zukunft mehr und mehr Eingang in die Erregerdiagnostik finden und die manuellen Systeme mit der Zeit verdrängen. Dies hat mehrere Gründe.

Obwohl in der Regel die automatisierte Isolation von Nukleinsäure zur Zeit pro extrahierter Probe etwa doppelt so viel kostet wie die manuelle Extraktion (2–6 Euro pro Probe) gibt es doch gute Gründe für den Einsatz von Automaten.

Ein wichtiger Faktor sind zweifelsohne die *Personalkosten*, die bei manuellen Verfahren erheblich sind. Viel relevanter ist jedoch für die Praxis, dass die Nukleinsäureextraktion – nach entsprechender Einarbeitung – einerseits schnell zu einer sehr monotonen und sich ständig wiederholenden Tätigkeit wird, auf der anderen Seite jedoch permanente, *höchste Konzentration* erfordert, da die Gefahr der *Verschleppung*, gerade beim Vorhandensein hochtitriger Proben erheblich ist.

Fehler durch Zeitdruck, Unaufmerksamkeit, Verwechslung von Gefäßen, undeutlich beschriftete Proben und ähnliche potentielle Fehlerquellen lassen sich durch Automation stark reduzieren.

Der Einsatz Barcode-markierter Mikrotiterplatten oder anderer Probengefäße gewährleistet korrekte Zuordnung und Nachverfolgbarkeit im Prozessablauf. Dies ist ein wichtiger Gesichtspunkt für *akkreditierte Labore*.

Viele dieser Systeme verfügen über *clot-detection*, erkennen also Inhomogenität des Probenmaterials in Form von Verklumpung, Präzipitation oder zähem Schleim und können darüber hinaus Pipettiervolumina und Füllhöhen von Gefäßen durch leitfähige Pipettenspitzen, Durchleuchtung mit Laser, Messung des elektrischen Widerstandes oder der Viskosität des Probenmaterials erfassen. Alle wichtigen Pipettierschritte werden während der Probenabarbeitung kontrolliert und protokolliert und nach Ende der Aufreinigung in einem "Report" an den Bediener gemeldet.

Zur Zeit gibt es mehr als 30 verschiedene Plattformen, die für die (halb-)automatisierte Isolation von Nukleinsäure eingesetzt werden können. Daher kann hier kein vollständiger Überblick über alle Systeme gegeben werden.

Jedoch sind im folgenden systemspezifische Merkmale einiger gebräuchlicher automatischer Nukleinsäure-Extraktionssysteme aufgeführt. Es sei vorausgeschickt, dass die Wahl eines geeigneten Systems immer von den individuellen Vorgaben des Nutzers abhängt.

Für die schnelle Abarbeitung nur weniger Proben stehen etliche kompakte Systeme zur Verfügung, genannt seien hier nur beispielhaft:

BioRobot EZ1, Qiagen

1–6 Proben, RNA und/oder DNA, schnelle Aufarbeitung: 15–45 Minuten Aufreinigungszeit (abhängig vom Protokoll), einfache Bedienung, verschiedene Programme für unterschiedliche Applikationen (Blut, Gewebe, Zellen).

MagNA Pure Compact, Roche

1–8 Proben, Probenvolumen: 100–1000 µl möglich,

schnelle Aufreinigung in 20–40 Minuten (abhängig vom Protokoll), einfache Bedienung.

Für größere Probenmengen stehen gleichfalls eine ganze Reihe unterschiedlicher Automatensystem zur Verfügung.

Einfach bedienbar und mit leicht verständlicher Software können mit dem *m1000 Gerät von Abbott* 24 bzw. 48 Proben extrahiert werden. Allerdings steht hier zur Zeit noch kein Extraktionskit zur Verfügung, mit dem sowohl RNA als auch DNA parallel extrahiert werden kann.

ABI PRISM 6100 für schnelle Parallelaufarbeitung von 96 Proben: *TableTop*-Gerät mit integriertem Vakuum-System und geringem Platzbedarf, nicht primär auf Erreger-Diagnostik ausgerichtet, bzw. 6700 *Automated Nucleic Acid PrepWorkstation*: ausgerichtet auf die Isolation von mRNA, cDNA-Synthese und Genexpressionsstudien. Vier 96-well Mikrotiterplatten können für nachfolgende Hochdurchsatzanalysen pipettiert werden, nicht gerichtet für Erregerdiagnostik konzipiert.

Qiagen bietet eine ganze Reihe automatisierter Nukleinsäure-Aufreinigungssysteme an (BioRobot M48 und M96, BioRobot MDx: und MDx DSP (CE-markiert), Biorobot 9604), die entweder mit Magnet-Partikel Technologie oder Vakuumsystemen arbeiten. Einige dieser Geräte sind spezifisch für die Erregerdiagnostik (im speziellen virale Pathogene) konzipiert. Besonders bei hohem Probendurchsatz wird aus Zeitgründen das Arbeiten mit Vakuumsystemen favorisiert. Für alle Automatensysteme ist eine breite Palette von Isolationskits verfügbar.

Verbreitet ist das *MagNA PureLC-System* (Roche), welches die parallele Aufarbeitung von 32 Proben (20–1000 µl) mittels Magnetpartikel-Technologie erlaubt. *Total Nucleic Acid Isolation Kits* zur Extraktion von RNA und DNA in einem Schritt reduzieren bei entsprechenden Fragestellungen die Abarbeitungszeiten deutlich. Das System ist, neben anderen Optionen, mittels *Post Elution Protocols* nach durchgeführter Extraktion, auch in der Lage, *LightCycler*-Karusselle bzw. Zentrifugen-Adaptoren zu befüllen. UV-Dekontamination nach durchgeführter Extraktion ist möglich.

Das *COBAS AmpliPrep-Gerät* (ebenfalls Roche) ist als Extraktionssystem über eine *Docking-Station* mit dem TaqMan96 PCR-Amplifikationssystem koppelbar und soll den gesamten Prozess von Einstellen des Serumröhrchens bis zum Ausdruck der Viruslast in einzelnen Patientenproben ermöglichen. Besonderheit dieses "2-armigen" Systems ist u.a. das "Auf- und Zuschrauben" der Reaktionsgefäße, um Kontamination offener Probengefäße zu minimieren.

Weitere Firmen wie Beckman Coulter (Biomek) oder Tecan mit großer Erfahrung im *Liquid-Handling* Bereich werden auf diesem Gebiet gleichfalls verstärkt tätig.

Die Vorteile automatischer Nukleinsäureextraktion in Bezug auf Stabilität und Robustheit im Vergleich diverser Systeme ist zahlreich und gut dokumentiert.

3.7
Überprüfung von Menge, Reinheit und Qualität von RNA und DNA

Nach Isolierung der Nukleinsäure ist es in vielen Fällen notwendig oder nützlich Reinheit und Konzentration von RNA oder DNA zu bestimmen.

Hierzu gibt es, abhängig von der vorhandenen Nukleinsäuremenge und der analytischen Fragestellung, verschiedene Optionen.

Bei molekularen Untersuchungen der humanen genomischen DNA oder bei der Analytik zellulärer mRNAs ist die Gewinnung ausreichender Mengen von Probenmaterial (Blut, Speichelproben) zur Untersuchung in aller Regel unproblematisch. Hier lässt sich Menge und Qualität der isolierten Nukleinsäure mit den unten beschriebenen Techniken normalerweise relativ einfach bestimmen. Ganz anders stellt sich das Bild in Bezug auf Messung der Quantität und Reinheit erregerspezifischer RNAs/DNAs dar. Hier sind die Konzentrationen meist so gering, dass Mengenbestimmungen, eben aus diesem Grund, durch quantitative PCR nach Amplifikation der Nukleinsäure erfolgen muss. Die Frage nach "Reinheit erregerspezifischer RNA oder DNA" stellt sich in diesem Sinne nicht, denn in klinischem Probenmaterial liegen erregerspezifische und unspezifische bzw. zelluläre Nukleinsäuren fast immer in Mischungen vor. Nur durch Anzucht oder Anreicherung könnte "Reinheit" erzielt werden. Viel häufiger stellt sich jedoch die Situation so dar, dass es darauf ankommt wenige Moleküle erregerspezifischer Nukleinsäure in einem *Pool* von *Background*-RNA und DNA nachzuweisen.

Nach Amplifikation der Nukleinsäure durch PCR oder andere Methoden werden dann PCR-Produkte zur weiteren Analytik (z. B. Sequenzierung, Klonierung, u. ä.) quantifiziert. Dies ist jedoch eine grundsätzlich andere Fragestellung, die an anderer Stelle besprochen ist.

3.7.1
Photometrische Bestimmung der Nukleinsäure [Menge/(Reinheit)]

Hierzu ist die Messung der Absorption des Probenmaterials im UV-Bereich im Spektralphotometer notwendig. Voraussetzung ist in der Regel eine Mindestmenge von etwa 100–200 ng Nukleinsäure abhängig vom notwendigen Messvolumen und den Geräteeigenschaften des Photometers.

Ein gemessener OD-Wert von 1 bei einer Wellenlänge von 260 nm entspricht etwa 50 µg/ml doppelsträngiger DNA und etwa 40 µg/ml Einzelstrang RNA oder DNA. Für Oligonukleotide wird im Allgemeinen ein Wert von ca. 20–30 µg/ml zur Berechnung herangezogen.

Um eine Vorstellung über die *Reinheit* der isolierten Nukleinsäure zu gewinnen, wird meist auch die Absorption der Probe bei 280 nm gemessen, da bei dieser Wellenlänge insbesondere noch vorhandene, verunreinigende Proteine absorbieren. Der Quotient der Absorption bei 260 und 280 nm wird häufig als Maß für die Sauberkeit einer Nukleinsäurepräparation mit angegeben und sollte idealer Weise größer als 1,8 sein (dieser Quotient ist jedoch pH-Wert abhängig und gilt im neutralen Bereich). Absolute Absorptionswerte unter 0,1 OD bei 260 nm sind mit Vorsicht zu betrachten, da häufig der lineare Messbereich des Photometers unterschritten wird, schon leicht verschmutzte Mess-Küvetten unzuverlässige Werte liefern und bei wiederholten Messungen bereits gehäuft differente Werte auftreten. Auch darf nicht vergessen werden, dass degradierte Nukleinsäuren in Form einzelner Nukleotidbausteine oder Oligonukleotide ganz erheblich zur Absorption beitragen. Vollständig degradierte Nukleinsäure ist photometrisch also im Regelfall kaum von intakter zu unterscheiden und demnach könnten PCR–Untersuchungen trotz hoher Absorptionswerte der Probe unter Umständen zu negativen Ergebnissen führen.

Probensparend ist die Messung von RNA und DNA in kleinsten Volumina (2 µl) mittels des ND-3300 Fluorospektrometers "NanoDrop" der Firma Peqlab.

3.7.2
Abschätzung der DNA-Menge durch Gelelektrophorese und Anfärbung mit Ethidiumbromid [Menge/(Qualität)]

Eine zeitlich etwas aufwendigere Methode zur semiquantitativen Abschätzung von DNA ist die *gelelektrophoretische Auftrennung* und *anschließende Anfärbung der Nukleinsäure mit Ethidiumbromid* (s. Kapitel 5) (Abb. 3.5). Da für viele Untersuchungen insbesondere die Menge an isolierter genomischer DNA beurteilt wird, ist die Auftrennung von DNA dieser Größe in Agarosegelen nicht unbedingt die optimale Wahl. Genomische DNA wird durch die gängigen Extraktionsmethoden geschert und damit fragmentiert, die entstehenden Bruchstücke von etwa 20.000 bis 40.000 bp trennen sich in den üblicherweise eingesetzten Agarosegelen kaum auf. Eine grobe Beurteilung von Menge und Qualität der DNA lässt sich aber erzielen, wenn entsprechende DNA-Standards in unterschiedlicher, bekannter Konzentration mit aufgetragen werden. Die untere Nachweisgrenze liegt bei dieser Methode bei wenigen ng DNA, sofern sich diese Menge nicht auf viele unterschiedlich große DNA-Fragmente verteilt.

Für geringe DNA-Mengen können "Minigele" eingesetzt werden. Diese lassen sich ganz einfach unter Ausnützung der Oberflächenspannung auf handelsüblichen Objektträgern gießen. Die Probentaschen sollten möglichst klein gehalten werden, damit die Nukleinsäure auf ein geringes Volumen eingeengt bleibt. Wenige Minuten elektrophoretischer Auftrennung (Bromphenolblau-Indikatorfarbstoff muss im Gel nur 1–2 cm weit wandern) reichen oft aus, um sich ein Bild von Menge und Intaktheit der isolierten Nukleinsäure zu machen.

3.7.3
Bioanalyzer [Menge/Qualität]

Bei Expressionsstudien, die über den quantitativen Nachweis von RNA-Molekülen geführt werden (z. B. Nachweis bestimmter viraler mRNA-Spezies), oder bei der Messung zellulärer mRNA-Moleküle nach Virusinfektion, wird heute der Nachweis der Intaktheit der isolierten RNA mehr und mehr essentielle Voraussetzung für eine verlässliche Dateninterpretation. Die Qualität einer isolierten RNA wird heute oft durch den so genannten *RIN-Wert* charakterisiert (*RNA Integrity Number*), der zwischen 1 (degradiert) und 10 (intakt) variieren kann. Diese Methode

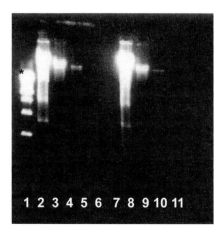

Abb. 3.5 Gelelektrophoretische Analyse genomischer DNA.
Gelelektrophoretische Auftrennung genomischer DNA aus menschlichen T-Lymphozyten mittels Agarosegelelektrophorese zeigt einen "Schmier" unterschiedlich langer DNA-Bruchstücke. In die Spuren 2 und 7 wurden etwa 3 µg DNA aufgetragen, die Spuren 3 und 8 enthalten 300 ng, die Spuren 4 und 9 etwa 30 ng genomischer DNA. In den Spuren 5 und 10 (3 ng) und 6 und 11 (0,3 ng) ist bei Anfärbung mit Ethidiumbromid wegen zu geringer Konzentration keine DNA mehr sichtbar. Die Spur 1 enthält einen Längenmarker, die "Bande" (*) mit dem höchsten Molekulargewicht hat eine Länge von etwa 5600 Basenpaaren. Die drei Banden im unteren Teil des "Schmiers" der genomischen DNA (Spuren 2 und 7) kommen durch die in großer Menge vorliegende ribosomale RNA zustande.

lässt sich prinzipiell auch auf die Intaktheit z. B. viraler RNA übertragen, wenn man davon ausgeht, dass nach Isolation von Viren aus zellulärem Material die Qualität der rRNA die Qualität viraler RNA oder mRNA in gewisser Weise widerspiegelt.

Automatisierte Systeme (z. B. Agilent 2100 Bioanalyzer) zeigen in Form eines *Elektropherogramms*, bei der die isolierte RNA mit einem Fluoreszenzfarbstoff versetzt und dann der Größe nach aufgetrennt wird, bei Zellextrakten zwei dominante Peaks, die 18S und 28S rRNA. Da mRNA normalerweise nur 1–5 % der isolierten RNA ausmacht, zeigt sich zwischen den zwei starken rRNA-Peaks nur sehr geringe Fluoreszenz. Degradation der RNA reduziert aber zum einen deutlich den Quotienten der Absorption von 28S/18S rRNA von 1,85 und verschiebt zugleich das Größenspektrum der detektierbaren RNA in Richtung kleinerer Moleküle, wobei bei starker Degradation auch die 18S und 28S rRNA-Peaks verschwinden.

In vereinfachter Form wird die Intaktheit der RNA in der gängigen Praxis aber noch immer sehr häufig über Gelelektrophorese und Anfärben mit Ethidiumbromid beurteilt (13) (16S/18S bzw. 23S/28S rRNA-Banden Beurteilung per Auge; 18S-RNA: 1,9 kb, 28S-RNA: 5,0 kb).

3.7.4
Spotmethode [Menge]

Eine sehr schnelle, billige, *semiquantitative* Konzentrationsbestimmung auch kleiner Nukleinsäuremengen kann durch *Spoting* erzielt werden. Hierzu wird einfach ein kleiner Tropfen der extrahierten Nukleinsäure mit einem in die DNA/RNA interkalierenden Farbstoff gemischt (z. B. Ethidiumbromid in einer Konzentration von 2 µg/ml in TE-Puffer pH 7,6 in einem 1+1 Mischungsverhältnis) und der Tropfen auf gängige Haushalts-Frischhaltefolie aufgebracht. Parallel hierzu wird eine DNA oder RNA-Suspension mit bekannter Konzentration in einer Verdünnungsreihe (1–20 ng/µl) in gleicher Weise angefärbt. Unter UV–Licht werden dann die Intensitäten der kleinen Tropfen, deren Volumen 2–5 µl nicht überschreiten muss, mit dem Auge verglichen (Schutzbrille!). Tropfen mit vergleichbarer Fluoreszenzintensität haben ähnliche Konzentration an RNA/DNA. Mit dieser auf den ersten Blick vielleicht "primitiven", aber sehr einfachen, praktikablen und billigen Methode, die auch bei sehr hohen Probenzahlen einsetzbar ist, lassen sich erstaunlich präzise Ergebnisse erzielen. Es empfiehlt sich die DNA/RNA-Standards gleich in größeren Mengen herzustellen und zu aliquotieren. Bei –20 °C ist derartiges Referenzmaterial problemlos über Monate haltbar.

3.7.5
DNA-/Zellzahlbestimmung durch PCR genomischer Sequenzen [Menge]

Quantitative Nukleinsäureanalytik findet immer mehr Eingang in die Routinediagnostik bakterieller und viraler Erreger. Therapiemonitoring ist ein typisches Einsatzfeld für quantitative PCR (qPCR). Aber auch bei Erregern, die normalerweise latent/persistent im Körper vorhanden sind und nur bei Immundefekten oder Immunsuppression eine Gefährdung darstellen (z. B. viele Herpesviren) ist die quantitative Analytik zwingend.

Vergleichsweise einfach ist die Quantifizierung von erregerspezifischer Nukleinsäure in homogenen Patientenmaterialien, wie Serum, Plasma, Urin oder Liquor. Weitaus schwieriger gestaltet sich eine sinnvolle quantitative Angabe, wenn periphere Lymphozyten, Abstriche, Biopsien oder endotracheal abgesaugtes Material untersucht werden soll. Angabe von Genomkopien/ml, Internationalen Einheiten/ml oder Genomäquivalenten/ml sind hierbei wenig zielführend. Abstriche, die kein zelluläreres Material enthalten, werden für zellassoziierte Erreger immer zu negativen Ergebnissen führen müssen.

Daher ist es bei bestimmten Fragestellungen sinnvoll, zumindest eine grobe Vorstellung *von der Zahl der in die Extraktion eingebrachten Zellen* zu gewinnen. Eine hohe Zahl erregerspezifischer RNA/DNA bei geringer Zellzahl ist mit hoher Wahrscheinlichkeit auch klinisch anders einzustufen (Erregervermehrung/Replikation), als sehr geringe Mengen von erregerspezifischer Nukleinsäure in einer großer Zahl extrahierter Zellen. Ist überhaupt keine humane genomische DNA in der extrahierten Probe nachweisbar, lässt sich ein negatives Ergebnis für zellassoziierte Erreger nicht zu weiteren sinnvollen Beurteilung heranziehen, in solchen Fällen muss die Extraktion mit einer neuen Probe wiederholt werden.

Eine elegante Option bietet eine *Multiplex-Analyse*. Hierbei wird die Menge der erregerspezifischen Nukleinsäure mit Hilfe einer Sonde bestimmt (unter zu Hilfenahme einer geeigneten Standardkurve), die Menge an humaner, genomischer DNA als Maß für die Zahl der in die Extraktion eingesetzten Zellen wird mit Hilfe einer zweiten Sonde (idealer Weise im gleichen Probengefäß) erfasst. Die Art der humanen Zielsequenz ist dabei letztendlich unerheblich, die Verwendung von Genen, die bekanntermaßen nur einmal im menschlichen Genom vorkommen (*single copy genes*) ist aber sinnvoll.

Die Angabe der Quantität kann dann z. B. in Genomkopien erregerspezifische DNA pro 100.000 Zellen gemacht werden.

Bei der Interpretation ist aber Vorsicht geboten. Angaben wie "4 Genomkopien einer bestimmten Virus-DNA pro Zelle" sind auf jeden Fall zu vermeiden, da solche Angaben dem Befundempfänger suggerieren, jede Zelle würde genau 4 Kopien enthalten. Solche Analysen erlauben in keinem Fall einen Rückschluss auf den Prozentsatz infizierter Zellen, noch darüber, ob unter den "gemessenen" Zellen auch solche waren, die überhaupt potentielle Zielzellen für den Erreger darstellen. Dies ließe sich nur durch vorherige Charakterisierung oder Anreicherung der untersuchten Zellen erzielen.

3.8
Lagerung der isolierten RNA/DNA

Häufig werden isolierte Nukleinsäuren nach der Extraktion zwischengelagert, bevor sie zu späteren Zeitpunkten weiterer Analytik zugeführt werden. Besonders bei quantitativen Analysen stellt sich immer wieder die Frage, ob durch die Art und den Zeitraum der Lagerung quantitative Angaben korrekt sind, oder ob durch Degradation der Nukleinsäure das Ergebnis verfälscht wird.

Hier gilt es verschiedene Fragestellungen klar voneinander zu trennen. Im Routinebetrieb gibt es zunächst meist wenig praktikable Möglichkeiten, die isolierte Nukleinsäure aus Patientenproben in anderem Medium zu lagern als dem Elutionspuffer. So stellt sich eigentlich nur die Frage bei welcher Temperatur die Proben gelagert werden sollen. Chemische Zusätze in Form von "Stabilisatoren" haben sich bisher nicht wirklich durchgesetzt und sind auch in den meisten Fällen entbehrlich.

Dabei darf nicht vergessen werden, dass Elutionspuffer generell so konzipiert sind, dass die isolierte Nukleinsäure stabil und intakt erhalten bleibt. Zum anderen wird bei fast allen Extraktionsprotokollen bereits zu Beginn im Lysepuffer stabilisierende Träger-Nukleinsäure (*carrier*) zugegeben, die nach der Extraktion natürlich noch vorhanden ist und durch ausreichende Konzentration einen gewissen Schutz der erregerspezifischen Nukleinsäure gegenüber dem Angriff von Nukleasen vermittelt. Da nach Extraktion verschiedene Arten von Nukleinsäure (doppelsträngige DNA in linearer oder zirkulärer Form, Einzelstrang DNA, einzelsträngige oder doppelsträngige RNA) in unterschiedlichen Puffern mit unterschiedlichen chemischen Komponenten erhalten werden, kann es auch keine allgemein gültigen Vorgaben zur Lagerung von Nukleinsäuren geben.

Manche Isolationsverfahren bedingen jedoch bestimmte Arten der Lagerung. So darf z. B. Nukleinsäure, die mit dem *Total Nucleic Acid Isolation Kit* im Ampliprep-System der Firma Roche isoliert wird, *nicht* bei –20 °C eingefroren werden. Hier wird die Lagerung bei 4 °C bis zu einer Woche empfohlen. Praktische Versuche zeigen allerdings, dass virale RNA ohne irgendeinen Titerverlust für mindestens 40 Tage im Kühlschrank gelagert werden kann. Lagerung bei –20 °C hingegen führt zu fast vollständiger Inaktivierung und negativen Amplifikationsergebnissen bei PCR-Nachweisen.

Aus der praktischen Erfahrung ergeben sich jedoch einige wertvolle Hinweise für die stabile Lagerung isolierter Nukleinsäure. Insbesondere bei längeren Lagerzeiten ist es sinnvoll, dafür zu sorgen, dass der pH-Wert nicht in den sauren Bereich absinkt, was bei der Verwendung von hochreinem, ionenarmen Wasser durchaus problematisch werden kann. Die Stabilisierung durch Tris-EDTA-Puffer (10 mM Tris, 1 mM EDTA) mit einem pH-Wert von 7,5 verhindert Degradation durch saures Milieu und sichert die Inaktivierung von Nukleasen durch die Bindung von zweiwertigen Kationen (Mg^{++}) an EDTA. Viele Nukleasen benötigen Mg^{++} für die Entfaltung ihrer enzymatischen Aktivität und können in Abwesenheit zweiwertiger Kationen Nukleinsäuren nicht schädigen. RNA wird in stark alkalischem Milieu hydrolysiert.

Häufiges Einfrieren und Auftauen schadet Nukleinsäuren ebenfalls, daher sollte dies wenn immer möglich vermieden werden. RNA (da meist als Einzelstrang vorliegend) wird durch Frier-/Tauzyklen in der Regel schneller degradiert als doppelsträngige DNA.

Wenn immer machbar, sollten Nukleinsäuren in möglichst hoher Konzentration gelagert werden. Verdünnte DNA/RNA-Suspensionen sind bei Lagerung weitaus "labiler" als konzentrierte (Adsorption der Nukleinsäure an Gefäßwand).

Für kurzfristige Lagerzeiten (weniger als 3 Tage) ist es meist sinnvoller isolierte RNA oder DNA bei 4 °C aufzubewahren, sofern seitens des Herstellers nicht ausdrücklich andere Empfehlungen dokumentiert sind. Dies kann aber dann zu Problemen führen, wenn durch die Aufreinigungsmethoden noch Alkoholreste, mitgezogene Chemikalien oder *beads* in der Probe vorhanden sind.

Für längere Lagerzeit empfiehlt sich die Aufbewahrung bei –20 °C oder –80 °C. Sollen isolierte Nukleinsäuren über sehr lange Zeiträume gelagert werden, ist die Präzipitation mit Ethanol und Natriumacetat optimal (1 Volumenanteil wässrige Nukleinsäuresuspension, 2,5 Volumenanteile Ethanol und 0,1 Volumenanteil 3 M Natriumacetat pH 5,2).

3.8.1
Lagerung von Standards

Essentiell für quantitative Nukleinsäureanalytik ist die korrekte Lagerung des *Standardmaterials*. Empfehlenswert sind Rückstell-Aliquots, die bei –80 °C gelagert über Jahre hinaus stabil sind. Häufiger verwendete "Arbeitslösungen" können auch bei –20 °C aufbewahrt werden, sollten aber innerhalb eines angemessenen Zeitraumes aufgebraucht werden. Hierbei ist die Lagerzeit selbst nicht der eigentlich bestimmende Faktor für die Stabilität, vielmehr hängt diese in der Praxis im Wesentlichen davon ab, wie häufig derartige Standards aufgetaut und eingefroren werden, wie lange die aufgetauten Materialien in diesem Zustand gehalten werden und bei welcher Temperatur sie gehandhabt werden.

Der oftmals beschriebene Konzentrationsverlust solcher Nukleinsäurestandards ist in vielen Fällen nicht auf Degradation des Materials, sondern auf unzureichende Durchmischung vor Probennahme zurückzuführen. Das "Vortexen" für 10 s ist in vielen Fällen nicht ausreichend, um Homogenität vor der Entnahme eines Aliquots zu gewährleisten.

Es empfiehlt sich in jedem Fall *Crossing points* oder C_T-Werte für eine definierte Verdünnung von Referenzmaterialien anzugeben, um langfristige Konstanz bei Quantifizierungen sicherzustellen.

4
Die Amplifikation von Nukleinsäuren
Stefan Lorkowski und Frank Thiemann

4.1
Einleitung

Die Amplifikation von Nukleinsäuren ist für die meisten Analysen (z. B. Nachweis bakterieller oder viraler DNA, Bestimmung von Genpolymorphismen, Sequenzierungen, Anfertigung genetischer Fingerabdrücke) eine zwingend notwendige Voraussetzung, da das zu analysierende Material in der Regel in so geringen Mengen vorhanden ist, dass eine direkte Untersuchung selbst mit modernen Methoden nicht möglich ist.

In diesem Kapitel werden die Prinzipien der heute üblicherweise verwendeten Verfahren zur Amplifikation von Nukleinsäuren vorgestellt. Einen besonderen Schwerpunkt stellt hier die Amplifikation von RNA und DNA mittels der Polymerase-Kettenreaktion dar.

4.2
Die Polymerase-Kettenreaktion (PCR)

4.2.1
Geschichtlicher Hintergrund

Bereits Anfang der 1970er Jahre wurde die Idee, DNA-Moleküle durch den Einsatz zweier flankierender *Primer* zu vermehren, von Har Gobind Khorana theoretisch vorgestellt. Allerdings geriet diese Idee bis in die frühen 1980er Jahre hinein wieder nahezu in Vergessenheit. Erst 1986 konnte Karry Banks Mullis eine sinnvoll einzusetzende praktische Umsetzung dieser Idee veröffentlichen. Nur sieben Jahre nachdem er die Methode der PCR veröffentlicht hatte, wurde Karry B. Mullis hierfür der Nobelpreis für Chemie verliehen, da sich die PCR innerhalb kürzester Zeit als eine der wichtigsten molekularbiologischen Verfahren etabliert hatte.

Leitfaden Molekulare Diagnostik. Herausgegeben von Frank Thiemann, Paul M. Cullen und Hanns-Georg Klein
Copyright © 2006 WILEY-VCH Verlag GmbH & Co. KGaA, Weinheim
ISBN: 3-527-31471-7

Grundlage für den großen Erfolg der PCR war die bahnbrechende Idee, die DNA durch wiederholte Verdopplung in einem zyklischen Verfahren mit einem als DNA-Polymerase bezeichneten hitzestabilen Enzym künstlich zu vervielfältigen.

4.2.2
Das Prinzip der PCR

Die Polymerase-Kettenreaktion (*polymerase chain reaction*, PCR) ist die heute am häufigsten eingesetzte Methode, um DNA-Moleküle *in vitro* – d.h. in einem Reaktionsgefäß unabhängig von einem lebenden Organismus oder einer lebenden Zelle – zu vervielfältigen. Die PCR wird routinemäßig in Form zahlreicher Varianten des ursprünglichen Verfahrens in nahezu allen molekularbiologisch und diagnostisch arbeitenden Laboratorien eingesetzt.

Mit diesem Verfahren ist es möglich, kostengünstig und in kurzer Zeit millionenfach Kopien von einzelnen DNA-Abschnitten anzufertigen. Prinzipiell besteht eine PCR in der Regel aus einer Serie von 20 bis 30 Zyklen. Jeder Zyklus wiederum besteht aus drei Schritten (s. Abb. 4.1 und 4.2). Im ersten Schritt eines jeden Zyklus wird die doppelsträngige DNA auf etwa 95 °C erhitzt, um den Doppelstrang in die Einzelstränge zu trennen. Dieser Vorgang wird als Schmelzen oder Denaturieren bezeichnet. Während des Schmelzens werden die Wasserstoffbrückenbindungen, die die beiden DNA-Stränge zusammenhalten, aufgebrochen. Vor dem ersten Zyklus wird die DNA oftmals längere Zeit erhitzt, damit sicher-

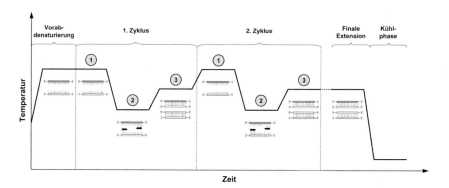

Abb. 4.1 Das Temperatur/Zeit-Profil einer dreistufigen PCR.
Nach der Vorabdenaturierung der DNA und Primer folgen die Zyklen der PCR, die in drei Phasen unterteilt sind. Am Anfang eines jeden Zyklus steht eine Denaturierungsphase (1), nach der die Probe abgekühlt wird (2), um den Primern die Anlagerung an die komplementären Abschnitte der Einzelstränge zu ermöglichen (*Annealing*). Den Abschluss bildet die Extensionsphase (3), in der die Primer verlängert werden und der neue Strang anhand der DNA-Matrize gebildet wird. Nach dem Durchlaufen aller Zyklen wird oftmals eine finale Extensionsphase angeschlossen, um sicherzustellen, dass alle neu produzierten Stränge zu Ende synthetisiert worden sind. In der Regel wird die Probe danach bis zur weiteren Verwendung gekühlt.

gestellt ist, dass sich sowohl die Ausgangs-DNA als auch die Primer vollständig voneinander getrennt haben und ausschließlich DNA-Einzelstränge vorliegen.

In jedem Zyklus wird nach der Trennung der Stränge die Temperatur so weit abgesenkt, dass die Primer sich an die DNA-Einzelstränge anlagern können. Dieser Schritt wird als *Annealing* (Abkühlen) bezeichnet. Die Temperatur während dieser Phase hängt von der Länge und Sequenz der Primer ab. Die richtige Wahl der Annealing-Temperatur ist wichtig, da eine falsche Temperatur dazu führt, dass sich die Primer nicht oder unspezifisch an einer falschen Stelle an der Ausgangs-DNA anlagern.

Im letzten Schritt eines Zyklus synthetisiert die DNA-Polymerase mit Hilfe freier Nukleotide den neuen Strang. Die Synthese beginnt am angelagerten Primer und erfolgt dann entlang des DNA-Matrizenstranges, der als Vorlage für die Synthese des komplementären neuen Stranges dient. Dieser Schritt wird als *Elongation* (Verlängerung) bezeichnet. Die Primer sind nach der Synthese ein Teil des neu gebildeten Einzelstranges. Die Temperatur der Elongationsphase hängt von der Art der DNA-Polymerase ab. Sie liegt bei den üblicherweise verwendeten DNA-Polymerasen zwischen 68 °C und 72 °C. Die Zeit, die dieser Schritt benötigt, ist von der Leistungsfähigkeit – der sog. Prozessivität – der DNA-Polymerase und von der Länge des DNA-Fragments, das vervielfältigt werden soll, abhängig. Die Taq-Polymerase beispielsweise benötigt etwa eine Minute für 1000 bp.

Den Abschluss der PCR bildet oftmals eine etwa fünfminütige Elongationsphase, die dazu dient, alle noch nicht zu Ende synthetisierten Stränge zu vervollständigen. Anschließend wird das Reaktionsgemisch auf 4 °C bis 8 °C abgekühlt, um die Reaktion zu beenden und die Probe bis zur weiteren Verwendung kühl zu halten.

Abbildung 4.3 zeigt den typischen Verlauf der Kinetik einer PCR. Zu Beginn der Reaktion kommt es zu einer exponentiellen Anreicherung des Amplikons, da sich die Menge des PCR-Produktes in jedem Zyklus verdoppelt. Im Verlauf der Re-

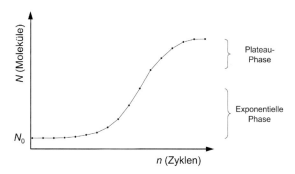

Abb. 4.3 Der typische Verlauf der PCR-Kinetik. Die Kinetik der PCR verläuft von einer Phase der exponentiellen Amplifikation über eine Phase der linearen Amplifikation in eine Sättigungsphase (Plateau-Phase). Die Sättigung entsteht u. a. dadurch, dass im Verlauf der PCR die Komponenten der PCR verbraucht werden und zunehmend Verbindungen entstehen, die die Reaktion inhibieren.

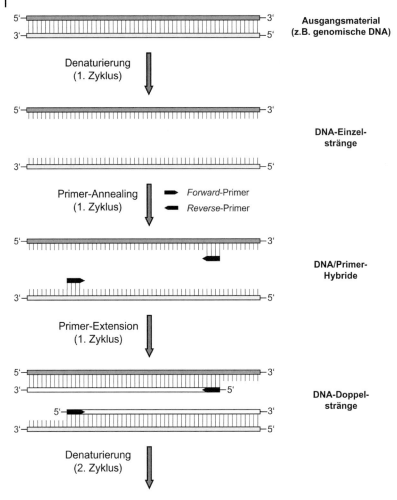

Abb. 4.2 Das Grundprinzip der PCR.
Die klassische PCR lässt sich in drei Abschnitte unterteilen: (1) Eine initiale Denaturierungsphase, die sicherstellen soll, dass Primer und DNA in Einzelsträngen vorliegen (nicht dargestellt).
(2) Die Amplifikationszyklen, die sich jeweils in drei Schritte unterteilen lassen. *Im ersten Schritt* werden die Nukleinsäuren durch Erhitzen in die Einzelstränge zerlegt (Schmelzen, *Denaturieren*). *Im zweiten Schritt* wird die Probe abgekühlt *(Annealing)*, damit sich die Primer spezifisch an die komplementären Bereiche der DNA-Einzelstränge anlagern (hybridisieren) können. *Im letzten Schritt (Elongation/Extension)* wird die Temperatur je nach Art der DNA-Polymerase auf 68 °C bis 72 °C angehoben. In dieser Phase verlängert die DNA-Polymerase den Primer zu einem neuen DNA-Einzelstrang, der komplementär zu dem DNA-Matrizenstrang ist, an den der Primer gebunden hat. Der Matrizenstrang dient hierbei als Vorlage für die Synthese des neuen Stranges. Diese drei Schritte werden 20–30 mal wiederholt (nicht dargestellt).
(3) Eine finale Elongationsphase von mehreren Minuten dient dazu, dass alle neu synthetisierten Stränge auch tatsächlich bis zum gewünschten Ende verlängert werden. Das Reaktionsgemisch wird anschließend auf 4 °C bis 8 °C abgekühlt (nicht dargestellt).

4.2 Die Polymerase-Kettenreaktion (PCR)

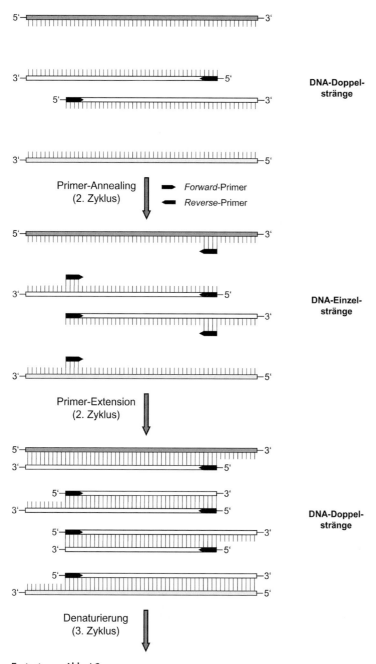

Fortsetzung Abb. 4.2

aktion (mit steigender Zahl der Zyklen) wird das Produkt jedoch nicht mehr exponentiell vermehrt: Die Kinetik der PCR verläuft zunächst linear und geht dann in eine Plateau-Phase über, in der kaum noch neues Produkt gebildet wird. Für diesen typischen Verlauf der PCR-Kinetik sind mehrere Faktoren verantwortlich. (1) In jedem Zyklus wird ein Teil der Edukte (Primer und Desoxyribonukleotide) verbraucht. (2) Es können Verbindungen entstehen, die die PCR inhibieren. (3) Aufgrund des ständigen Erwärmens und Abkühlens der Probe wird die Polymerase geschädigt, sodass die Prozessivität des Enzyms nachlässt. (5) In jedem Zyklus wird die Menge des zu amplifizierenden DNA-Segments verdoppelt, sodass die Wahrscheinlichkeit der Hybridisierung der gebildeten DNA-Einzelstränge *(Renaturierung)* zunimmt und die Wahrscheinlichkeit einer Anlagerung der Primer an die Einzelstränge abnimmt. Es ist daher meist nicht sinnvoll, eine PCR mit mehr als 30 Zyklen durchzuführen, da sich durch weitere Zyklen die Ausbeute der PCR nicht steigern lässt.

Warum kommt es nun aber zu einer exponentiellen Amplifikation eines einzigen Produkts in der PCR? In Abb. 4.2 ist zu erkennen, dass in der PCR fünf verschiedene Produkte gebildet werden. Dennoch lässt sich am Ende einer PCR nur ein einziges Produkt in nennenswerter Menge nachweisen: Dieses Produkt ist das von beiden Primern flankierte DNA-Segment. Der Grund hierfür ist, dass nur das von den beiden Primern flankierte Segment exponentiell amplifiziert wird, während andere "Nebenprodukte" nur linear vermehrt werden. Abbildung 4.4 gibt eine Übersicht über die Art und Anzahl der Produkte, die während der PCR entstehen: (1) Durch die Anlagerung der Primer an die DNA-Einzelstränge des Ausgangsmaterials und die damit verbundene Synthese der neuen komplementären Stränge entstehen die in Abb. 4.4 als Nebenprodukte 1 bezeichneten Hybride, die jeweils aus einem Strang der Ausgangs-DNA und einem neu synthetisierten DNA-Strang bestehen. Diese Nebenprodukte selbst werden jedoch nicht amplifiziert, da der vollständige DNA-Doppelstrang des Ausgangsmaterials nicht vervielfältigt wird. Die Zahl dieser Produkte entspricht also maximal der Zahl der Einzelstränge der Ausgangs-DNA. (2) Durch die Bindung der Primer an die neu synthetisierten Einzelstränge der Nebenprodukte 1 werden die in Abb. 4.4 als Nebenprodukte 2 bezeichneten Moleküle gebildet. Diese bestehen aus einem Strang, der die gewünschte, durch die Primer vorgegebene Länge hat, und dem Matrizenstrang, der länger ist, als das zu amplifizierende Segment. Diese Doppelstränge entstehen erstmals im zweiten Zyklus der PCR und werden linear amplifiziert. (3) Das eigentliche Hauptprodukt der PCR, dessen Größe durch die beiden flankierenden Primer vorgegeben ist und dessen beide Einzelstränge die gleiche Größe haben, wird erstmals im dritten Zyklus der PCR gebildet. Danach verdoppelt sich die Zahl der Kopien dieses Produkts in jedem Zyklus, sodass wesentlich größere Mengen des gewünschten Amplifikats entstehen, als unerwünschte Nebenprodukte gebildet werden.

4.2 Die Polymerase-Kettenreaktion (PCR)

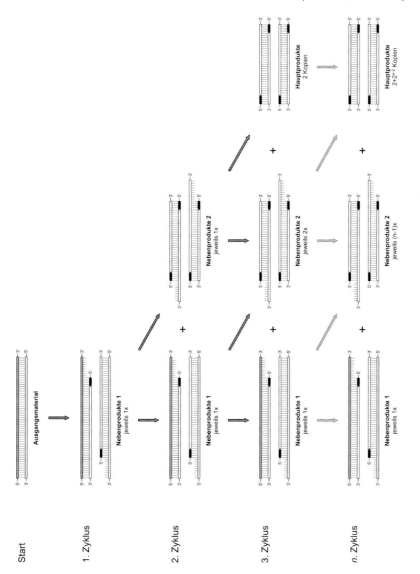

Abb. 4.4 Die exponentielle Anreicherung des Amplikons und die lineare Vermehrung unerwünschter Nebenprodukte.
In der PCR entsteht nicht nur das gewünschte Amplifikat, das durch die Lage der beiden flankierenden Primer bestimmt wird. Neben vermeidbaren Nebenprodukten, die durch die unspezifische Hybridisierung der beiden Primer oder durch Verunreinigungen hervorgerufen werden, entstehen die in der Abbildung als Nebenprodukte 1 und 2 bezeichneten Moleküle, deren Bildung nicht vermieden werden kann. Von den Nebenprodukten 1 werden jedoch nur so viel Moleküle gebildet, wie Einzelstränge der Ausgangs-DNA vorhanden sind. Die Nebenprodukte 2 werden nur linear amplifiziert, sodass nach ausreichender Zyklenzahl weitaus mehr Moleküle des Hauptprodukts vorliegen, die ab dem vierten PCR-Zyklus exponentiell vermehrt werden.

4.2.3
Die Komponenten der PCR

4.2.3.1 Die DNA-Polymerasen

Die in der PCR eingesetzten Enzyme gehören zu der Gruppe der sog. DNA-abhängigen DNA-Polymerasen. Diese Art der Polymerasen nutzt einen bereits bestehenden DNA-Einzelstrang, an den ein Primer als Startpunkt der Strangsynthese hybridisiert ist, als Matrize für die Synthese eines komplementären neuen DNA-Einzelstranges. Als Bausteine für die Synthese des neuen Stranges verwenden DNA-Polymerasen Desoxyribonukleotide. Die Abfolge der Nukleotide im neu gebildeten Strang wird durch die Sequenz der Matrize bestimmt. Das Ablesen der DNA-Sequenz gelingt durch Basenpaarung der eingebauten Nukleotidbasen mit den Basen der DNA-Matrize, die durch die spezifische Bildung von Wasserstoffbrücken zwischen Guanin und Cytosin bzw. zwischen Adenin und Thymin vermittelt wird. Die Synthese der DNA erfolgt vom 5'- zum 3'-Ende des Tochterstranges. Chemisch betrachtet findet dabei ein nukleophiler Angriff der endständigen 3'-Hydroxylgruppe des DNA-Stranges auf das α-Phosphat des dNTPs statt. Bei dieser Reaktion wird Pyrophosphat freigesetzt.

Im Gegensatz zu den RNA-Polymerasen kann die Synthese des neuen komplementären DNA-Stranges durch DNA-Polymerasen nur erfolgen, wenn der Polymerase ein kurzer an den Matrizenstrang gebundenes Oligumkleotid *(Primer)* mit einer freien 3'-Hydroxylgruppe als Startpunkt zur Verfügung steht. An diese Hydroxylgruppe wird das erste Nukleotid angehängt. DNA-Polymerasen benötigen ferner zweiwertige Metallkationen – in der Regel Mg^{2+} – als Kofaktor.

Viele Polymerasen haben neben dieser Fähigkeit noch zusätzliche Enzymfunktionen. Um beispielsweise zu gewährleisten, dass es während der Synthese des neuen komplementären Stranges nicht zu Fehlern kommt, verfügen einige DNA-Polymerasen über eine Korrekturlesefunktion *(proof reading)*. Aufgrund dieser Eigenschaft sind diese Polymerasen in der Lage, den Einbau eines falsch gepaarten Nukleotids zu erkennen und dieses wieder aus dem DNA-Strang zu entfernen. Diese Eigenschaft wird als 3'-5'-Exonuklease-Aktivität bezeichnet. Einige DNA-Polymerasen haben auch eine sog. 5'-3'-Exonuklease-Aktivität. Diese Fähigkeit ermöglicht der Polymerase den Abbau eines bereits bestehenden DNA-Einzelstranges, der mit dem Matrizenstrang gepaart ist, während ein neuer Einzelstrang gebildet wird. Diese Eigenschaft wird beispielsweise diagnostisch in einigen Echtzeit-PCR-Assays (z. B. TaqMan®-Assays) eingesetzt (s. Kapitel 5).

Die heute im Labor für die PCR eingesetzten DNA-Polymerasen werden in der Regel gentechnisch hergestellt und sind oftmals gentechnisch verändert, um eine erhöhte Temperaturstabilität, eine verbesserte *proof-reading*-Funktion und eine größere Prozessivität der Enzyme zu gewährleisten. Nachfolgend sind vier der am häufigsten in PCR-Applikationen anzutreffenden DNA-Polymerasen näher beschrieben.

Die Taq-Polymerase

Die Taq-Polymerase ist heute die gebräuchlichste Polymerase, die in den meisten Standardprotokollen zum Einsatz kommt. Sie wird aus dem Bakterium *Thermophilus aquaticus*, dem Namensgeber des Enzyms, isoliert. Die Taq-Polymerase ist außerordentlich hitzebeständig. Charakteristische Eigenschaften der Taq-Polymerase sind eine hohe 5'-3'-Polymerase-Aktivität (die Elongationsgeschwindigkeiten liegt bei mehr als 1000 Nukleotiden pro Minute) und eine fehlende Korrekturfunktion.

Die Tth-Polymerase

Die Tth-Polymerase wird von dem Bakterium *Thermus thermophilus* produziert und hat ein Temperaturoptimum von 60 °C bis 70 °C. Die Tth-Polymerase besitzt wie die Taq-Polymerase eine hohe 5'-3'-Polymerase-Aktivität und hat keine *proof-reading*-Fähigkeit. Im Gegensatz zu den anderen hier aufgeführten Polymerasen kann die Tth-Polymerase jedoch sowohl als Reverse Transkriptase als auch als Polymerase arbeiten. In Gegenwart von Mangan(II)-Ionen zeigt dieses Enzym beide Aktivitäten. Die Funktion als Reverse Transkriptase läuft optimal bei hohen Konzentrationen an Mangan(II)-Ionen, die jedoch inhibierend auf die Polymerase-Aktivität wirken. Um dennoch beide Funktionen in einem Puffer *in vitro* nutzen zu können, wird als Kompromiss eine mittlere Ionenkonzentration verwendet. Dies geht dann allerdings zu Lasten der Prozessivität des Enzyms während der reversen Transkription. In den zumeist eingesetzten Puffern synthetisiert die Tth-Polymerase daher nur cDNA-Stränge mit einer Länge von 1–2 kb. In Anwesenheit von Magnesium-Ionen hat das Enzym ausschließlich eine DNA-Polymerase-Aktivität.

Die Pwo-Polymerase

Die Pwo-Polymerase wurde aus dem Bakterium *Pyrococcus woesei* isoliert. Diese Polymerase besitzt neben ihrer 5'-3'-Polymerase-Aktivität auch eine 5'-3'-Exonuklease-Aktivität. Neben dem Einzelenzym wird oftmals ein Gemisch aus der Pwo-Polymerase und der Taq-Polymerase verwendet, um eine höhere Prozessivität zu erreichen.

Die Pfu-Polymerase

Die Pfu-Polymerase, die aus *Pyrococcus furiosus* isoliert wurde, ist ebenso wie die Pwo-Polymerase ein Enzym, das neben der 5'-3'-Polymerase-Aktivität eine korrekturlesende 3'-5'-Exonuklease-Aktivität aufweist, die die DNA-Kopiertreue des Enzyms im Vergleich zur Taq-Polymerase etwa um den Faktor 10 erhöht. Allerdings ist die Geschwindigkeit der durch die Pfu-Polymerase katalysierten Elongation mit zirka 500 bp pro Minute nur etwa halb so hoch wie die von der Taq-Polymerase katalysierten Reaktion. Daher wird die Pfu-Polymerase in der Regel als Gemisch zusammen mit der Taq-Polymerase eingesetzt.

Die Hot-start-Polymerasen

Hot-start-Polymerasen sind inaktivierte DNA-Polymerasen, die zunächst durch eine zusätzliche, der PCR vorgeschalteten Denaturierungsphase thermisch aktiviert werden müssen. Je nach Enzym oder Art der Inaktivierung erfolgt die thermische Aktivierung durch ein Erhitzen auf 95 °C für 5–15 Minuten. Als Enzyme werden herkömmliche Polymerasen verwendet, die durch die Zugabe spezifischer Antikörper oder chemischer Substanzen inaktiviert sind. In der einfachsten Variante des *Hot Starts* wird die Polymerase erst während der Denaturierungsphase zugesetzt. Durch die Verwendung von *Hot Start*-Polymerasen wird u. a. die unerwünschte Amplifikation von eventuell vorhandenen Primer-Dimeren bzw. Haarnadel-Abschnitten vor dem eigentlichen Start der PCR verhindert. Darüber hinaus wird durch einen *Hot Start* eine Polymerisation an unspezifisch hybridisierten Primern, die bei niedrigen Temperaturen auftreten kann, unterbunden.

4.2.3.2 Die Nukleotide

Die vier Desoxyribonukleotidtriphosphate dATP, dCTP, dGTP, und dTTP sind essentielle Bausteine für die Synthese der neuen Stränge. In der Regel werden die vier Nukleotide in äquimolaren Mengen eingesetzt. Der Konzentrationsbereich liegt je nach Applikation und zu amplifizierendem Material bei etwa 0,1 bis 0,3 µM. Neben diesen vier Nukleotiden werden für spezielle Anwendungen auch modifizierte Nukleotide (z. B. mit Digoxigenin oder Fluoreszenzmolekülen kovalent markierte Nukleotide) oder Nukleotide mit anderen Basen (z. B. dUTP) verwendet. In diesen Fällen wird in der Regel ein leichter Überschuss dieser Nukleotide verwendet, da diese von den DNA-Polymerasen zumeist schlechter eingebaut werden als die vier konventionell eingesetzten Nukleotide.

4.2.3.3 Der PCR-Puffer

Um sicherzustellen, dass für die in der PCR verwendeten Polymerasen optimale Reaktionsbedingungen vorliegen, muss jede PCR in einem Puffer durchgeführt werden. Die Zusammensetzung des Puffers hängt ebenso wie sein pH-Wert vom verwendeten Enzym ab. Heute gebräuchliche Puffer enthalten in der Regel ein Gemisch verschiedener ein- und zweiwertiger Kationen (in Form von z. B. KCl, NH_4Cl, $MgCl_2$). Die Konzentration der Ionen beeinflusst nachhaltig die Spezifität und Prozessivität des Enzyms. Neben den Ionen finden sich in den zahlreichen zusammen mit den Enzymen kommerziell angebotenen Puffern Komponenten wie Tween-20, Glycerin, SDS, Formamid, DMSO, Gelatine und Rinderserumalbumin (BSA). Diese Verbindungen erfüllen unterschiedliche Zwecke. Unter anderem stabilisieren sie das Enzym (z. B. für die Lagerung bei −20 °C), oder sie beeinflussen die Spezifität der Primer-Anlagerung.

4.2.3.4 Die Primer und das Design der Primer
Je nach Art der PCR-Applikation werden verschiedene Arten von Primern verwendet:
- sequenzspezifische Primer für die Amplifikation einzelner DNA-Fragmente,
- degenerierte Primer für die Amplifikation von DNA-Molekülen unbekannter Sequenz,
- Oligo(dT)-Primer für das Umschreiben von RNA in komplementäre DNA (cDNA) und
- kurze, sog. *random*-Hexamer-Primer, die ebenfalls meist für das Umschreiben von RNA in cDNA verwendet werden.

Hinsichtlich der Spezifität und Sensitivität ist eine sorgfältige Auswahl geeigneter Primer ein essentieller Vorbereitungsschritt für eine erfolgreiche PCR. Bis vor wenigen Jahren erfolgte das Design von PCR-Primern "per Hand" anhand empirisch ermittelter Anforderungen, von denen einige der wichtigsten nachfolgend aufgeführt sind:
- Mindestlänge von 17 Nukleotiden (meist zwischen 17 und 30 Nukleotiden), um die gleichzeitige unspezifische Amplifikation von DNA-Abschnitten mit hoher Sequenzähnlichkeit zu vermeiden,
- ausgeglichener G/C- zu A/T-Gehalt,
- Schmelztemperatur zwischen 55 °C und 80 °C,
- möglichst gleiche Schmelztemperatur von *Forward*- und *Reverse-Primer*,
- keine Bildung von Haarnadelstrukturen (insbesondere am 3'-Ende),
- keine Bildung von Dimeren mit sich selbst oder untereinander,
- möglichst keine G/C-Nukleotide am 3'-Ende, da dies die Gefahr des *mispriming* vergrößert und
- keine langen Poly(N)- oder G/C-Abschnitte.

Heute sind zahlreiche Computer-Programme erhältlich, die das Design von Primern für die unterschiedlichsten PCR-Applikationen ermöglichen. Für die Auswahl von Primern mit Hilfe derartiger Computer-Programme werden sehr unterschiedliche und zum Teil auch sehr aufwendige Berechnungsformeln verwendet, die neben der Basenzusammensetzung der Primer (und der daraus resultierenden Schmelztemperatur) auch beispielsweise die Bildung sog. Primer-Dimere berücksichtigen, die die Effizienz und Spezifität einer PCR nachhaltig beeinträchtigen können. Darüber hinaus bieten viele Unternehmen kommerzielle Assays für verschiedene Applikationen an, die bereits optimierte und experimentell validierte Primer enthalten.

Die Konzentration der Primer muss in der Regel experimentell ermittelt werden. Sie liegt je nach Applikation im Bereich von 50 bis 500 nM. Zur Ermittlung der optimalen Primer-Konzentration wird eine Primer-Matrix verwendet, in der identische Reaktionsansätze angesetzt werden, die aber unterschiedliche Konzentrationen der einzelnen Primer enthalten. Der Ansatz mit der optimalen Kombination von großer Ausbeute und hoher Spezifität liefert dann die Information, welche Primer-Konzentrationen verwendet werden müssen.

4.2.4
Anforderungen an das Ausgangsmaterial

Zu den wichtigsten Faktoren, die den Erfolg einer PCR maßgeblich beeinflussen, gehören (a) die Länge des zu amplifizierenden DNA-Abschnitts, (b) die Sequenz des Amplikons, (c) die Reinheit des Ausgangsmaterials (s. Kapitel 3) und (d) die Ausgangsmenge bzw. -konzentration der DNA in der zu untersuchenden Probe.

Die Länge des zu amplifizierenden DNA-Fragments
Die maximale Länge einer mit Hilfe der PCR zu amplifizierenden DNA wird in erster Linie durch die Prozessivität der DNA-Polymerase bestimmt. Kurze DNA-Abschnitte mit einer Länge von 0,1–1 kb sind für eine Amplifikation mittels PCR optimal. Mit Hilfe der heute erhältlichen Enzyme oder Enzymgemische können aber auch Fragmente von bis zu 40 kb amplifiziert werden. Für die PCR-Amplifikation derart großer DNA-Moleküle muss aber auch der Ablauf der PCR entsprechend modifiziert werden. Die Extensionsphase wird in der Regel um eine Minute pro 1 kb verlängert, um eine vollständige Elongation der neu zu synthetisierenden Stränge zu gewährleisten.

Die Sequenz des Amplikons
Auch die Sequenz der zu amplifizierenden Moleküle ist von entscheidender Bedeutung. Zum einen beeinflusst sie die Lage und Sequenz der beiden Primer. Um beispielsweise Fehlpaarungen der Primer mit der Matrizen-DNA (*mispriming*) zu vermeiden, sollten die Bereiche für die Primer keine repetitiven Sequenzen enthalten. Des Weiteren bestimmt die Sequenz des Ausgangsmaterials sowohl die Schmelztemperatur des zu amplifizierenden DNA-Doppelstranges als auch die Hybridisierungstemperatur von Primern und DNA-Einzelstrang. Für jede Art von Nukleinsäuren gilt, dass je höher der GC-Gehalt der DNA ist (d.h. je mehr Wasserstoffbrückenbindungen zwischen den beiden Strängen ausgebildet werden können), desto höher ist ihre Schmelztemperatur bzw. die Hybridisierungstemperatur der Primer. Nukleinsäuren mit einem hohen GC-Gehalt haben daher eine hohe Schmelztemperatur und es ist durchaus möglich, dass die normalerweise übliche Denaturierungstemperatur von zirka 95 °C nicht ausreicht, um die zu amplifizierende DNA vollständig aufzuschmelzen. In einem solchen Fall können dann PCR-Zusätze oder bestimmte Salze zum Einsatz kommen, die die Schmelztemperatur der DNA herabsetzen.

Die Reinheit des Ausgangsmaterials
Die Sauberkeit des Ausgangsmaterials ist sehr wichtig für das Resultat einer PCR. So können auf der einen Seite bereits kleinste Kontaminationen durch Fremdnukleinsäuren das Ergebnis verfälschen. Eine saubere und sorgfältige (d.h. kontaminationsfreie) Probennahme und Arbeitsweise ist daher oberstes Gebot. In

diagnostisch arbeitenden Laboratorien sind daher die Arbeitsplätze für das Isolieren von Nukleinsäuren, das Ansetzen der PCRs und die Aufarbeitung amplifizierter DNA-Proben strikt räumlich voneinander getrennt. Auf der anderen Seite können auch Reagenzien oder Chemikalien von vorangegangenen Aufarbeitungsschritten die PCR negativ beeinflussen oder gar vollständig hemmen. Zu diesen Substanzen gehören lithiumhaltige Reagenzien, die z. B. bestimmten Lysis-Puffern zugesetzt sind, Chloroform und Phenol, die für die DNA-Isolierung oder -Aufreinigung verwendet werden, sowie bestimmte Salze, EDTA und Ethanol, die zur Fällung von DNA verwendet werden. Ein besonderes Augenmerk kommt auch dem Abtrennen von probentypischen PCR-Inhibitoren zu. Zahlreiche Proben enthalten Substanzen, die eine erfolgreiche PCR-Amplifikation der nachzuweisenden DNA verhindern. Zu diesen Substanzen gehört z. B. Hämoglobin, das als Kontamination bei der Isolierung von DNA aus Blutproben auftreten kann.

Die DNA-Ausgangsmenge bzw. -konzentration

Auch die DNA-Ausgangskonzentration bzw. -menge ist für den Erfolg einer PCR ausschlaggebend. Es gilt generell: Ist die eingesetzte DNA-Ausgangskonzentration zu hoch, erhöht sich die Gefahr, dass die Primer unspezifisch an die DNA-Einzelstränge binden. Es kommt dann zur Amplifikation unerwünschter DNA-Abschnitte. Ist die Ausgangskonzentration hingegen zu niedrig, wird nicht genügend Material amplifiziert oder die Primer binden möglicherweise nicht in ausreichendem Maße an die zu vermehrende DNA. Daher muss für die Berechnung der für die PCR benötigten DNA-Ausgangsmenge auch die Größe des zu amplifizierenden DNA-Segments berücksichtigt werden. So enthält beispielsweise 1 µg humane genomische DNA etwa 3×10^5 Kopien von nichtrepetitiven DNA-Abschnitten. Ein Mikrogramm eines bakteriellen Plasmids mit der Größe von etwa 3 kb enthält jedoch zirka 3×10^{11} Kopien!

4.2.5
PCR-Zusätze

Um eine erfolgreiche PCR-Vermehrung schwer zu amplifizierender DNA-Segmente zu ermöglichen, sind eine Vielzahl verschiedener PCR-Zusätze etabliert worden. Aufgrund ihres Wirkungsprinzips können diese Substanzen in zwei Gruppen eingeteilt werden: (1) denaturierend auf die DNA wirkende Substanzen und (2) Substanzen, die die Anlagerung der Primer an den DNA-Matrizenstrang stabilisieren.

Denaturierend wirkende PCR-Zusätze

Zu den denaturierend wirkenden Zusätzen gehören beispielsweise Formamid, DMSO (Dimethylsulfoxid), Tween-20, Triton X-100 oder NP40 (Nonidet 40). Diese Substanzen können die Effektivität einer PCR erhöhen, da die Hybridisierung der

Primer unter stringenteren Bedingungen erfolgt. Eine weitere Gruppe von Substanzen, deren Zusatz sich auf diese Weise ebenfalls positiv auf den Verlauf von PCRs auswirkt, sind sog. kompatible Solute. Zu diesen Verbindungen gehört beispielsweise das häufig eingesetzte, natürlich vorkommende Betain und das erst kürzlich beschriebene synthetisch hergestellte Homoectoin.

Stabilisierend wirkende PCR-Zusätze
Darüber hinaus werden PCR-Puffern häufig Substanzen zugesetzt, die die Stabilität der Enzyme erhöhen oder die Anlagerung der Primer an die DNA-Einzelstränge stabilisieren. Zu diesen Verbindungen gehören u.a. Glycerin, BSA und Polyethylenglykol.

Einige Polymerasen haben ferner die Eigenschaft sich an der Oberfläche der Reaktionsgefäße anzulagern und somit nicht mit ihrem vollem Wirkoptimum zur Verfügung zu stehen. Dies kann beispielsweise durch Zugabe von BSA verhindert werden, da das Albumin die Oberfläche der Reaktionsgefäße absättigt.

4.3
RT-PCR: Die Amplifikation von RNA mittels PCR

Die RNA ist ein wichtiges Zielmolekül der experimentellen Forschung, da die Menge einzelner Transkripte die Aktivität (Expression) der entsprechenden Gene widergibt. Pathologische oder physiologische Veränderungen können die Aktivität der Genexpression beeinflussen und spiegeln sich in einer veränderten Zusammensetzung der RNA einer Zelle oder eines Gewebes wider. In den vergangenen Jahrzehnten sind eine Vielzahl molekularbiologischer Methoden entwickelt worden, die die Analyse der Genexpression bzw. eine Quantifizierung einzelner Transkripte einer Probe ermöglichen (z. B. Northern-Blot, RNAse-*Protection-Assay*, *in situ*-Hybridisierung). Diese Methoden müssen in der Regel jedoch ohne eine Amplifikation der zu untersuchenden RNA auskommen, sodass schwach exprimierte Transkripte oder Proben mit einem sehr geringen RNA-Gehalt nicht mit diesen Methoden analysiert werden können. Durch die Adaption der PCR ist es aber möglich, die Expression einzelner oder mehrerer Gene schnell, spezifisch und sensitiv zu quantifizieren. Das Prinzip der Amplifikation von RNA mittels PCR ist in Abb. 4.5 dargestellt.

Für die Amplifikation mittels PCR ist es zunächst notwendig, die RNA in cDNA umzuschreiben, da DNA-Polymerasen RNA nicht als Matrize für die Synthese eines komplementären Stranges nutzen können. Dieser Prozess wird als reverse Transkription (RT) und die dafür verwendeten Enzyme werden als Reverse Transkriptasen oder RTasen bezeichnet. Reverse Transkriptasen sind RNA-abhängige DNA-Polymerasen, d.h. sie nutzen RNA-Einzelstränge als Matrize für die Synthese komplementärer DNA-Einzelstränge. Die Gesamtreaktion aus reverser Transkription und PCR-Amplifikation wird als RT-PCR bezeichnet. Reverse Transkrip-

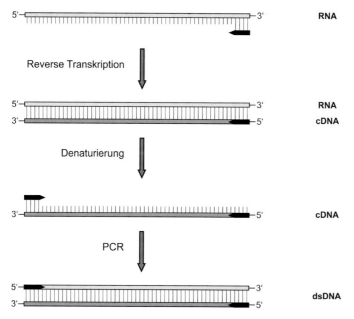

Abb. 4.5 Das Prinzip der RT-PCR. Um RNA-Moleküle mittels PCR amplifizieren zu können, muss die RNA zunächst mit Hilfe von Primern und Reversen Transkriptasen in cDNA umgeschrieben werden. Die einzelsträngige cDNA kann dann mit Hilfe eines Primer-Paares in einer PCR amplifiziert werden.

tasen werden beispielsweise von Retroviren (z. B. HIV) benutzt, um ihr RNA-Genom nach der Infektion einer Zelle in DNA umzuschreiben. Die Fehlerhäufigkeit der Reversen Transkriptase liegt aufgrund einer fehlenden Korrekturaktivität bei $1:10^3$ bis $1:10^4$. Auch Säugerzellen besitzen eine Reverse Transkriptase. Sie ist Bestandteil der Telomerase, die in bestimmten Zellen im Zuge der DNA-Replikation verkürzte Telomere auf ihre ursprüngliche Länge verlängern kann. Dieses Enzym wird daher als Telomerase-Reverse-Transkriptase (TERT) bezeichnet.

4.3.1
Die Reversen Transkriptasen

Für die reverse Transkription können je nach Anforderung unterschiedliche Enzyme verwendet werden. Die heute eingesetzten Enzyme werden rekombinant hergestellt und zum Teil werden – wie bei den DNA-Polymerasen – gentechnisch modifizierte Enzyme benutzt. Nachfolgend sind drei der am häufigsten eingesetzten Reversen Transkiptasen beschrieben.
- **MMLV-RTase:** Dieses Enzym stammt aus dem *Moloney-Maus-Leukämie-Virus* (MMLV). Sie besitzt ein Temperaturoptimum von 37 °C und weist eine hohe

Prozessivität auf. Mit Hilfe der MMLV-RTase ist es möglich, cDNA mit einer Länge von bis zu 10 kb zu synthetisieren.
- **AMV-RTase:** Die AMV-RTase wurde aus dem *Avian-Myoblastosis-Virus* (AMV) von Vögeln isoliert. Ihr Temperaturoptimum liegt bei 42 °C und die Prozessivität ist vergleichbar mit der der MMLV-RTase.
- **Tth-Polymerase:** Die Tth-Polymerase besitzt neben der DNA-Polymerase-Aktivität auch eine Reverse-Transkriptase-Aktivität. Die Eigenschaften des Enzyms sind bereits in Abschnitt 4.2.3.1 beschrieben worden.

4.3.2
Die Primer für die reverse Transkription

Für die der PCR-Amplifikation vorangehende reverse Transkription können unterschiedliche Arten von Primern verwendet werden (Abb. 4.6).
- **Oligo(dT)-Primer:** Dieser Primer enthält ausschließlich eine Nukleotidabfolge von 12–18 dTs. Dieser Oligo(dT)-Abschnitt bindet spezifisch an den Poly(A)-

Oligo(dT)-Primer

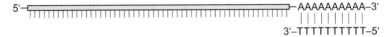

***Random*-Hexamer-Primer**

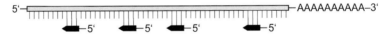

Sequenzspezifischer Primer

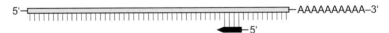

Sequenzspezifischer Primer mit Adapter-Sequenz

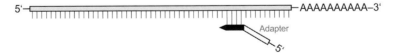

Abb. 4.6 Primer für die reverse Transkription.
Als Beispiel für einen modifizierten Primer ist ein sequenzspezifisches Oligonukleotid angegeben, das eine Adapter-Sequenz zur Anlagerung eines Universal-Primers enthält.

Abschnitt eukaryotischer *messenger*-RNAs (mRNAs). Alle mit Hilfe dieses Primers synthetisierten cDNAs beginnen daher mit der gleichen Oligo(dT)-Sequenzabfolge. Andere RNA-Moleküle (z. B. ribosomale RNAs oder Transfer-RNAs) werden nicht in cDNA umgeschrieben und können somit nicht in der nachfolgenden PCR amplifiziert werden. Für ihre PCR-Amplifikation müssen daher zusätzliche, sequenzspezifische Primer oder *Random*-Hexamer-Primer verwendet werden.

- **_Random_-Hexamer-Primer:** Bei diesen Primern handelt es sich um ein Gemisch aller möglichen Hexanukleotide. Diese kurzen Primer binden zufällig an passende komplementäre Bereiche der RNA. Dies führt zu einem Gemisch verschieden langer cDNAs mit unterschiedlichen Startsequenzen. Ebenso wie bei den Oligo(dT)-Primern müssen in der PCR zusätzliche, sequenzspezifische Primer zugesetzt werden.
- **Sequenzspezifische Primer:** Sequenzspezifische Primer sind in der Regel so lang, dass sie ausschließlich an eine komplementäre RNA binden. Daher wird nur diese RNA in cDNA umgeschrieben und in der nachfolgenden PCR amplifiziert. Der für die reverse Transkription verwendete Primer ist oftmals identisch mit einem der beiden in der nachfolgenden PCR eingesetzten Primer.
- **Modifizierte Primer:** Für spezielle Anwendungen (s. Abschnitt 4.5.4 das NASBA-Verfahren [*Nucleic Acid Sequence Based Amplification*]) werden ausgesuchte zusätzliche Sequenzen an die Primer angefügt, die sich nicht an die RNA anlagern können. Auf diese Weise können neue Sequenzabschnitte an die cDNA angefügt werden, die nachfolgend als Adapter für universell einsetzbare Primer dienen (z. B. für die Amplifikation von fragmentierten Genomen) oder die als Bindungsstellen für RNA-Polymerasen (*in vitro*-Transkription) dienen können.

In Abbildung 4.7 ist ein Agarosegel abgebildet, um einen wesentlichen Unterschied zwischen der Amplifikation von cDNA mittels RT-PCR und genomischer DNA mittels PCR zu verdeutlichen. Auf dem dargestellten Gel sind vier PCR-Proben aufgetragen worden, in denen jeweils einmal cDNA und einmal genomische DNA als Ausgangsmaterial diente. Es wurden zwei verschiedene Primer-Paare verwendet, um (a) ein Fragment der ABCG1-mRNA und ein Fragment des *ABCG1*-Gens zu amplifizieren, und um (b) ein Segment der SRP14-mRNA und einen Abschnitt des *SRP14*-Gens zu vermehren. In beiden Fällen wurden die gleichen Primer-Paare für die Amplifikation der cDNA und der genomischen DNA verwendet. Da die verwendeten Primer eines jeden Primer-Paares in verschiedenen Exonen der Gene lokalisiert sind, werden auch unterschiedlich große Amplifikate produziert: Im Falle der cDNA entsteht ein kleineres Produkt, da die mRNA das Intron-Segment zwischen den beiden Exonen nicht mehr enthält. Im Fall der genomischen DNA entsteht ein deutlich größeres Amplifikat, da die genomische DNA den Intron-Abschnitt zwischen den beiden Exonen enthält.

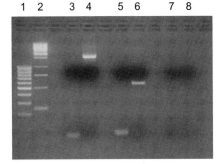

Abb. 4.7 Beispiele für die Amplifikation von cDNAs mittels RT-PCR und die Amplifikation genomischer DNA mittels konventioneller PCR.
Spur 1: 50 bp-DNA-Größenstandard.
Spur 2: 1000 bp-DNA-Größenstandard.
Spur 3: 68 bp großes Amplikon von ABCG1, das aus cDNA amplifiziert wurde.
Spur 4: 1503 bp großes Amplikon von ABCG1, das aus genomischer DNA amplifiziert wurde. Für diese Amplifikation wurden die gleichen Primer verwendet, die auch für die Amplifikation des cDNA-Fragmentes in Spur 3 eingesetzt wurden.
Spur 5: 82 bp großes Amplikon von SRP14, das aus cDNA amplifiziert wurde.
Spur 6: 566 bp großes Amplikon von SRP14, das aus genomischer DNA amplifiziert wurde. Für diese Amplifikation wurden die gleichen Primer verwendet, die auch für die Amplifikation des cDNA-Fragmentes in Spur 5 eingesetzt wurden.
Spur 7: Negativkontrolle für ABCG1; PCR-Ansatz wie in Spur 3 und 4 ohne cDNA und ohne genomische DNA;
Spur 8: Negativkontrolle für SRP14; PCR-Ansatz wie in Spur 5 und 6 ohne cDNA und ohne genomische DNA. Das Bild wurde freundlicherweise von Thomas Böking (Leibniz-Institut für Arterioseforschung, Münster) zur Verfügung gestellt.

4.4
Nested-PCR: Vor- und Nachteile

Bei der sog. *Nested*-PCR handelt es sich um zwei nacheinander durchgeführte PCRs, bei denen zwei verschiedene Primer-Paare eingesetzt werden, um ein PCR-Produkt zu amplifizieren (Abb. 4.8).

Die erhöhte Spezifität und Sensitivität der Gesamtreaktion sind der Vorteil dieser PCR-Variante. Die größere Sensitivität im Vergleich zur konventionellen PCR mit nur einem Primer-Paar kommt durch die zwei nacheinander durchgeführten PCRs zustande. Die höhere Spezifität wird dadurch erreicht, dass zunächst in der ersten PCR mit dem äußeren Primer-Paar ein etwas größeres Amplikon synthetisiert wird. In der zweiten PCR wird dann mit Hilfe des zweiten, inneren Primer-Paares ein kleineres Endprodukt amplifiziert. Auf diese Weise werden Amplikons, die durch unspezifische Bindung der beiden Primer in der ersten Reaktion entstanden sind, nicht weiter amplifiziert.

Das Risiko, eine Kontamination in die Proben einzuschleppen, ist bei der *Nested*-PCR jedoch größer als bei einer konventionellen PCR. In der Regel wird bei einer *Nested*-PCR nach 15 bis 20 Zyklen der ersten PCR das innere Primer-Paar zugesetzt. Danach läuft die PCR weitere 20 bis 25 Zyklen. Die durch das Öffnen des Reaktionsgefäßes und das zusätzliche Pipettieren verursachte Kontaminati-

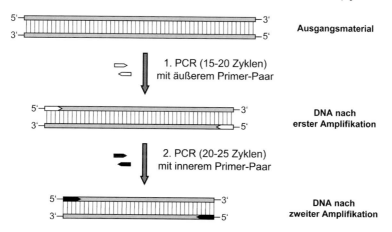

Abb. 4.8 Das Prinzip der *Nested*-PCR. In der *Nested*-PCR wird das zu amplifizierende DNA-Segment in zwei unabhängigen PCRs sukzessiv vermehrt. Mit Hilfe eines sog. äußeren Primer-Paares wird zunächst ein größeres Fragment amplifiziert. Mit Hilfe des sog. inneren Primer-Paares wird dann in weiteren Zyklen der gewünschte DNA-Abschnitt amplifziert. Die *Nested*-PCR wird in der Regel eingesetzt, um die Sensitivität und Spezifität der PCR zu erhöhen.

onsgefahr kann jedoch durch ein besonderes Design der beiden Primer-Paare vermieden werden. Es ist möglich, die *Nested*-PCR in einem Reaktionsansatz ablaufen zu lassen, wenn die äußeren Primer eine deutlich höhere Schmelztemperatur haben als die inneren Primer. Die PCR-Bedingungen werden dann so gewählt, dass in der ersten Phase der PCR nur die äußeren Primer mit den Matrizensträngen hybridisieren können. Nach Ablauf der entsprechenden Zyklenzahlen wird dann die Temperatur während der *Annealing*-Phase so abgesenkt, dass sich auch die inneren Primer an die Matrizenstränge anlagern können.

4.5
Weitere Nukleinsäure-Amplifikationsverfahren

Die in den vorigen Abschnitten beschriebene PCR ist wohl die in der medizinischen Diagnostik weit verbreitetste Methode zur selektiven Amplifikation von Nukleinsäuren. Es wurden jedoch auch andere Methoden entwickelt, um DNA oder RNA in klinischen Proben nachzuweisen. Die in diesen Verfahren eingesetzten Enzyme oder Enzymaktivitäten dienen, ähnlich wie bei der PCR dazu, eine Nukleinsäure selektiv zu amplifizieren und zu detektieren. Sie werden daher unter dem Begriff *Zielsequenz-Amplifikationstechniken* zusammengefasst.

Beispiele wie die *Transcription-Mediated Amplification (TMA)*, die *Nucleic Acid Sequence Based Amplification (NASBA)* oder der *Strand Displacement Assay (SDA)* werden in diesem Kapitel näher erläutert.

Die *Signal-Amplifikation* verfolgt eine gänzlich andere Strategie. Bei dieser Technik wird das Signal, das von einer zur nachzuweisenden Nukleinsäure komplementären Sonde generiert wird, verstärkt. Die Methode wird als *branched-DNA (bDNA)* bezeichnet.

Keine Amplifikation findet bei den sog. *Gensonden* statt. Dieses Verfahren macht sich die natürlich hohe Kopienzahl der *ribosomalen RNA* (rRNA) in Bakterien zunutze, die durch *Hybridisierung* mit spezifisch markierten DNA-Sonden nachgewiesen werden.

4.5.1
DNA-Sonden-Assays (Gensonden)

Bei den DNA-Sonden-Assays wird keine Nukleinsäure amplifiziert. Nachgewiesen wird die *ribosomale RNA (rRNA)*, die in Bakterien in einer Kopienzahl von mehreren 1000 Kopien/Zelle vorliegt. Sie enthält genusspezifische Abschnitte, an die die komplementären und mit einem *Acridinium-Ester* markierten einzelsträngigen DNA-Sonden hybridisieren, nachdem die Zellen lysiert worden sind.

Die Detektion der spezifischen DNA : rRNA-Hybride erfolgt mit dem *Hybridization Protection Assay* (HPA) (s. Abschnitt 4.5.3 und Abb. 4.10).

DNA-Sonden-Tests werden in klinischen Laboratorien zum Direktnachweis insbesondere von *Chlamydia trachomatis, Neisseira gonorrhoeae* oder von *Humanen Papillomaviren* (PACE® 2-Assays, Fa. Gen-Probe; Hybrid Capture®2; Fa. Digene) oder als Kultur-Bestätigungstest zur Identifizierung von Mykobakterien, Pilzen, oder anderen bakteriellen Erregern eingesetzt (AccuProbe®, Fa. Gen-Probe).

4.5.2
Transcription-Mediated-Amplification (TMA)

Die *Transcription-Mediated-Amplification* ist eine *Zielsequenz-Amplifikationstechnik*, die, wie die PCR, den Nachweis von Infektions-Erregern, die nur in sehr geringer Anzahl in klinischen Proben vorkommen, ermöglicht. Als *Template* kann RNA (rRNA, mRNA, Virus-RNA) oder DNA eingesetzt werden (Abb. 4.9).

Der Reaktionsablauf gliedert sich in drei Schritte:
1. **Zellaufschluss und Target Capture Assay (TCA)**
   Die Zellen werden lysiert und die Nukleinsäuren freigesetzt. Unter stringenten Bedingungen wird die Target-Nukleinsäure an komplementäre Sonden, die auf magnetischen Kügelchen (*beads*) fixiert sind, hybridisiert. Die Spezifität wird durch diesen Schritt nochmals erhöht, da die Target-Nukleinsäure durch die sequenzspezifischen Sonden schon vorselektiert wurde.

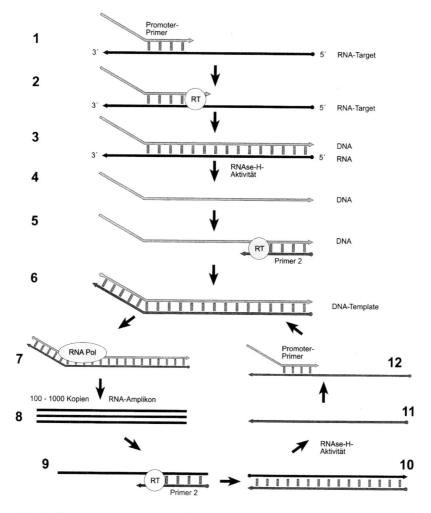

Abb. 4.9 Transcription Mediated Amplification (TMA).
(1) Der Promotor-Primer bindet an das rRNA Target
(2) Die Reverse Transkriptase (RT) synthetisiert eine cDNA-Kopie vom rRNA Target
(3) RNA : DNA Hybridmolekül
(4) Die RNAse H-Aktivität der RT degradiert die rRNA
(5) Der Primer 2 bindet an die DNA und die RT synthetisiert den komplementären Strang der cDNA
(6) Doppelsträngige cDNA mit Promotorsequenz
(7) Die RNA-Polymerase (RNA Pol) initiiert die Transkription
(8) Es entstehen 100–1000 Kopien von RNA-Amplifikaten
(9) Primer 2 hybridisiert an die RNA-Amplikons. Die RT synthetisiert eine cDNA-Kopie
(10) RNA : DNA-Hybrid
(11) Abbau der rRNA durch die RNAse - H-Aktivität der RT
Der Promotor-Primer bindet an die neu synthetisierte cDNA. Die RT synthetisiert einen komplementären DNA-Strang. Der Zyklus ist geschlossen (Abbildung aus: *MTA-Praxis*, Sonderheft 1, 2002, mit freundlicher Genehmigung der Hoppenstedt Bonnier Zeitschriften GmbH, Darmstadt).

2. Amplifikation

Es werden zwei Primer, von denen einer eine *RNA-Polymerase Promotorsequenz* beinhaltet, und zwei Enzyme verwendet: eine *RNA-Polymerase* und eine *Reverse Transkriptase (RT)*.

Die Amplifikation beginnt mit der Hybridisierung des Promotor-Primers an die Ziel RNA. Die RT synthetisiert einen *komplementären DNA-Strang (cDNA)*. Die *RNAse H-Aktivität* der RT baut den RNA-Strang des DNA:RNA-Hybrids ab. An dem verbleibenden DNA-Strang bindet der zweite Primer, der von der RT verlängert wird. Die RNA-Polymerase erkennt die Promotor-Sequenz in dem synthetisierten DNA-Doppelstrang und beginnt mit der Transkription. Jede DNA wird *100–1000-fach transkribiert*. Die RNA-Amplikons dienen dabei wieder als Vorlage für einen nächsten Zyklus. In weniger als einer Stunde werden ungefähr *10 Milliarden Amplikons* synthetisiert.

Die TMA ist eine *isotherme* Reaktion, die bei einer Temperatur von ungefähr 40 °C abläuft. Ein Thermocycler, wie bei der PCR, wird nicht benötigt. Eine stringente Primer-Hybridisierung ist unter diesen Bedingungen allerdings nicht möglich. Daher wird die Target-RNA mit sequenzspezifischen Sonden vorselektiert (s. o.).

3. Detektion

Detektiert werden die Amplikons mit dem *Hybridization Protection Assay* (s. Abschnitt 4.5.3 und Abb. 4.10).

Der TMA ermöglicht einen sensitiven und spezifischen Nachweis von Hepatitis C–Viren in klinischen Proben. Die angegebene Nachweisgrenze liegt bei <50 Kopien/ml oder 9,6 IU/ml, die Spezifität bei >99,5% (Versant™ HCV RNA, Fa. Bayer Vital GmbH).

Für den Nachweis von *Mykobakterium*-Komplex (Amplified™ Mycobacterium Tuberculosis Direct (MTD) Test, Fa. Gen-Probe) oder von *Chlamydia trachomatis* und *Neisseria gonorrhoeae* (APTIMA COMBO 2® Assay, Fa. Gen-Probe) sind Testsysteme verfügbar.

4.5.3
Hybridization Protection Assay (HPA)

Die *Detektion* der Amplikons der TMA und der rRNA der DNA-Sonden-Assays erfolgt mit dem *Hybridization Protection Assay (HPA)* (Abb. 4.10.).

Die testspezifischen, mit einem *Acridinium-Ester (AE)* markierten *DNA-Sonden* hybridisieren mit ihrer spezifischen Target-Sequenz und bilden RNA : DNA-Hybride.

Nicht hybridisierte Sonden werden durch Zugabe eines *Selektionsreagenz* separiert. Der ungeschützte AE der nicht hybridisierten Sonden wird hydrolysiert und kann kein Signal generieren.

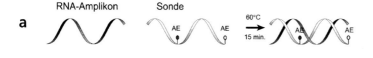

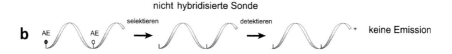

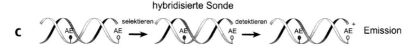

Abb. 4.10 Hybridization Protection Assay (HPA).
(A) Eine mit einem Acridium-Ester (AE) markierte DNA-Sonde wird zur Probe gegeben und hybridisiert mit ihrer spezifischen komplementären Target-Sequenz, die im Amplikon, das in der TMA-Reaktion synthetisiert wurde, enthalten ist.
(B) Separieren der hybridisierten von den nicht hybridisierten Sonden durch die Zugabe eines Selektionsreagenz, das den ungeschützten AE der nicht hybridisierten Sonden hydrolysiert. Nicht hybridisierte Sonden emittieren kein Licht, sodass im Luminometer kein Signal gemessen werden kann.
(C) Der AE der hybridisierten Sonden ist innerhalb der Doppelhelix vor der Hydrolyse durch das Selektionsreagenz geschützt. Die Emission von Licht kann im Luminometer gemessen werden (Abbildung aus: *MTA-Praxis*, Sonderheft 1, 2002, mit freundlicher Genehmigung der Hoppenstedt Bonnier Zeitschriften GmbH, Darmstadt).

Der AE der RNA : DNA-Hybride ist durch die helikale Struktur der Doppelstrang-Moleküle geschützt. Das Lichtsignal kann im Luminometer gemessen werden.

4.5.4
Nucleic Acid Sequence based Amplification (NASBA)

Die NASBA ist eine weiterentwickelte Methode des *Transcription Amplification Systems (TAS)*, das erstmals 1989 in der Literatur beschrieben wurde.

Der Reaktionsablauf der NASBA ist wie der der TMA. Zu einer Standard-Reaktion werden *AMV-(Avian Myeloblastosis Virus) Reverse Transkriptase, RNAse H, T7-Polymerase, dNTPs, Puffer und zwei spezifische* Primer gegeben (Abb. 4.11).

Am 5'-Ende der Primer befinden sich jeweils die *Promotor-Sequenzen*, an die die T7-Polymerase bindet.

In der *ersten nichtzyklischen Phase* wird mit Hilfe des Primers A und der Reversen Transkriptase (RT) eine einzelsträngige RNA in cDNA umgeschrieben. Die RNA in dem so entstandenen RNA : DNA-Hybrid wird durch die RNAse H abgebaut. Die verbleibende einzelsträngige cDNA dient als Matrize für die Synthese des

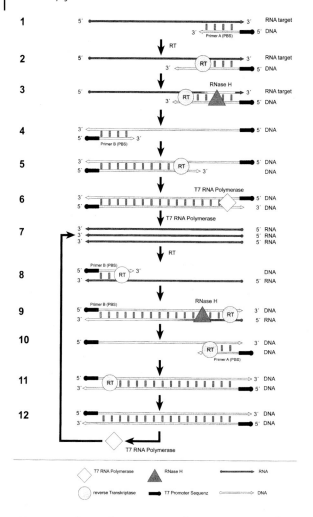

Abb. 4.11 Nucleic Acid Sequence Based Amplification (NASBA).
(1) Annealing eines Primers mit einer T7-RNA-Polymerase-Bindungsstelle *(Promotor-Bindingsite*, PBS) an ein spezifisches RNA-Template.
(2) Primer-Elongation mit Reverser Transkriptase (RT)
(3) Abbau der RNA in dem entstandenen DNA : RNA-Hybrid durch RNAse H
(4) Annealing des Primers B an die einzelsträngige cDNA. Primer B enthält ebenfalls eine PBS
(5) Elongation des Primers B ➠ Synthese des komplementären cDNA-Stranges
(6) Bindung der T7-RNA-Polymerase an die PBS und Transkription der cDNA.
(7) Es entstehen einzelsträngige RNA-Moleküle.
(8) Die einzelsträngige RNA dient wieder als Template für eine weitere cDNA-Synthese
(9) Abbau der RNA im DNA : RNA-Hybrid durch RNAse H
(10) Annealing des Primers A
(11) Elongation des Primers und
(12) Bindung der T7-RNA-Polymerase an die PBS. Die cDNA wird in RNA transkribiert, die wieder als Template für einen nächsten Zyklus dient (Abbildung aus: *MTA-Praxis*, Sonderheft 1, 2002, mit freundlicher Genehmigung der Hoppenstedt Bonnier Zeitschriften GmbH, Darmstadt).

komplementären Stranges mit der RT. Gestartet wird die Reaktion an Primer B. Die doppelsträngige DNA enthält jetzt die Promotor-Sequenz für die T7-Polymerase.

Diese Polymerase synthetisiert von jeder doppelsträngigen DNA einzelsträngige RNA-Moleküle. Diesen Vorgang bezeichnet man als *Transkription*.

In der zweiten zyklischen Phase wird aus jeder RNA wieder ein doppelsträngiges DNA-Molekül synthetisiert, das wiederum als Template für die RNA-Synthese dient usw.

Amplifikationsraten von 10^7–10^9 innerhalb von 30 Minuten – 2 Stunden Inkubationzeit bei einer Temperatur zwischen 37 °C und 42 °C sind in der Literatur beschrieben.

Die NASBA ist wie die TMA eine *isothermale* Reaktion. Die Methode eignet sich gut für eine direkte Amplifikation von RNA auch in Gegenwart von DNA im Reaktionsgemisch, die bei einer herkömmlichen RT-PCR stören würde. Die NASBA läuft in Temperaturbereichen ab, in denen DNA nicht denaturiert und somit nicht als einzelsträngiges Template erkannt wird.

In der Diagnostik wird die NASBA für den quantitativen Nachweis von *HIV-RNA* eingesetzt. Qualitative Nachweise sind für *Enteroviren* und ISI = RSV = Respiratorisches Syncytalvirus A+B verfügbar. Diese Applikationen lassen sich automatisiert und in einem *Real time-Format* abarbeiten (NucliSens EasyQ®-System, Fa. Biomerieux).

4.5.5
Strand-Displacement Amplification (SDA)

Die *Strand-Displacement Amplification* wurde Anfang der 90er Jahre von der Fa. Becton Dickinson entwickelt.

Der Reaktionsablauf kann in zwei Phasen, die allerdings gleichzeitig ablaufen, unterteilt werden (Abb. 4.12):

    1. *lineare Phase*
    2. *exponentielle Phase*

Die lineare Phase beginnt mit der Denaturierung der doppelsträngigen Target-DNA. Die Primer hybridisieren an die DNA. In dem Reaktionsgemisch sind folgende Primer enthalten: *Target-spezifische SDA-Primer (P1 + P2)* und sog. *Adapter-Primer (S1 + S2)*. Primer P1 und P2 sind mit herkömmlichen Primern einer PCR zu vergleichen. Die Adapter-Primer weisen allerdings einige Besonderheiten auf. An ihrem 3'-Ende enthalten sie einen zur Target-DNA komplementären Abschnitt, der *downstream*, also etwas vor dem Bereich der Primer P1 und P2 liegt. Das 5'-Ende ist nicht komplementär zur Target-DNA und enthält außerdem noch eine *Bso BI-Erkennungssequenz* (CTC GGG). Bso BI ist ein *Restriktionsenzym*, das DNA spezifisch an dieser Sequenz erkennt und schneidet.

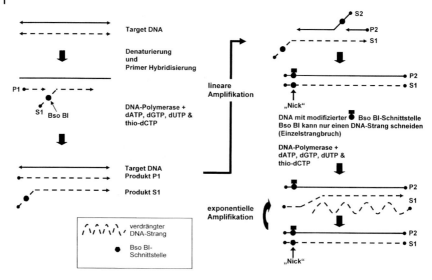

Abb. 4.12 Strand Displacement Assay (SDA) Zum besseren Verständnis ist hier nur die Amplifikation eines Stranges dargestellt. Nach der Denaturierung der Target-DNA werden die Target-spezifischen Primer (hier P1) und die Adapter-Primer (hier S1) hybridisiert. Die DNA-Polymerase verlängert beide Primer, wobei das S1-Produkt durch das P1-Produkt verdrängt wird. Das S1-Produkt wird durch die Primer S2 und P2 amplifiziert (lineare Amplifikation). Bedingt durch den Einbau von thio-dCTP kann das im Reaktionsgemisch enthaltene Restriktionsenzym Bso BI die DNA nur an einem Strang schneiden. Es entsteht ein Einzelstrangbruch. Ausgehend von diesem Einzelstrangbruch synthetisiert die DNA-Polymerase einen neuen komplementären DNA-Strang und verdrängt den "alten" Strang (verdrängen = *to displace*) (exponentielle Amplifikation).

Die DNA-Polymerase verlängert nun beide Primer. Das Enzym verdrängt während der Extension der SDA-Primer P1 und P2 die DNA-Stränge, die von den Adapter-Primern S1 und S2 ausgehend synthetisiert werden. Die Produkte gehen in den nächsten Zyklus ein.

Im Reaktionsgemisch sind neben den herkömmlichen Nukleotiden dATP, dGTP und dTTP *dCTPαS-Nukleotide (deoxy-Cytosin 5'-(a-thio)-Triphosphat)* enthalten. So entstehen während der Amplifikation doppelsträngige Amplikons, die eine *hemi-phosphoro-thioat-modifizierte Bso BI-Restriktionsschnittstelle* enthalten. Dieser Abschnitt kann von dem Restriktionsenzym aufgrund der Modifikation nicht vollständig geschnitten, sondern nur "genickt" werden, d. h. die DNA enthält an dieser Stelle einen Einzelstrangbruch. Die Polymerase setzt hier an und ergänzt den jeweiligen komplementären DNA-Strang und verdrängt dabei den schon vorhandenen Strang *(strand displacement)*.

Der verdrängte DNA-Strang geht in die *exponentielle Amplifikation* ein und wird in Echt-Zeit (*Real time*) mittels einer *Detektionssonde* detektiert. Diese Sonde ist an ihrem 3'-Ende komplementär zur Target-DNA und kann an ihrem 5'-Ende einen *Hair-Pin* (Haarnadel) ausbilden. In der einzelsträngigen *Loop-Region* des Hair-Pins ist wiederum eine Bso BI-Erkennungssequenz lokalisiert. Außerdem ist die Sonde an ihrem 3'-Ende mit einem Akzeptor- und an ihrem 5'-Ende mit einem Donor-Molekül markiert. Diese befinden sich aufgrund der Haarnadelstruktur der Sonde in unmittelbarer räumlicher Nähe und das Signal des Akzeptors wird somit unterdrückt.

Die Detektionssonde bindet komplementär an die Target-DNA und wird ausgehend von ihrem 3'-Ende von der Polymerase verlängert. Das so entstandene DNA-Strang-Molekül wird im nächsten Zyklus komplementär ergänzt. Es entsteht eine doppelsträngige lineare und markierte DNA, die zwischen Akzeptor- und Donor-Molekül eine Schnittstelle für das Restriktionsenzym Bso BI enthält. Diese wird sofort erkannt und die DNA geschnitten. Akzeptor- und Donormolekül werden so getrennt und ein Signal wird generiert, das gemessen wird.

Mit der SDA kann sowohl *einzel- als auch doppelsträngige DNA* amplifiziert werden. Optimiert ist diese Technik für die Amplifikation kürzerer DNA-Fragmente von 50 – 200 bp Länge. In der Literatur werden 10^7-fache Amplifikationsraten beschrieben. Eine Verlängerung der Target-Sequenz um jeweils 50 Nukleotide kann eine jeweilige 10-fache Verminderung der Amplifikationsrate zur Folge haben.

Mit der SDA-Technik können in der Routinediagnostik Infektionen mit *Chlamydia trachomatis, Neisseria gonorrhoe* oder Mykobakterien nachgewiesen werden. (BDProbe Tec™ ET, Fa. Becton Dickinson).

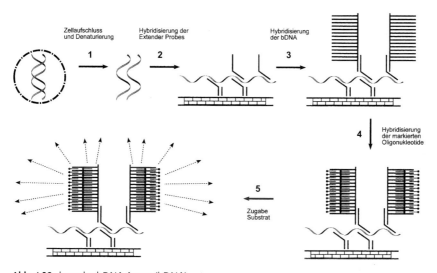

Abb. 4.13 branched DNA-Assay (bDNA).
(1) Zellaufschluss und Denaturierung (bei Nachweis von doppelsträngigen Nukleinsäuren)
(2) Die einzelsträngigen Nukleinsäuren werden über die komplementären Fangsonden an die Festphase gebunden. Hybridisierung der *Extender probes*
(3) Hybridisierung der branched DNA Multimere (bDNA)
(4) Hybridisierung der enzymmarkierten Oligonukleotide
(5) Zugabe des Substrats und Messung der Chemolumineszenz
(Abbildung aus: *MTA-Praxis*, Sonderheft 1, 2002, mit freundlicher Genehmigung der Hoppenstedt Bonnier Zeitschriften GmbH, Darmstadt)

4.5.6
branched DNA (bDNA)

Die bDNA (b: *branched* = verzweigt) ist eine *Signalamplifikationstechnik*. Es wird keine Nukleinsäure amplifiziert, sondern ein Chemolumineszenz-Signal, das von spezifischen, weit verzweigten Sonden generiert wird (Abb. 4.13).

Nach der Lyse und Denaturierung wird die nachzuweisende Nukleinsäure komplementär an immobilisierten *Fangsonden (Capture Probes)* gebunden. An die so gebundene DNA oder RNA werden *Extender-Probes* (*extend* = ausdehnen, erweitern) hybridisiert. Diese Sonden sind ebenfalls komplementär zu den *branched amplification multimers*, die an diese Sonden binden. Es entsteht so ein weit verzweigter Komplex, an dem wiederum enzymmarkierte Oligonukleotide hybridisieren. Nach Zugabe des Substrats kann dieser Komplex mittels Chemolumineszenz detektiert werden.

Diese Signal-Amplifikationstechnik ist theoretisch nicht so anfällig für Kontaminationen, da keine Nukleinsäure-Amplifikation stattfindet. Außerdem entfällt eine aufwendige Probenvorbereitung und bei RNA-Nachweisen die sonst notwendige RT-PCR.

Die bDNA-Methode zeichnet sich durch einen hohen linearen Messbereich aus. Sie wird hauptsächlich zur Quantifizierung von HIV- und HCV-RNA oder HBV-DNA eingesetzt (Versant® 3.0 Assays, Fa. Bayer Diagnostics). Die Sensitivität gegenüber qualitativen Nachweisverfahren ist allerdings geringer (HBV: 2000 Kopien/ml, HCV: 615 IU/ml).

5
Die Detektion von PCR-Produkten

Carsten Tiemann

5.1
Elektrophoreseverfahren

5.1.1
Agarose-Gelelektrophorese

Die Agarose-Gelelektrophorese ist eine einfache Methode, um DNA nach ihrer Größe zu trennen. Diese wird durch Vergleich mit Fragmenten bekannter Größe (Längenstandards) bestimmt.

Als Matrix dient *Agarose*, bestehend aus glykosidisch verbundener *D-Galaktose* und *3,6-Anhydrogalaktose*. Die DNA-Moleküle wandern bei neutralem pH in einem elektrischen Feld (Gleichstrom) aufgrund der negativ geladenen Phosphatgruppen in ihrem Phosphat-Rückgrat (s. Kapitel 1), vom Minus- zum Pluspol. Die kleineren DNA-Moleküle bewegen sich schneller durch das Gel. Somit wird eine Auftrennung der Stränge nach ihrer Größe ermöglicht.

Die Agarose wird je nach gewünschter Gelkonzentration in einem Tris-Borat-EDTA- (TBE) oder Tris-Acetat-EDTA (TAE)-Puffer aufgekocht und nach Abkühlen auf ca. 50 °–60 °C luftblasenfrei in einen vorbereiteten Gelträger mit Gelkamm gegossen. Nach dem Erstarren des Gels (ggf. im Kühlschrank bei 4–8 °C) wird der Kamm vorsichtig herausgezogen. Die Aussparungen der "Zähne" des Kamms bilden die Geltaschen, in die später die DNA pipettiert wird. Der Gelträger wird dann mit dem fertigen Gel in eine Pufferkammer eingesetzt und mit entsprechendem Puffer überschichtet. Die DNA-Proben und Längenstandards werden mit Bromphenolblau (BPB)-Ladepuffer versetzt und, je nach Geltaschengröße, 5–25 µl in die Geltaschen pipettiert. Der Ladepuffer enthält zwei Farbstoffe (Xylencyanol und Bromphenolblau), die sich während der Elektrophorese auftrennen und zwei sichtbare Farbfronten bilden. Anhand dieser Farbfronten kann der Verlauf der Auftrennung beobachtet werden. Der Ladepuffer erhöht zusätzlich aufgrund einer hohen Zuckerkonzentration die Dichte der Probe, sodass sie gut in die Geltasche eingebracht werden kann. Besonders gut geeignet, obgleich nicht

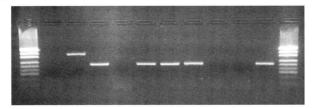

Abb. 5.1 Agarosegel mit PCR-Fragmenten und Längenstandards. Man beachte die Geltaschen im oberen Teil des Bildes.

ganz billig, ist Trehalose. Trehalose-haltige Ladepuffer zeigen optimale Trenneigenschaften und führen zu scharfen Fragmentbanden im Agarosegel (Abb. 5.1).

Die Dauer der Gelelektrophorese ist abhängig von der Größe der verwendeten Gelkammer. Optimal sind Spannungen von 100 bis 150 Volt, was bei den meisten Kammern entsprechender Größe einer Feldstärke von 4–5 V/cm entspricht. Die Stromstärke sollte hierbei unter 100 mA liegen.

Die aufgetrennten Banden der DNA werden mit dem Fluoreszenzfarbstoff *Ethidiumbromid* (EtBr), angefärbt. Das Gel wird dazu für 5–15 min in einem Ethidiumbromid-Färbebad getränkt. Anschließend wird es für 5–20 min gewässert, um überschüssiges EtBr zu entfernen. Da das in die DNA eingelagerte EtBr unter UV-Licht fluoresziert, wird das gefärbte Gel auf einen Transilluminator (302 nm) gelegt und mit einer Polaroid-Kamera mit einem Orange-Filter unter Verwendung eines Polaroid-professional 665-Films fotografiert (Gesichtsschutz tragen!).

Auf diese Weise können kleinste Mengen im Bereich von 1 ng DNA mit Hilfe von UV-Licht nachgewiesen werden.

Die Technik ist einfach, schnell durchzuführen und in der Lage, komplexe Fragmentgemische aufzutrennen und zu differenzieren. Die Wanderungsrate und Auftrennungsqualität der DNA im Agarosegel hängt von verschiedenen Faktoren, wie der Größe der DNA-Moleküle, der Stärke des angelegten Stroms, der Pufferbedingungen (TBE- oder TAE-Puffer) oder der Agarosekonzentration (0,8–2,5 %) ab.

Die verfügbaren Agarosetypen können je nach ihren Eigenschaften speziell für die jeweilige Fragestellung ausgewählt werden. Es lohnt sich in jedem Fall, einige Muster der Hersteller anzufordern, um den passenden Typ auszuwählen. Die Unterschiede liegen vor allem im optimalen Trennbereich, der geeigneten Mengen/Volumen-Verhältnisse und der Klarheit des fertigen Gels. Für eilige Forscher bieten die Hersteller inzwischen auch "Instant-Gele" an, die schon fertig gegossen, mit und ohne Farbstoff, in Folien verpackt geliefert werden.

Im Gegensatz zum Polaroid-Foto können die Gel-Daten auch mittels Digitalkamera und PC-Software genauer ausgewertet werden. Detektionseinheiten bestehen in der Regel aus Dunkelkammer, Kamerasystem, Computer und hochauflösendem Thermodrucker. Neben Länge und Intensität der Banden können auch Bandenmuster analysiert und in Datenbanken zur weiteren Auswertung hinterlegt werden. Bei hohem Gelaufkommen verhindern diese Systeme ein Foto-Chaos in den Laborbüchern. Im Übrigen können die digitalen Bilder nachbearbeitet und publikationsreif beschriftet werden.

> **Hinweis:** *Aus dem Agarosegel können DNA-Banden nach der Auftrennung ausgeschnitten und die DNA z. B. für Restriktionsspaltungen oder Klonierungen aus dem Gel aufgereinigt werden. Hierzu gibt es neben einfachen Labormethoden auch fertige Kit-Lösungen, die eine saubere Aufreinigung der Fragmente ermöglichen.*

In den vergangenen Jahren an Bedeutung verloren hat die *Polyacrylamid-Gelelektrophorese* (PAGE), die sich, bedingt durch die engmaschige Trennmatrix, vor allem durch eine hohe Trennschärfe und Sensitivität auszeichnet. Die Detektion der DNA-Fragmente kann z. B. über eine Silberfärbung oder bei herkömmlichen DNA-Sequenzierungsverfahren über ein Autoradiogramm erfolgen (s. Kapitel 7). Nachteile des Verfahrens liegen vor allem im hohen manuellen und zeitlichen Aufwand bei der Gelherstellung und bei der Detektion der aufgetrennten DNA. Die Kapillarelektrophorese hat die PAGE daher weitestgehend ersetzt.

5.1.2
Chip-Elektrophorese (Lab-on-a-Chip)

Das "Labor auf einem Chip" (*Lab-on-a-Chip*) vereinigt Geräte und Reagenzien eines analytischen Labors auf der Fläche eines nur fingernagelgroßen Glasplättchens. Die Technologie eignet sich mit einem Trennbereich von ca. 50 bp bis zu 10.000 bp unter anderem zur Analyse von PCR-Produkten, z. B. nach Amplifikation oder von DNA-Fragmenten nach Restriktionsspaltung. Sie bietet damit eine breite Basis für unterschiedliche Anwendungen und kann in den meisten Fällen die PAGE ersetzen (Abb. 5.2).

Im Elektrophorese- und Lesegerät tauchen 16 Elektroden in die miniaturisierten flüssigkeitsgefüllten Puffergefäße des Chips und erlauben so die elektrophoretische Trennung der dort eingebrachten Proben und Längenstandards in einem

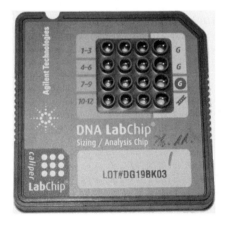

Abb. 5.2 LabChip. Elektrophorese-Chip zur kapillarelektrophoretischen Auftrennung im Bioanalyzer 2100 (Fa. Agilent)

Polymer. Das Polymer ist Bestandteil des *Kits* und wird mit einer speziellen *Priming-Station* vor der Probenbeladung in die Kapillaren gepresst.

Durch das Netzwerk der polymergefüllten Kanäle, gesteuert und reguliert durch elektrische Felder und Spannungen, bewegen sich die DNA-Fragmente und werden, mit Hilfe eines interkalierenden Fluoreszenzfarbstoffes, der durch einen Laser angeregt wird, detektiert. Der Farbstoff befindet sich bereits in dem Polymer und "färbt" die DNA-Fragmente während der Auftrennung an.

Auf diese Weise können 12 Proben in weniger als 20 Minuten untersucht werden. Aufgrund des sehr kleinen Reaktionsraumes wird deutlich weniger Probenvolumen (circa 1 µl PCR-Ansatz je Auftrennung) benötigt.

Die Testergebnisse (Fragmentlänge und Intensität) werden automatisch berechnet und archiviert. Anhand der ermittelten Daten sind unterschiedliche Darstellungsformen möglich, die z. B. eine relativ genaue Längenbestimmung und Quantifizierung der Fragmente anhand mitgeführter Längenstandards und interner Referenzfragmente ermöglichen. Aufgrund der relativ hohen Kosten für Geräte und Verbrauchsmaterialien kommt dieses Verfahren sinnvoller Weise nur dort zum Einsatz, wo präzise Ergebnisse verbunden mit einem hohen Probendurchsatz bei bestmöglicher Reproduzierbarkeit erforderlich sind. Hochdurchsatzgeräte schaffen die vollautomatische Bearbeitung von 398 Proben innerhalb einer Stunde. Um Kosten zu reduzieren, kann ein Recycling der Chips erfolgen. Ein mehrmaliger Gebrauch (ca. 4–6 Läufe) wird somit ermöglicht.

Im Routinelabor hilft die Chip-Elektrophorese z. B. bei der schnellen Etablierung und Optimierung von neuen PCR-Protokollen oder der sensitiven Überprüfung der Sauberkeit von PCR-Produkten vor Sequenzierungen.

5.2
PCR-ELISA/PCR-MEIA

Weite Verbreitung als Nachweisverfahren zur Detektion von PCR-Produkten hat der *PCR-ELISA* gefunden.

Diese immunchemische Methode wird in zwei wesentlichen Schritten durchgeführt, nämlich eine substanzspezifische Antigen-Antikörper-Reaktion gefolgt von seiner Visualisierung mittels einer Enzym-Substrat-Reaktion. Zum Nachweis von PCR-Produkten nach dem Prinzip des ELISA wird das Amplifikat an die Oberfläche einer Mikrotiterplatte gebunden und immobilisiert.

In der gebräuchlichsten Variante des PCR-ELISA ist eine spezifische Fangsonde (*capture*-Probe) kovalent an die Mikrotiterplatte gebunden. Die PCR-Produkte werden zuerst denaturiert. Sind spezifische Amplifikate in der Lösung enthalten, hybridisieren diese an die komplementären Sonden. Die Bindungseffizienz hängt dabei zum einen von der Passgenauigkeit der Sonde aber auch von den Hybridisierungs-Bedingungen ab. Sowohl Salzkonzentration der Hybridisierungspuffer als auch die Hybridisierungstemperatur entscheiden über die Spezifität und Sensitivität dieser Detektionsmethode und müssen für

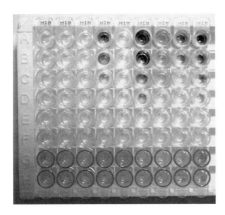

Abb. 5.3 Ausschnitt einer PCR-ELISA-Platte. Positive PCR-Reaktionen zeigen Färbungen in den jeweiligen Positionen an (z. B. A4, A6, usw.). Eine Verdünnungsreihe erlaubt die Quantifizierung der Amplifikate.

jeden Nachweis individuell optimiert beziehungsweise genau eingehalten werden.

Ist das Amplifikat an eine Fangsonde gebunden, werden in weiteren stringenten Waschschritten unspezifische Amplifikate und überschüssige Primer entfernt.

Die PCR-Produkte sind mittels *biotinylierter Primer* markiert. Durch Zugabe einer Konjugatlösung wird an die Biotinreste der gebundenen Amplifikate ein Steptavidin-Enzymkomplex (z. B. Peroxidase, alkalische Phosphatase, usw.) gebunden.

In der abschließenden Farbreaktion können die PCR-Produkte nachgewiesen werden, indem die zugegebenen Substrate in ein farbiges oder fluoreszierendes Folgeprodukt umgesetzt werden. Sofern wenig oder kein Amplifikat gebunden ist, fällt auch die abschließende Enzymreaktion deutlich geringer aus oder findet gar nicht statt. Somit liefert der einfache PCR-ELISA neben der Information einer spezifischen Amplifikat-Bindung über die Intensität der Substratreaktion eine erste Einschätzung der Amplifikatmenge (Abb. 5.3).

In diesem Zusammenhang muss darauf hingewiesen werden, dass eine leichte Substratumsetzung auch bei negativer PCR als Folge ineffizienter Waschschritte oder nicht ausreichend stringenter Hybridisierungsbedingungen erfolgen kann. Aus diesem Grund ist es bei PCR-ELISA-Nachweisen notwendig, einen Extinktionswert als Grenzwert zu definieren, oberhalb dessen die Proben nach Abzug eines vorher bestimmten Leerwertes als positiv zu werten sind.

Erfolgt die Immobilisierung der Fangsonden an Magnetpartikel, spricht man von einem *PCR-MEIA* (*Magnet(partikel) Enzyme Immuno Assay*).

Die Bindung der amplifizierten Zielsequenzen erfolgt analog dem PCR-ELISA. Für erforderliche Waschschritte und Pufferwechsel werden die Reaktionsgefäße einem Magnetfeld ausgesetzt und die Magnetpartikel (*magnetic beads*) am Gefäßrand separiert. In diesem Zustand kann eine automatische Entfernung der Flüssigkeiten aus dem Gefäß erfolgen. Nach Zugabe von Konjugat- bzw. Substratlösungen können gebundene Amplifikate dann in der Partikelsuspension entsprechend dem PCR-ELISA nachgewiesen werden (Abb. 5.4). Der Vorteil dieser Vorgehensweise liegt im Wesentlichen in der einfachen Automatisierbarkeit des

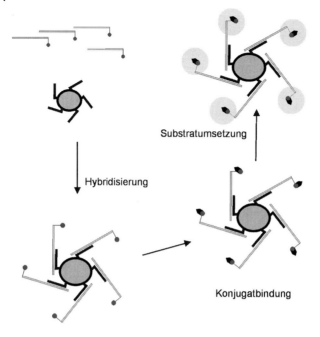

Abb. 5.4 PCR-Magnet(partikel) Enzyme Immuno Assay (MEIA).

Verfahrens. So basierten die ersten kommerziell verfügbaren Komplettsysteme auf einer Kombination von Amplifikation und Magnetpartikel-vermittelter Detektion (Cobas Amplicor, Fa. Roche Diagnostics, LCx, Fa. Abbott).

PCR-ELISA als auch PCR-MEIA verbindet der Nachteil der offenen Amplifikat-Bearbeitung (jedoch weniger als bei der Agarose-Gelelektrophorese). Die Qualität (Spezifität) dieser Methode hängt von der optimalen Sequenz der Fangsonde und den Hybridisierungsbedingungen ab. Unspezifische Hybridisierungen können nur schwer identifiziert werden.

Durch eine Kombination mit einer internen Kontrolle (zusätzliches Amplifikat der PCR), die mit einer zusätzlichen Fangsonde detektiert wird, kann jedoch ein falsch- negatives Resultat (Inhibition der Amplifikation) ausgeschlossen werden.

5.3
Reverse Hybridisierung

Der Nachweis der amplifizierten Fragmente erfolgt bei der reversen Hybridisierung in einer Hybridisierungsreaktion mit sequenzspezifischen, immobilisierten Oligonukleotiden auf einem Membranstreifen. Der Streifen ersetzt bei dieser Methode die Oberfläche einer Mikrotiterplatte bzw. eines Magnetpartikels und macht sie damit weitaus flexibler im Einsatz. So können verschiedene Amplifikate

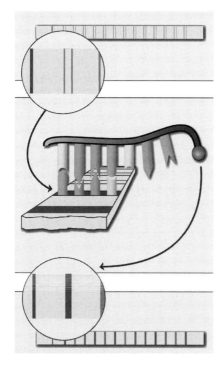
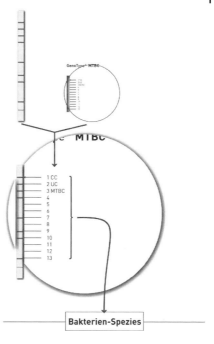

Abb. 5.5(a) Schema einer reversen Hybridisierung.
(Quelle: Fa. Hain Lifescience)

Abb. 5.5(b) (Auswertung einer reversen Hybridisierung.
(Quelle: Fa. Hain Lifescience)

einer Multiplex-PCR zeitgleich auf einem Membranstreifen detektiert werden. Hierzu werden die biotinylierten Amplifikate mit einem alkalischen Puffer (z. B. 50 mM NaOH) denaturiert und anschließend, während der Hybridisierung, an die auf dem Nitrocellulosestreifen aufgebrachten sequenzspezifischen Fangsonden gebunden (Abb. 5.5 a).

Hochspezifische, stringente Waschschritte mit optimierten Puffer- und Temperaturbedingungen gewährleisten, dass die Bindung nur dann erfolgt bzw. erhalten bleibt, wenn die Sequenz der Sonde vollständig mit der Sequenz des Amplifikats übereinstimmt. Die Detektion des biotinylierten Amplifikates erfolgt über das Konjugat, das z. B. in Form von Streptavidin gekoppelt an alkalische Phosphatase auf die Streifen gegeben wird. Dieser Komplex wird durch eine Farbumsetzung des Substrats NBT/BCIP an der alkalischen Phosphatase nachgewiesen. Bei Bindung eines spezifischen Amplifikates findet eine Anfärbung der definierten Sondenregion statt. In der Regel sind auf kommerziellen Streifensystemen (z. B. zum Nachweis von Infektionserregern, Punktmutationen oder HLA-Merkmalen) mehrere Reaktions- und Kontrollzonen vorhanden, die mit Hilfe einer mitgelieferten Schablone ausgewertet werden können (Abb. 5.5 b). Die auf dem Membranstreifen aufgebrachten Kontrollzonen gewährleisten, dass die aufgetretenen Färbungen auf eine spezifische Hybridisierungsreaktion zurückzuführen sind. Die Intensität der Färbung spiegelt bei gleich bleibenden Verfahrensbedigungen ein grobes Maß der Amplifikatmenge und damit z. B. der Erregermenge in der Probe wider.

Bei sehr komplexen Bandenmustern, mit ggf. mehreren Streifen je Ansatz, ist eine computergestützte Auswertung der manuellen immer vorzuziehen. Bei der Allel- oder Genotypisierung sollten die Streifen zudem von einer zweiten Person unabhängig ausgewertet werden, um Fehlinterpretationen zu vermeiden. Die einfache Handhabung erlaubt eine schnelle Etablierung im Labor ohne hohe technische Anforderungen. Bei großem Probenaufkommen stehen derzeit einige automatisierte Systeme zur Verfügung, die von den Herstellern z. T. mit angeboten werden, und bis zu 48 Streifen gleichzeitig mit hoher Reproduzierbarkeit bearbeiten können. Zu beachten ist lediglich der korrekte Reagenzienansatz sowie die ordnungsgemäße Programmierung und Wartung der Geräte. Vor allem Abweichungen bei Hybridisierungstemperaturen stellen eine häufige Fehlerquelle dar. Daher empfiehlt sich hier eine regelmäßige Kontrolle.

5.4
Real time-PCR

Die *Real time*-PCR oder auch *Echtzeit-PCR* stellt eine Weiterentwicklung der Mitte der achtziger Jahre von Kary Mullis entwickelten Polymerase-Kettenreaktion (PCR) dar (s. Kapitel 4). Im Gegensatz zu den herkömmlichen PCR-Verfahren, bei denen eine Detektion des PCR-Produktes erst *nach* der Amplifizierung erfolgen kann, ist bei diesem Verfahren die Detektion des PCR-Produktes *während* der PCR möglich. Mit entsprechenden Geräten und Detektionssystemen liegt das Ergebnis einer PCR nach ca. 45–60 min vor. Die Real time-PCR ist u. a. aufgrund ihrer Schnelligkeit ein sehr wichtiges Werkzeug der modernen molekularbiologischen Diagnostik geworden.

Real time-Detektionssysteme bestehen im Prinzip aus einem *PCR-Cycler* sowie einem optischen Detektionsmodul, über das die mit der Produktzunahme ansteigenden Fluoreszenzwerte online nach jedem Zyklus gemessen werden. Die Auswertung und Quantifizierung erfolgt mittels geeigneter Computersoftware. Die Fluorophore werden – je nach System – mit Halogen-, LED- oder Laserlicht angeregt. In Kombination mit speziellen Reaktionsgefäßen und Geräten (z. B. Kapillarsystemen im *LightCycler*, Fa. Roche Diagnostics) können die Zeiten des Temperaturprofiles einer PCR deutlich reduziert werden. Eine schnelle Ergebniserstellung ohne weitere Manipulation der Probe ist damit möglich.

Die Real time-PCR bedient sich spezifischer Fluoreszenzfarbstoffe, um die generierten PCR-Produkte zu detektieren.

5.4.1
Interkalierende Farstoffe (SYBR)

SYBR®-Green I (Molecular Probes, Portland, Oregon) lagert sich – wie Ethidiumbromid (s. Abschnitt 5.1.1) – unspezifisch in Doppelstrang-DNA ein.

Je mehr doppelsträngiges PCR-Produkt mit fortschreitender Reaktion gebildet wird, desto mehr SYBR-Green lagert sich ein. Es kommt, proportional zur synthetisierten Menge an DNA, zu einem Fluoreszenzanstieg.

Während der Denaturierungsphasen einer PCR liegt die DNA einzelsträngig vor (ssDNA, *single stranded*). SYBR-Green I kann aufgrund dessen nicht binden, das Fluoreszenzsignal ist nur sehr gering.

Kurze doppelsträngige DNA-Abschnitte liegen erstmals während des Primer-Annealings vor. SYBR-Green I kann an diese kurzen Abschnitte binden, das Signal steigt an.

In der Elongationsphase, während der Primer-Extension, steigt der Gehalt an dsDNA (*double stranded* DNA) und somit auch die Menge des gebundenen SYBR-Green I. Am Ende dieser Phase liegt die gesamte DNA doppelsträngig vor. Zu diesem Zeitpunkt wird bei diesem Format das Fluoreszenzsignal tatsächlich bei 530 nm gemessen. Während der linearen Phase der PCR steigt das Signal proportional zur Menge der synthetisierten DNA an.

Der Vorteil von SYBR®-Green I ist die universelle Verwendbarkeit, da es unspezifisch eingebaut wird und in jede beliebige PCR-Reaktion eingesetzt werden kann, sowie die hohe Signalstärke, da jedes DNA-Molekül mehrere Fluoreszenzmoleküle bindet. Es fehlt jedoch eine *spezifische* Bindung des Fluorophors an die zu amplifizierende Ziel-DNA, sodass eine Unterscheidung zwischen korrektem Produkt und Artefakt oder Primer-Dimeren, die während der PCR-Reaktion auch einen Fluoreszenzanstieg verursachen können, nicht möglich ist. Eine Differenzierung zwischen spezifischem Produkt und Primer-Dimeren beziehungsweise auch Mutationsanalysen sind im Anschluss an den *PCR-Run* mit Hilfe einer Schmelzkurvenanalyse (s. Abschnitt 5.4.8) möglich. Dabei kommt es durch schrittweisen Temperaturanstieg zu einer Auftrennung der DNA-Doppelstränge entsprechend ihrer jeweiligen Schmelzpunkte in ihre Einzelstränge. Die daraus resultierende Fluoreszenzabnahme wird aufgezeichnet. Aufgrund der Schmelztemperaturen kann man zwischen spezifischen Produkten und Primer-Dimeren unterscheiden, da diese bei geringeren Temperaturen schmelzen als die spezifischen, größeren PCR-Produkte.

5.4.2
TaqMan-Sonden

Beim *TaqMan*- oder auch 5'-Nuclease-Assay liegt zwischen den zwei spezifischen Oligonucleotid-Primern ein zusätzliches, fluoreszenzmarkiertes Oligonucleotid, die sog. TaqMan-Probe. TaqMan-Proben sind Sonden, die mit einem Reporter-Fluoreszenzfarbstoff am 5'-Ende und einem intern eingebauten oder am 3'-Ende

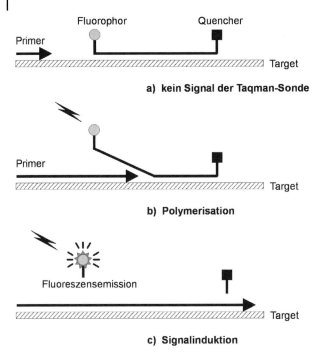

Abb. 5.6 Das Taqman-Prinzip.

liegenden *Quencher* markiert sind. Die Reporterfluoreszenzemission wird bei der intakten TaqMan-Sonde durch die Nähe zum Quencher unterdrückt. Bei der Neustrangsynthese schneidet die Taq-Polymerase durch ihre 5'-, 3'-Exonucleaseaktivität die TaqMan-Probe in kleine Fragmente, wodurch es zu einer Loslösung des Reporters vom Quencher kommt und die Reporterfluoreszenz freigesetzt werden kann (Abb. 5.6).

Die Zunahme der Reporterfluoreszenz wird nach jedem Zyklus gemessen und ist wiederum proportional der Menge des vorhandenen DNA-Templates. Die Taq-Polymerase fragmentiert nur an die Zielsequenz gebundene TaqMan-Sonden, nicht hybridisierte Einzelstränge bleiben unbeschadet. Häufig wird Fluorescein (FAM) als Reporter und Rhodamin (TAMRA) als Quencher verwendet. Für eine quantitative Real time-Multiplex-PCR, bei der mehrere Zielsequenzen in einer einzelnen PCR- Reaktion nachgewiesen werden, können Farbstoffe mit unterschiedlichen Extinktions- und Emissionswellenlängen als Reporter für die nachzuweisenden Sequenzen hinzugenommen werden.

Im Laboralltag ist es zu empfehlen, zunächst die in Publikationen aufgeführten Sequenzen und Protokolle auf Nutzbarkeit zu sichten. In der Regel ist die Adaptation der dort genannten Methoden auf die eigenen Laborbedingungen einfacher, als eine komplette Neuentwicklung. Die Verwendung unterschiedlicher Real time-Geräte stellt dabei in der Regel ebenfalls kein Hindernis dar.

5.4.3
Dark Quencher (BHQ, black hole quencher)

Anstelle von TAMRA kann auch ein *Dark Quencher* (Dabcyl, Methylorange) verwendet werden, der den Wellenlängenbereich um 585 nm für weitere Reporterfarbstoffe freigibt. Ein Dark Quencher kann im Vergleich zu TAMRA die Lichtemission des Reporterfluorophors noch besser unterdrücken, interferiert auch nicht mit der Messung und wird vor allem für die Multiplex-PCR wie auch die Markierung von *Molecular Beacons* (s. Abschnitt 5.4.5.) eingesetzt. Bei der richtigen Auswahl der Kombination sind die Anbieter der Sonden-Synthese hilfreiche Ansprechpartner. Bei einer Methodenumstellung kann oftmals sogar ein Erstbesteller-Rabatt ausgehandelt werden, um neue Farbstoffkombinationen zu testen.

5.4.4
MGB-Sonden (minor groove binder)

Mit sog. *minor groove binder* oder auch MGB's modifizierte Sonden sind dadurch charakterisiert, dass ein Molekül als Teil der Sonde angefügt wird, welches sich in die *minor groove* doppelstängiger DNA förmlich einhakt. Hierdurch wird die Bindungsstärke und Spezifität der Sonde erheblich gesteigert und die Hybridisierungeigenschaften verbessert. Im Vergleich zu herkömmlichen TaqMan-Proben wird die Länge der MGB-Sonde auf maximal 13–20 Basenpaare reduziert. Eine kürzere Sonde ist von Vorteil, wenn man z. B. Alleldiskriminierung oder Nachweis von Punktmutationen durchführen möchte. Da MGB's mit *dark quencher* (*BHQ*) an Stelle von z. B. TAMRA eingesetzt werden, reduziert sich zudem die Fluoreszenz-Hintergrundstrahlung und führt damit zu einer verbesserten Sensitivität der Real time-PCR und einer gesteigerten Effizienz bei der Amplifikation langer PCR-Produkte.

5.4.5
Molecular Beacon

Die *Molecular Beacons* stellen eine Weiterentwicklung der TaqMan-Sonden dar. Die Beacons sind ebenfalls spezifische Hybridisierungssonden, die eine Haarnadelstruktur mit eigenkomplementären Enden aufweisen, sodass Reporterfarbstoff und Quencher direkt benachbart sind. TaqMan-Proben bilden unter Umständen ungünstige Strukturen, sodass der Abstand zwischen Reporter und Quencher zu groß wird und damit die Fluoreszenzemission nicht mehr vollständig unterdrückt werden kann. Dieses Problem konnte durch die Entwicklung der Molecular Beacons gelöst werden. Die Haarnadelstruktur der Beacons ist so lange stabil, bis die Probe an der spezifischen Zielsequenz hybridisiert, was zu einer Konformationsänderung und damit auch Freisetzung der Reporterfluoreszenz führt (Abb. 5.7). Die emittierte Reporterfluoreszenz wird wiederum mittels des optischen Systems des Real time-PCR-Gerätes nach jedem Zyklus detektiert.

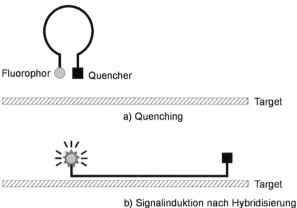

Abb. 5.7 Signalinduktion nach Hybridisierung von Molecular-Beacons.

5.4.6
Hybridisierungsproben

Die Verwendung von Hybridisierungsproben ermöglicht die spezifische Detektion von PCR-Produkten, unspezifische Produkte und Primer-Dimere werden nicht detektiert. Zu einem Standard PCR-Ansatz werden zusätzlich zwei sequenzspezifische Oligonukleotide (*Hybridisation Probes*) zugefügt, welche zwischen den beiden Primern in räumlicher Nähe zueinander (1–5 Nukleotide Abstand) an die Ziel-DNA binden. Diese Hybridisierungsproben sind mit zwei verschiedenen Fluoreszenzfarbstoffen markiert (z. B. Fluorescein, CY5).

Die Detektion basiert auf dem *FRET*-Prinzip (*fluorescence resonance energy transfer*). Binden die beiden Hybridisierungsproben an die gesuchte Ziel-DNA in räumlicher Nähe und regt man gleichzeitig das Fluorescein der ersten Hybridisierungsprobe an, emittiert dieses keine Fluoreszenz, sondern überträgt die Energie auf den benachbarten zweiten Fluoreszenzfarbstoff (LC Red 640). Dieser emittiert nun rote Fluoreszenz, deren Intensität direkt proportional der Menge an Ziel-DNA ist. Die Messung des Signals erfolgt einmal pro Zyklus nach dem Primer Annealing (zu diesem Zeitpunkt sind beide Hybridisierungsproben an die Ziel-DNA gebunden und es erfolgt ein Energietransfer). Ungebundene Hybridisierungsproben geben aufgrund der fehlenden räumlichen Nähe (diffundieren frei in der Lösung) kein Signal (Abb. 5.8).

Sofern eine bestimmte Amplifikat-Konzentration, z. B. bedingt durch hohe Template-Mengen, im Ansatz überschritten wird, stellt sich in der Darstellung der Fluoreszenzdetektion ein so genannter *Hook* (Haken)-Effekt ein. Dieser entsteht aus der Konkurrenz weniger Sonden um eine steigende Anzahl von komplementären Amplifikaten. Das führt dazu, dass bei steigender Zykluszahl immer häufiger nur eine der beiden Sonden an die im Überschuss vorhandenen Templates binden und damit die Fluoreszenz abnimmt. Abhilfe schafft hierbei die

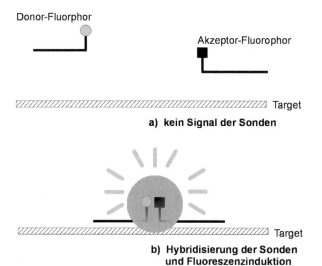

Abb. 5.8 Signalinduktion nach Hybridisierung der FRET-Sonden.

Reduktion der Probenkonzentration durch die Erstellung von Verdünnungsreihen oder die Veränderung der Zusammensetzung des Reaktionsansatzes (z. B. Erhöhung der Sondenkonzentration, Verminderung der Primerkonzentration, Veränderung des Ansatzvolumens, Verminderung der Zykluszahl, usw.). Generell gilt, dass das Auftreten des Hook-Effektes vor allem dann vermieden werden sollte, wenn im Anschluss an die Amplifikation noch eine Schmelzkurve erstellt werden soll.

5.4.7
Scorpion-Primer

Scorpion-Primer bestehen aus einer Primer-Region, an der im 5'-Bereich eine Sequenz angehängt ist, die in der Amplifikation nicht komplementär ergänzt wird, da sie zum Zeitpunkt des Primer-Annealing eine *Hairpin*-Struktur ausbildet. Zeitgleich lagern sich in dieser Konstellation Fluorophor und Quencher in örtlicher Nähe an und verhindern so eine Signalinduktion. Nach der Verlängerung des Primers entsteht so eine Strangkopie, an der Bereiche der Hairpin-Struktur hybridisieren können. In diesem Fall werden Fluorophor und Quencher örtlich getrennt und eine Signalinduktion ermöglicht (Abb. 5.9).

Bislang, sichtet man aktuelle Publikationen, gehören die Scorpion-Primer sicherlich nicht zu den bevorzugten Detektionsverfahren. Nicht zuletzt deswegen, weil ihre Optimierung und Anpassung an die Zielsequenzen aufwendiger sind, als z. B. die einer TaqMan-Probe.

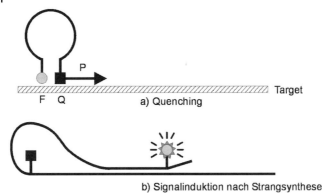

Abb. 5.9 Fluoreszenzinduktion einer Scorpion-Probe nach Strangsynthese. (F = Fluorophor, Q = Quencher, P = Primer-Region)

5.4.8 Schmelzkurven

Will man mit Hybridisation Probes Punktmutationen detektieren, nimmt man nach der PCR eine Schmelzkurve auf. Da eine Hybridisation Probe (= Mutation Probe) genau im Bereich der Punktmutation an die Ziel-DNA bindet, schmilzt diese bei Vorhandensein einer Mutation (eine Basenpaarung weniger) bei niedrigerer Temperatur (einige °C) im Vergleich zu einer perfekt passenden Mutation Probe. Handelt es sich um einen Heterozygoten, erhält man zwei Peaks: einen bei niedrigerer Temperatur (Schmelzpunkt des Mutanten) und einen bei höherer Temperatur (Schmelzpunkt des Wildtyps) (Abb. 5.10).

Bei der Schmelzpunktanalytik ist zu beachten, das der ermittelte T_m-Wert (*temperature of melting*, = Schmelztemperatur der DNA) Schwankungen unterliegen kann, die je nach Detektionssystem unterschiedliche Bandbreiten annehmen kann. Die größten Schwankungen mit ±1 °C zeigen sich bei einer SYBR-Green-Detektion. Hervorgerufen wird dieses durch variable PCR-Bedingungen die sich aus Probenbeschaffenheit, Chargenunterschiede und Pipettier-Ungenauigkeiten ergeben können. In Einzelfällen ist eine Nachanalyse z. B. durch Auftrennung der Produkte im Gel oder auf einem Chip erforderlich. Hier muss jedoch darauf hingewiesen werden, dass eine Entnahme des Amplifikationsansatzes z. B. aus Kapillaren oder anderen Reaktionsgefäßen zwecks weiterer Analyse ein erhebliches Kontaminationsrisiko darstellt und daher nur im Ausnahmefall vorgenommen werden sollte. Die SYBR-Schmelzkurve, sofern entsprechend validiert, ist jedoch im Bereich der Allelnachweise bzw. der Infektionserregerdetektion häufig ausreichend, sofern die ausgewählten Target-Sequenzen keine variablen Regionen enthalten.

Schmelzpunktanalysen mittels Sondensystemen (im Wesentlichen Hybridisierungsproben) liefern deutlich stabilere T_m-Werte mit Schwankungen von weniger

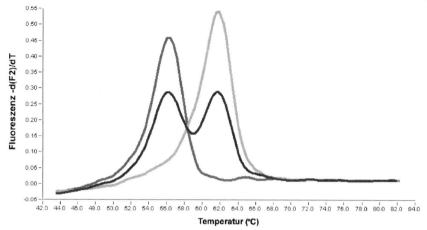

Abb. 5.10 Schmelzkurve.
Es sind zwei Einzel- und ein Doppelpeak für zwei homozygote Allelkonstellationen bzw. eine heterozygote Allelkonstellation dargestellt.

als ± 0,5 °C und bieten sich daher insbesondere für Mutationsanalysen hervorragend an. Gerade in diesem Anwendungsfeld stehen eine Reihe kommerzieller Hersteller zur Verfügung, die fertige Primer- und Sondenkombinationen anbieten.

5.5
Quantitative PCR

In vielen Bereichen der molekularen Diagnostik hat die quantitative Beurteilung der Resultate, sei es z. B. die Bestimmung der Erregerzahl oder die Expressionsrate eines regulatorischen Gens in einer Zelle, eine steigende Bedeutung.

Für einige Bereiche mag die Quantifizierung der isolierten Gesamt-DNA mittels UV-Messung bei 260 nm ausreichend sein. Gleiches gilt für die Abschätzung der Amplifikatmenge über die Färbeintensität im Agarosegel im Vergleich zu bekannten Amplifikatmengen gleicher Länge. Hierzu sind entsprechende Q-Längenstandards (= quantitative Längenstandards) käuflich zu erwerben. Leider sind diese Methoden, oder ähnliche Verfahren, nicht für eine genaue Mengenbestimmung von PCR-Produkten bzw. der primären Ausgangsmengen geeignet. Die Real time-Methoden bieten jedoch Möglichkeit sowohl genau als auch sensitiv die Mengenverhältnisse in Untersuchungsproben zu ermitteln.

Innerhalb der Real time-PCR gibt es verschiedenste Strategien für die Quantifizierung:
  1. die absolute Quantifizierung, bei der anhand einer externen Kalibrierkurve (Standardkurve) die Amplifikation der Zielsequenz quantifiziert wird; oder

2. die *relative Quantifizierung*, bei der die Amplifikation bzw. Expression eines Zielgens mit der eines Referenzgens (sog. *Housekeeping Gen, HKG*) verglichen wird.

Das Verfahren der reversen Transkription (RT) mit folgender Polymerase-Kettenreaktion (PCR) erlaubt einen quantitativen Nachweis einer spezifischen mRNA und ist heute ein Routinewerkzeug in der Expressionsanalyse.

5.5.1
Absolute Quantifizierung

In der Real time-PCR wird heute nicht mehr primär in DNA-Produktmengen oder Konzentrationen gerechnet, sondern als Maß für die Quantifizierung der Startmenge werden die sog. C_T (**t**hreshold-**c**ycle)- oder C_P (**c**rossing **p**oint)-Werte herangezogen. Sie entsprechen der Anzahl der PCR-Zyklen, die nötig sind um ein konstant definiertes Fluoreszenzniveau zu erreichen. Die absolute Quantifizierung der Real time-PCR basiert bei allen Systemen auf der Berechnung des Fluoreszenz-Schwellenwertes, dem sog. *threshold-cycle* oder C_T-Wert. Der C_T-Wert ist jener PCR-Zyklus der Amplifikation, bei dem die Reporterfluoreszenz die Hintergrundfluoreszenz signifikant übersteigt.

Bei der Real time-Quantifizierung von PCR-Produkten müssen hierzu unterschiedliche Phasen der Amplifikation berücksichtigt werden. Am Anfang der PCR-Reaktion wird nur die Basis- oder Hintergrundfluoreszenz gemessen, da die Reporterfluoreszenz aufgrund der geringen Template-Konzentration im Reaktionsgefäß während der ersten PCR-Zyklen normalerweise nicht detektierbar ist. In dieser Phase werden keine Amplifikate detektiert, hier werden jedoch die Basisfluoreszenzwerte jeder Probe ermittelt. In der zweiten Phase übersteigt das Signal den Hintergrund, die Amplifikate werden exponentiell (log-Phase) vermehrt. In der letzten Phase nimmt die Effizienz der Amplifikation aus unterschiedlichen Gründen ab und erreicht im Normalfall einen Maximalwert (Abb. 5.11).

In der log-Phase kann die Amplifikationsrate mit einer mathematischen Formel hinreichend beschrieben werden. Für die Amplifikatmenge [T_N] zum Zyklus [n] gilt:

$$T_N = T_0(E)^n$$

Wobei [T_0] der Menge eingesetzter Templates und [E] der Effizienz der Methode entspricht. Der optimale Wert für die Effizienz [E] ist 2. Das bedeutet, dass in jedem Zyklus die Zahl der Amplifikate verdoppelt wird. Bei fehlender Amplifikation fällt der Wert für [E] bis auf 1 ab.

Sofern für die Sensitivität des jeweiligen PCR-Protokolls eine Mindestamplifikatmenge vorgegeben wird, die nötig ist um aus dem Hintergrund hervorzutreten, kann bei bekannter Startmenge mit der oben genannten Formel die Zykluszahl errechnet werden, bei der dieses, z. B. bei einer Effizienz von 1,8 zu erwarten wäre.

5.5 Quantitative PCR

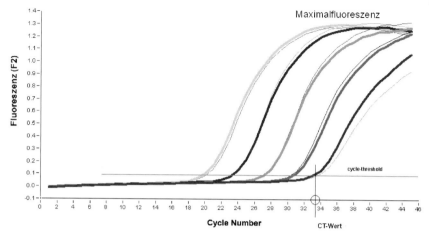

Abb. 5.11 Abfolge von Fluoreszenzdetektionen unterschiedlicher Template-Ausgangskonzentrationen. In der niedrigsten Konzentrationsstufe ist die Ermittlung des C_T-Wertes (33,3) schematisch dargestellt.

Umgekehrt kann aus der Zykluszahl die Menge Template zu diesem Zeitpunkt errechnet werden, wenn eine Bezugsgröße, z. B. in Form einer Standardkurve, existiert. Es wird derjenige Punkt des Kurvenverlaufes ausgewählt, der für alle Amplifikationen gleiche Charakteristika erfüllt und an dem die oben genannte Formel gilt. Dafür nimmt man als Richtlinie den C_P-Wert, da zu diesem Zeitpunkt die Amplifikation exponentiell verläuft und es in dieser Phase der PCR-Reaktion keine limitierenden Faktoren, wie Primer- oder Nukleotidmangel oder nachlassende Enzymaktivität gibt. Dieser Kurvenpunkt (C_p = *crossing point*) beschreibt für alle Amplifikationen den Zeitpunkt einer definierten Amplifikatmenge. Als Geradengleichung gilt dann:

$\log T = \log T_S + C_P \cdot \log E$

Wenn [T_S] die primäre Konzentration verschiedener Standardproben ist, kann eine Standardgerade aus den resultierenden C_P-Werten erstellt werden. Aus dieser können die Konzentrationen unbekannter Proben anhand derer C_P-Werte abgeleitet werden. Ermittelte C_P-Werte sind theoretische Zykluszahlen und können beliebige Dezimalbrüche darstellen (z. B. 23,54). Bei bekannten Konzentrationen der Standardproben und den resultierenden C_P-Werten ergibt sich folgende Formel zur Erstellung der Standardkurve:

$C_P = -(1/\log E) \cdot \log T_S + (\log T/\log E)$

Die Quantifizierung der DNA-Menge beruht also nicht auf absoluten Mengen an PCR-Produkten, sondern auf der Kinetik der PCR-Reaktion. Die Steigung (*slope*) dieser Gerade ist negativ reziprok zum Log der Effizienz [$-(1/\log E)$] und ist damit für alle Reaktionsansätze konstant (Standards und unbekannte Proben). Der optimale Wert liegt nach dieser Formel bei −3,32 und entspricht einer Effizienz von 2. Niedrigere Werte (z. B. −3,8) weisen auf eine abfallende Effizienz hin. Ursache hierfür können überlange Amplifikate (>160 bp), schlechte Primerbindung oder falsche Ansatzkonzentrationen sein. Höhere *slope*-Werte (z. B. −2,7) erhält man z. B. durch Ausreißer oder Ausfälle der Standardproben. Beide Abweichungen der Steigung, in definierten Grenzen, behindern die Quantifizierung der Proben nicht, sofern die Abweichung vom Optimum konstant, d. h. für alle Proben gleich ist. Dieses wird durch den Korrelationskoeffizienten angezeigt.

Eine entscheidende Voraussetzung für die korrekte Quantifizierung liegt in der Vorgabe begründet, dass die Effizienz der Amplifikation sowohl für Standards als auch für unbekannte Proben gleich ist. In Verdünnungsreihen von diesen Proben müssen die Geraden [C_P gegen logT_0] die gleiche Steigung aufweisen. Die Konzentration bei [C_P] ist dabei nicht relevant.

Sofern die Effizienz der Standards konstant ist, die unbekannten Proben demgegenüber jedoch abfallen, ist das Resultat mehr oder weniger zu niedrig ermittelt.

Zur Erstellung einer Standardkurve sind in der Regel drei oder mehr Werte, möglichst in Mehrfachbestimmung, erforderlich. Neue kommerzielle Systeme kommen schon mit einer Zweipunkt-Kalibration aus. Die erstellten Standardkurven können von den Systemen abgespeichert und zu jeder neuen Analytik hinzugeladen werden. Zur Ermittlung der unbekannten Konzentrationen ist es lediglich notwendig, dass eine Probe einer bekannten Konzentration (Kalibrator) mitgeführt wird, an der die zugeladene Standardkurve kalibriert wird. In der Regel soll die abgespeicherte Standardkurve mit jedem Chargenwechsel der Testreagenzien neu erstellt werden, um die veränderte Effizienz der Ansätze zu berücksichtigen.

Die Theorie der absoluten Quantifizierung, wie sie hier beschrieben wurde, wird in unterschiedlichen Systemen eingesetzt. Unabhängig von der verwendeten Methode können die Kriterien für eine verlässliche Analytik (Reproduzierbarkeit, Sensitivität, Effizienz) bezogen auf bekannte und unbekannte Proben optimale Daten ergeben. Im Vergleich der Verfahren und Hersteller können gleiche Proben jedoch unterschiedliche Resultate liefern. Bei der Ergebnisdarstellung dürfen daher die Angaben der eingesetzten Methoden und aktuelle Korrekturfaktoren (falls aus Vergleichsstudien verfügbar) nicht fehlen.

5.5.2
Relative Quantifizierung

Die relative Quantifizierung in der Real time-PCR ist eine neue Strategie der mRNA- und cDNA-Quantifizierung, unabhängig von einer Standardkurve. Diese quantitative Real time-PCR Analyse weist eine hohe Reproduzierbarkeit, hohe Sensitivität und geringe Varianzen der Ergebnisse auf. Sie eignet sich im Besonderen zur Bestätigung von semi-quantitativen Quantifizierungsergebnissen aus DNA-Mikroarray-, klassischen PCR- oder den Northern-Blot-Experimenten bzw. ersetzt diese. Bei der relativen Quantifizierung wird die Genexpression eines Zielgens auf ein weiteres nicht reguliertes *Housekeeping Gen* (*HKG*) oder auf einen HKG-Index, der sich aus mehreren HKG zusammensetzt, bezogen.

Man nennt diesen Vorgang auch Normalisierung der Expressionsergebnisse. Die Vorteile der Normalisierung liegen in der Reduzierung der Varianz der Expressionsergebnisse, da Gewebe- und Matrixeffekte, unterschiedliche RNA-Extraktionseffizienzen sowie Fehler bei der RT innerhalb einer experimentellen Probe gleichermaßen das Zielgen und das HKG betreffen. Die relative Quantifizierung lässt sich weiter optimieren, indem man die unterschiedlichen Real time-PCR-Effizienzen der untersuchten Faktoren mit berücksichtigt. Die Effizienz-korrigierte relative Quantifizierung mittels Real time-RT-PCR stellt bis dato die genaueste Form der mRNA Quantifizierung dar. Als Referenz bieten sich die "nicht"-regulierten Housekeeping Gene, wie GAPDH, 18S, Ubiquitin oder Cyclophilin an. Der durch die Real time-PCR ermittelte *Threshold Cycle* (C_T) gibt an, bei welchem Zyklus das erste Mal ein statistisch signifikanter Anstieg der Reporter Fluoreszenz messbar ist. Je höher die Kopienanzahl der Probe, desto kleiner ist der C_T-Wert. Die relative Expression des zu untersuchenden Gens in den behandelten experimentellen Proben wird auf ein Kontrollprobenmaterial bezogen. Die Berechnung des Expressionsunterschiedes (*Ratio*) kann über die sog. $\Delta\Delta C_P$-Methode oder über genauere Effizienz-korrigierte Modelle erfolgen. Dabei wird im ersten Schritt für jede untersuchte Probe der C_P Wert des Referenzgens vom C_P Wert des zu untersuchenden Gens subtrahiert ($\Delta C_P = C_P$ Zielgen $- C_P$ Referenzgen). Nach dieser Normierung wird vom ΔC_P Wert der experimentell behandelten Proben der ΔC_P Wert einer Kontrolle abgezogen ($\Delta\Delta C_P$); man kommt zum sog. *"delta-delta CT"*-Berechnungsmodell. Der relative Expressionsunterschied einer Probe zwischen der Behandlung und der Kontrolle (*Ratio*), normalisiert gegenüber Referenz und bezogen auf eine Standardprobe ergibt sich aus der arithmetischen Formel $2^{-\Delta\Delta C_P}$.

Voraussetzung für diese Auswertungsmethode ist, dass die jeweiligen Bedingungen für die Primer- und Sondenpaare so gewählt sind, dass die Effizienzen der Amplifikation nahezu gleich bzw. im idealen Fall 1 sind. In diesem Fall kann von einer Verdopplung der Kopienzahl von Zyklus zu Zyklus ausgegangen werden. Sofern unterschiedliche Effizienzen im Vergleich beider Amplifikationen unterstellt werden müssen, sind aufwendigere Rechenmodelle unter Einbezug der konkreten Effizienzwerte erforderlich.

6
DNA-Mikroarrays
Paul Cullen

6.1
Einleitung

Der Begriff *DNA-Mikroarray*, bezieht sich auf eine Anordnung vieler verschiedener kurzer DNA-Moleküle, die senkrecht wie die Borsten einer Bürste auf eine feste Oberfläche meistens in einem schachbrettartigen Muster aufgebracht werden. Da die Sequenz der DNA-Moleküle in jedem Quadranten des Mikroarrays bekannt ist, ist es möglich, durch das Hybridisierungsmuster einer unbekannten Probe Rückschlüsse auf deren Sequenz, sowie durch Messung der Hybridisierungsintensität Aussagen über deren relativer Menge zu ziehen. Dieses sind auch die Haupteinsatzgebiete für DNA-Mikroarrays: Detektion von Sequenzabweichungen oder Polymorphismen und Quantifizierung der RNA-Expression.

Der Vorteil des DNA-Mikroarrays liegt darin, dass es möglich ist, durch Herstellungsverfahren im Mikron-Maßstab sehr viele Sonden auf eine sehr kleine Fläche aufzubringen. So ist es möglich, mit einem *Array* in der Größe eines Quadratzentimeters bis zu einer Million verschiedener Gen-Transkripte semiquantitativ zu erfassen.

Theoretisch ist es auch möglich, mittels eines DNA-Mikroarrays komplette Gensequenzen zu ermitteln. Bisher hat sich jedoch die Genchip-Technologie aufgrund technischer Schwierigkeiten im Hybridisierungsverhalten nicht gegen herkömmliche Sequenzierungsmethoden wie die Kapillarelektrophorese durchsetzen können. So werden DNA-Mikroarrays in der Praxis nur verwendet, um bekannte Punktmutationen oder Polymorphismen nachzuweisen, nicht aber, um komplette Gensequenzen zu ermitteln. Erste Anwendungen dieser Art im Bereich der Pharmakogenomik (genetischer Einfluss auf die Ansprechbarkeit auf und Verträglichkeit von Medikamenten) sind bereits kommerziell verfügbar. Ebenso sind Mikroarrays zur Ermittlung häufiger Polymorphismen in Risikogenen, beispielsweise zur Detektion der Leiden-Mutation im Gerinnungsfaktor V, erhältlich.

Im Folgenden wird das Funktionsprinzip eines DNA-Mikroarrays näher erläutert und einige Anwendungsbeispiele detailliert beschrieben.

Leitfaden Molekulare Diagnostik. Herausgegeben von Frank Thiemann, Paul M. Cullen und Hanns-Georg Klein
Copyright © 2006 WILEY-VCH Verlag GmbH & Co. KGaA, Weinheim
ISBN: 3-527-31471-7

6.2
Aufbau und Funktionsprinzip von DNA-Mikroarrays

Das Funktionsprinzip eines DNA-Chips ähnelt herkömmlichen Hybridisierungstechniken der Molekularbiologie wie den Northern- oder Southern-Blot-Analysen. Diese Verfahren nutzen die Eigenschaft von Nukleinsäuren aus, miteinander sequenzspezifisch zu hybridisieren. Unter Hybridisierung wird die nichtkovalente Bindung zweier zueinander komplementärer Nukleinsäurestränge verstanden, die auf der Ausbildung von Wasserstoffbrückenbindungen zwischen den heterozyklischen Basen der Nukleinsäuremoleküle beruht. Aufgrund der hohen Spezifität dieser sog. Watson-Crick-Basenpaarung kommt es nur bei einer perfekten Paarung der Basen (Guanin mit Cytosin und Adenin mit Thymin oder Uracil) zu einer ausreichend starken Bindung. Schon eine einzelne Basenmisspaarung der Nukleinsäuremoleküle beeinträchtigt unter geeigneten Bedingungen die Bindungsaffinität beträchtlich oder unterbindet diese vollständig (Abb. 6.1).

Wie oben erwähnt, werden auf einem DNA-Chip Nukleinsäuren bekannter Sequenz, die als Sonden bezeichnet werden, auf einem geeigneten Substrat (Träger) in einem bekannten Muster immobilisiert. Die zu untersuchende Nukleinsäure wird markiert und mit den Nukleinsäuren auf dem Chip hybri-

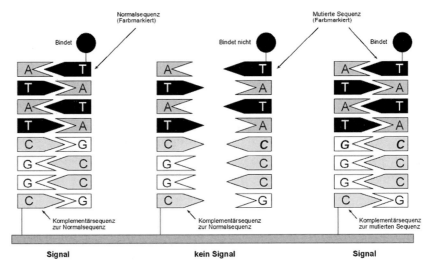

Abb. 6.1 Prinzip der Hybridisierung auf einem DNA-Mikroarray.
Durch die Spezifität der Watson-Crick-Basenpaarung (C mit G, A mit T) kommt es unter geeigneten Hybridisierungsbedingungen nur bei einer perfekten Paarung zu einer ausreichend starken Bindung der Probe an die immobilisierte Sonde des Mikroarrays. Bereits eine einzelne Basenmisspaarung der Nukleinsäuremoleküle beeinträchtigt die Bindungsaffinität beträchtlich oder unterbindet diese vollständig. So bindet die Komplementärsequenz zur normalen Sequenz des Patienten (links), nicht aber die mutierte Sequenz des Patienten (Mitte). Dafür bindet die Komplementärsequenz zur mutierten Sequenz an die mutierte Sequenz des Patienten (rechts), nicht aber an die Normalsequenz (nicht abgebildet).

disiert. Durch Messung der Signalintensität sind auch Aussagen über die Menge der Nukleinsäure in der Probe möglich.

In DNA-Mikroarrays können Nylonmembranen, aber auch Glas oder Silizium als Träger verwendet werden. Es können Plasmide oder PCR-Produkte mit etwa 500 bis 5000 Basen als Sonden eingesetzt werden, die mit einer Dichte von 80 bis 100 Punkte pro Quadratzentimeter auf Trägermaterialien von nur wenigen Quadratzentimetern Größe aufgetragen werden. Eine Weiterentwicklung stellen Arrays höherer Spotdichten mit weit mehr als 100.000 Punkten pro Quadratzentimeter dar. Diese werden allgemein als *DNA-Chips* bezeichnet.

6.3 Anwendung von DNA-Mikroarrays

Es gibt drei große Anwendungsbereiche für DNA-Mikroarrays:
1. Die Analyse der Genexpression;
2. die Detektion von Einzelnukleotidpolymorphismen (*single nucleotide polymorphisms* oder SNPs, sprich "snips");
3. die Resequenzierung von Genen.

6.3.1 Analyse der Genexpression

Die amerikanische Firma Affymetrix hat sich auf die Herstellung von DNA-Mikroarrays zur Untersuchung der Genexpression und Einzelnukleotidpolymorphismen spezialisiert. Solche Arrays werden mittels der Technik der Photolithographie, die direkt aus der Halbleiterindustrie stammt, hergestellt (Abb. 6.2). Mittels dieser Technik kann eine extrem hohe Anzahl an Oligonukleotiden *in situ* auf der Trägeroberfläche aufgebracht werden.

Der derzeit erhältliche Chipsatz (Sept. 2005) zur Untersuchung der Genexpression beim Menschen enthält etwa 50.000 Sondensätze in etwas über einer Million Anordnungen, *Features* genannt, auf zwei Chips. Jedes Feature enthält etwa eine Million Sonden. Somit werden sämtliche humanen Gene (ca. 35.000) durch den Chipsatz abgedeckt. Pro zelluläre RNA werden auf dem Affymetrix-Chip elf Oligonukleotide in einer Länge von 25 Basen verstreut über die Chip-Oberfläche aufgebracht. Diese Oligonukleotide werden anhand ihrer chemischen Eigenschaften so ausgewählt, dass ihre Hybridisierungseigenschaften aufeinander abgestimmt sind. Sie sind zu elf verschiedenen Sequenzabschnitten der RNA exakt komplementär und werden daher als *perfect-match*-Oligonukleotide bezeichnet (Abb. 6.3). Dieses System hat den weiteren Vorteil, dass der Anteil an nicht spezifischen Hybridisierungen am Gesamtsignal ermittelt werden kann. Dazu wird für jedes *perfect-match*-Oligonukleotid ein weiteres, sog. *mismatch*-Oligonukleotid auf den Chip aufgebracht. Das *mismatch*-Oligonukleotid unterscheidet sich von dem *per-*

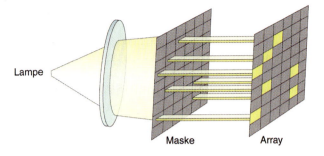

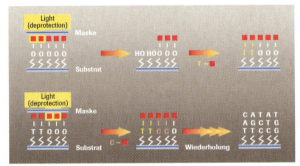

Abb. 6.2 Herstellung eines DNA-Mikroarrays mittels Photolithographie.
Als Substrat dient Glas, welches durch eine lichtempfindliche Schutzschicht bedeckt ist. Mittels einer Maske (oberes Bild) gelangt ultraviolettes Licht auf bestimmte Bereiche der Glasoberfläche, die durch Entfernung der lichtempfindlichen Schutzschicht chemisch aktiviert werden (unteres Bild). Das Substrat wird dann mit Nukleotiden inkubiert, die mit den freien Hydroxylgruppen an den Stellen der Oberfläche reagieren, die durch Licht aktiviert wurden. Mit einer zweiten Maske werden dann andere Bereiche der Oberfläche aktiviert, um mit anderen Nukleotiden zu binden. Die an die Oberfläche gebundenen Nukleotide tragen ihrerseits lichtempfindliche Schutzgruppen an der 3'-Position des Riboserests. Durch Lichtaktivierung werden auch diese Reste "freigesprengt" und sind dann für die Bindung weiterer Nukleotide verfügbar. Dieser Zyklus der maskengesteuerten Lichtaktivierung und Inkubation mit geschützten Nukleotiden wird sooft wiederholt, bis ein Rasen von Oligomeren in einer Länge von 20 bis 25 Basen entsteht (Abbildung aus: Lorkowski, S., Cullen, P. (Eds.), 2003, *Analysing Gene Expression – A Handbook of Methods – Possibilities and Pitfalls*, Wiley-VCH, Weinheim).

fect-match-Oligonukleotid dadurch, dass in der Mitte des Oligonukleotids eine einzelne Base ausgetauscht wurde. Unter idealen Bedingungen findet zwischen der Probe und dem *mismatch*-Oligonukleotid keine Hybridisierung statt. Signale, die dennoch an Stellen mit *mismatch*-Oligonukleotiden auftreten, müssen daher von unspezifisch hybridisierten Nukleinsäuren hervorgerufen werden. Durch einen Vergleich der Signalintensitäten zwischen der *perfect-match*- und *mismatch*-Probe kann entschieden werden, ob die Hybridisierung an der *perfect-match*-Sequenz spezifisch ist oder nicht. Anhand dieses Vergleichs können mit einem geeigneten Algorithmus für die *perfect-match*-Oligonukleotide korrigierte Intensitäten berechnet werden, die dann mit den Intensitäten eines zweiten Chips, der mit einer weiteren Probe hybridisiert wurde, verglichen werden.

Die Array-basierte Gen-Expressionsanalyse lässt sich natürlich nicht nur auf menschliche Gene anwenden, sondern auch auf eine Vielzahl anderer wichtiger prokaryotischer (beispielsweise *Escherichia coli, Pseudomonas aeruginosa*) und eukaryotischer [beispielsweise Bierhefe (*Saccharomyces cerevisiae*), Reis (*Oryza sativa*)] Organismen. Diese werden hier nicht weiter behandelt.

In der Routinediagnostik spielt die genomweite Expressionanalyse bisher so gut wie keine Rolle. In der klinischen Forschung sind erste Ansätze insbesondere in der Krebsdiagnostik gemacht worden. Mittels Untersuchung der Expression des gesamten Genoms wird versucht, kleinere Gruppen von Genen – sog. genetische "Fingerabdrücke" von Tumoren – zu identifizieren, deren Expression mit der Klassifizierung oder der Prognose des Tumors korreliert. Die Verwendung solcher Expressionsmuster steckt jedoch in den Kinderschuhen und ist noch einige Jahre von einer Routineverwendung entfernt.

6.3.1.1 Andere Methoden zur in situ-Sondenherstellung auf DNA-Mikroarrays

Neben dem oben beschriebenen photolithographischen Verfahren können prinzipiell andere Verfahren wie das *piezoelectric printing* und das *micro wet printing*

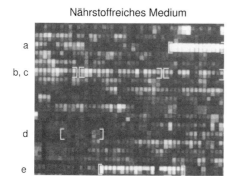
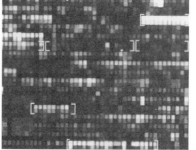

Abb. 6.3 Anwendung von *perfect-match-* und *mismatch*-Oligonukleotiden zur internen Korrektur von Hybridisierungsvorgängen auf DNA-Mikroarrays.
Die Bilder zeigen zwei Mikroarrays, die mit fluoreszenzmarkierter amplifizierter cDNA hybridisiert wurde. Die cDNA wurde aus der mRNA von Zellkulturen gewonnen, die in nährstoffreichem Medium (linkes Bild) beziehungsweise in nährstoffarmem Medium (rechtes Bild) kultiviert wurden. Jedes Kästchen auf dem Mikroarray repräsentiert ein *Feature*, d. h. ein Rasen von DNA-Sonden gleicher Sequenz. Die Features sind in Doppelreihen angeordnet. Die oberste Zeile der Doppelreihe wird durch *perfect match-Features* besetzt, während die unterste Zeile der Doppelreihe mit *mismatch-Features* besetzt ist. So bildet jedes Paar obere Feature, untere Feature, eine interne Kontrolle der Hybridisierung. Die Klammern und die Buchstaben a–e zeigen Features mit der gleichen Sequenz in beiden Mikroarrays. Unterschiede in der Fluoreszenzintensität zwischen beiden Bildern zeigen Unterschiede in der Expression der entsprechenden mRNAs zwischen den beiden Zellkulturen. So wird beispielsweise das Gen, welches durch die Feature-Reihe b gekennzeichnet wird, stärker in den Zellen exprimiert, die im nährstoffreichem Medium kultiviert wurden, während für das Gen, welches durch die Feature-Reihe d gekennzeichnet wird, das Umgekehrte gilt (Abbildung aus: Lorkowski, S., Cullen, P. (Eds.), 2003, *Analysing Gene Expression – A Handbook of Methods – Possibilities and Pitfalls*, Wiley-VCH, Weinheim).

(μWP) auch verwendet werden, um Oligonukleotide direkt auf einem Träger zu erzeugen. In der Praxis spielen jedoch diese Methoden eine untergeordnete Rolle.

6.3.1.2 Suspensions-Arrays

Eine Sonderstellung unter den derzeit vorhandenen Systemen nehmen die sog. Suspensions-Arrays ein, die von der Firma Luminex (Austin, Texas, USA) als FlowMetrix™-System entwickelt wurden. Dieses Verfahren verwendet eine Suspension von Mikropartikeln mit Durchmessern von bis zu 5,5 μm, die aus Polystyrol und Methacrylat bestehen und in verschiedenen Intensitäten mit Fluoreszenzfarbstoffen (Orange, 585 nm, und Rot, >650 nm) markiert sind. Durch die Verwendung von Mikropartikeln unterschiedlicher Größen und Farben entstehen diskrete Partikelpopulationen, die in Durchflusszytometern identifiziert werden können. Die mögliche Anzahl diskreter Populationen ist von den verfügbaren Farbstoffen und Techniken zur Markierung der *Beads* sowie von der Zahl unterscheidbarer Farben im Durchflusszytometer abhängig. Momentan sind mit zwei Farben 64 verschiedene Partikel herstellbar.

An die Carboxylgruppen des Methacrylats der markierten Partikel können Oligonukleotide kovalent über Aminogruppen gebunden werden. Für Expressionsanalysen von Nukleinsäuren werden Oligonukleotide derart gekoppelt, dass jeder Partikelpopulation ein spezifisches Oligonukleotid zugeordnet werden kann. Die Oberfläche eines Partikels bietet ausreichend Platz für eine kovalente Bindung von etwa $1–2 \times 10^6$ Molekülen. Aufgrund der geringen Größe und Dichte verbleiben diese Partikel mehrere Stunden in Suspension.

Die Analyse von Nukleinsäuren ist mit diesem Verfahren auf zwei Arten möglich, die beide auf der Hybridisierung von Nukleinsäuren einer Probe in einer Beadsuspension basieren. Beim direkten Hybridisierungsassay erfolgt die Hybridisierung, wie bei den herkömmlichen DNA-Arrays, direkt zwischen der markierten amplifizierten DNA-Sequenz (Amplikon) einer Probe und den Oligonukleotiden der Partikel. Der kompetitive Hybridisierungsassay besteht aus zwei getrennten Maßansätzen. Zunächst werden die Beads mit einem fluoreszenzmarkierten Reporter-Oligonukleotid hybridisiert. Diese Bindung wird im Durchflusszytometer als durchschnittliche Fluoreszenz detektiert. In einem zweiten Ansatz wird das Reporter-Oligonukleotid zunächst mit einem Kompetitor (der mit der Nukleinsäure in der Probe identisch ist) inkubiert (Abb. 6.4). Dabei werden Reportermoleküle an den Kompetitor gebunden, die dann nicht mehr zur Hybridisierung an die Mikrobeads zur Verfügung stehen. Es resultiert eine Abnahme der mittleren Fluoreszenz, die nur abhängig von der vorhandenen Kompetitormenge ist.

Die Messung der Fluoreszenzintensität und die anschließende Auswertung erfolgt in Durchflusszytometern mit mehreren Fluoreszenzkanälen. Daraus resultiert eine hohe Flexibilität in der Anwendbarkeit der Suspensions-Arrays. Mit nur einem Messgerät sind sowohl Expressions- als auch Mutationsanalysen möglich.

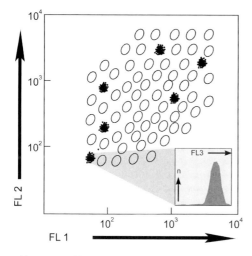

Abb. 6.4 Bead-basierte Array-Systeme. Bei solchen Systemen werden Oligonukleotide nicht auf eine Oberfläche sondern auf Microbeads aufgebracht. Durch die Verwendung von Mikropartikeln unterschiedlicher Größen und Farben entstehen diskrete Partikelpopulationen, die in Durchflusszytometern identifiziert werden können. Somit können sowohl Sequenz- als auch Genexpressionsanalysen durchgeführt werden (Abbildung aus: Lorkowski, S., Cullen, P. (Eds.), 2003, *Analysing Gene Expression – A Handbook of Methods – Possibilities and Pitfalls*, Wiley-VCH, Weinheim).

6.3.1.3 cDNA-Arrays

Komplementäre-DNAs (cDNAs) werden mittels reverser Transkription der zellulären mRNA hergestellt und spiegeln so den Expressionszustand eines zu untersuchenden zellulären Systems wider. Im Gegensatz zu Mikroarrays, die das gesamte Genom enthalten, bieten einige Firmen Mikroarrays mittlerer Dichte an, die es erlauben, einen Ausschnitt an Transkripten zu einer bestimmten Fragestellung zu analysieren. In solchen Arrays werden vorgefertigte Oligonukleotide oder Plasmide mittels verschiedener Druckverfahren auf die Oberfläche gebracht. Solche Arrays werden als cDNA-Arrays bezeichnet.

Um den Expressionszustand eines Gewebes oder einer Zellkultur zu messen, wird die mRNA der Probe zunächst zu cDNA mittels reverser Transkription umgeschrieben. In der Regel wird sie dann während der Transkription mittels Fluoreszenzfarbstoff markiert und mit dem DNA-Array hybridisiert. Die Mengen an hybridisierten Nukleinsäuren können anhand der Intensitäten der detektierten Signale ermittelt werden, da in bestimmten Grenzen eine lineare Proportionalität zwischen Signalintensität und der Menge an gebundener Probe besteht.

Für die meisten Anwendungen ist jedoch die erhältliche cDNA-Menge hierfür zu gering. Ursache hierfür ist zum einen die niedrige Effizienz der reversen Transkription; zum anderen steht bei zahlreichen Versuchsansätzen (Biopsien, Blutproben usw.) nur sehr wenig Ausgangsmaterial zur Verfügung. Dies macht für viele Anwendungen eine Vermehrung (Amplifikation) der cDNA notwendig.

Diese Vermehrung kann durch eine Amplifikation der cDNA mittels einer Polymerase-Kettenreaktion (PCR) erfolgen, die mit wenigen Synthesezyklen durchgeführt wird. Auf diese Weise wird vermieden, dass unterschiedliche Reaktionskinetiken und -verläufe der verschiedenen Nukleinsäuren während der Amplifikation das Verhältnis einzelner Nukleinsäuren zueinander verfälschen.

Ein anderes Verfahren, das ohne eine PCR-Amplifikation auskommt, ist die *in vitro*-Transkription der cDNA. Dazu wird während der reversen Transkription ein Promotor für eine RNA-Polymerase an den cDNA-Strang angefügt, der die Transkription der cDNA in cRNA (*complementary* RNA, komplementäre RNS) ermöglicht. Diese cRNA, welche mittels der RNA-Polymerase linear amplifiziert wird, wird wiederum zu cDNA umgeschrieben, die mit dem Array hybridisiert wird.

6.3.1.4 Bestimmung von Unterschieden in der Genexpression mittels cDNA-Arrays

Zur Bestimmung der Expressionsunterschiede zwischen zwei Proben auf cDNA-Arrays gibt es prinzipiell zwei Verfahren. Beim ersten Verfahren werden zwei identische Chips verwendet, die jeweils mit den markierten Nukleinsäuren zweier verschiedener Proben hybridisiert werden. Die Signalintensitäten der einzelnen Gene werden mittels interner Standards oder statistischer Verfahren normalisiert. Hierfür können zum einen Gene verwendet werden, die in Zellen gleichen Typs ein identisches Expressionsniveau aufweisen. In der Praxis werden die Gene beta-Actin, Ribosome und Glycerinaldehyd-3-Phosphat-Dehydrogenase (sog. Haushaltsgene) oft als interne Standards verwendet. Zum anderen kann bei Arrays hoher Dichte die Gesamtintensität aller Signale gemittelt und als Basis einer Normalisierung verwendet werden. Unterschiede zwischen den normalisierten Signalintensitäten deuten auf Expressionsunterschiede hin.

Bei einem zweiten Verfahren, das mit nur einem Chip für zwei zu untersuchende Proben auskommt, werden zwei verschiedene Markierungen (z. B. die Fluoreszenzfarbstoffe Cy3, 560 nm Emission und Cy5, 660 nm Emission) für die beiden Proben verwendet. Die 1 : 1 gemischten Proben werden dann auf einem Chip hybridisiert. Gene, die im gleichen Maße repräsentiert sind, weisen eine Mischfarbe (z. B. gelb) der beiden Markierungsfarben auf, während Gene, die unterschiedlich exprimiert werden, die Farbe der entsprechenden Markierung (z. B. rot oder grün) aufweisen (Abb. 6.5).

Die beschriebene Vorgehensweise wird in der Regel für Arrays verwendet, die PCR-Produkte oder Plasmide als Nukleinsäurebibliothek auf dem Substrat verwenden. Der große Vorteil dieser Arrays besteht in ihrer einfachen Herstellung. Nachteilig macht sich jedoch bemerkbar, dass ein solches aus vielen großen Nukleinsäuren bestehendes Gemisch sehr inhomogene Hybridisierungskinetiken aufweist. Daher sind die Hybridisierungsbedingungen (Temperatur, pH, Salzkonzentrationen) für einzelne Moleküle oft nicht optimal. Dies hat zur Folge, dass häufig unspezifische oder unvollständige Hybridisierungen auftreten, die die Ergebnisse verfälschen können. Ferner sind die Nukleinsäuren der Bibliothek ungeordnet auf dem Substrat aufgebracht und daher für die Nukleinsäuren der zu hybridisierenden Probe teilweise aus sterischen Gründen unzugänglich.

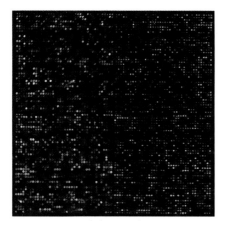

Abb. 6.5 Messung der Genexpression auf einem cDNA-Array mittels zweier Fluorophoren. Bei diesem Verfahren, das mit einem Chip für zwei zu untersuchende Proben auskommt, werden zwei verschiedene Markierungen (im vorliegenden Beispiel die Fluoreszenzfarbstoffe Cy3, 560 nm Emission und Cy5, 660 nm Emission) für die beiden Proben verwendet. Die 1 : 1 gemischten Proben werden dann auf einem Chip hybridisiert. Gene, die im gleichen Maße repräsentiert sind, weisen eine Mischfarbe (gelb) der beiden Markierungsfarben auf, während Gene, die unterschiedlich exprimiert werden, die Farbe der entsprechenden Markierung (rot oder grün) aufweisen (Abbildung aus: Lorkowski, S., Cullen, P. (Eds.), 2003, *Analysing Gene Expression – A Handbook of Methods – Possibilities and Pitfalls*, Wiley-VCH, Weinheim).

Bei den Oligonukleotid-Arrays hingegen sind die Hybridisierungseigenschaften der Sonden aufeinander abgestimmt. Nach entsprechender Korrektur für die Hybridisierung der *mismatch*-Oligonukleotide werden die gemittelten Signalintensitäten eines DNA-Arrays mit den Intensitäten eines zweiten Chips, der mit einer weiteren Probe hybridisiert wurde, verglichen. Da dieser Vergleich anhand aller Oligonukleotidpaare erfolgt, hängt die Entscheidung, ob unterschiedliche Mengen einer RNA in den beiden Proben vorliegen im Gegensatz zu anderen DNA-Chips, von der Auswertung aller Signale ab.

6.3.2
Detektion von Polymorphismen mittels DNA-Mikroarrays

6.3.2.1 Genomweite Polymorphismusdetektion

Ein wichtiges Einsatzgebiet für DNA-Mikroarrays ist die Detektion in einem einzigen Ansatz von bis zu 500.000 durch das Genom verstreute Einzelnukleotidpolymorphismen. Solche Arrays werden von der Firma Affymetrix und von anderen Anbietern wie beispielsweise der Firma Illumina aus Seattle in den Vereinigten Staaten von Amerika hergestellt. Das Funktionsprinzip solcher *Snip-Chips* ist mit denen der Expressions-Arrays identisch. Solche genomweiten Analysen werden zum Beispiel in klassischen Kopplungsstudien eingesetzt, um Gendefekte bei monogenetischen Erkrankungen zu identifizieren. Auch werden sie in großen

Kohorten eingesetzt, um bei komplexen Erkrankungen wie Typ 2 Diabetes mellitus oder Arteriosklerose durch das gesamte Genom gestreute Assoziationen zu identifizieren. Die meisten Volkskrankheiten sind polygen und multifaktoriell. Das heißt, sie werden sowohl durch erbliche als auch durch Umweltfaktoren verursacht. Beispielsweise schätzt man, dass die Arteriosklerose zu etwa 40 % genetischen Ursprungs und zu etwa 60 % umweltbedingt (falsche Ernährung, Rauchen, usw.) ist. Diese genetische Komponente wiederum ist sehr komplex und beinhaltet eine Vielzahl von Genen, die jeweils für sich nur einen kleinen Einfluss auf den Ausbruch oder den Schweregrad der Arteriosklerose ausüben. Eine weitere Komplexität liegt darin, dass in unterschiedlichen Familien unterschiedliche Gene die Hauptrolle spielen können. Um überhaupt solche Faktoren identifizieren zu können, sind Untersuchungen des gesamten Genoms bei einer Vielzahl von Patienten und Kontrollpersonen notwendig. Erst mit der Entwicklung der DNA-Mikroarray-Technologie sind solche Untersuchungen überhaupt möglich geworden.

6.3.2.2 Gezielte Polymorphismusdetektion

Neben der parallelen Detektion einer sehr großen Zahl von durch das Genom gestreuten Polymorphismen bieten einige Anbieter Mikroarrays an, die es erlauben, eine geringere Anzahl an Polymorphismen zu detektieren. Solche Arrays sind die logische Weiterentwicklung der Streifen-Technologie, die derzeit für diese Fragestellung verwendet wird. Mikroarrays bieten gegenüber der Streifentechnologie Vorteile in Bezug auf Robustheit, Komplexität und Automatisierbarkeit. Solche Mikroarray-Systeme sind auch die ersten, die den Einsatz in der Routine-Diagnostik gefunden haben. Derzeit gibt es drei Einsatzgebiete für eine solche Arraybasierte Polymorphismusdetektion: die Pharmakogenomik, die Infektionsdiagnostik und die Bestimmung von genetischen Risikofaktoren. Kommerzielle Systeme im Bereich der Pharmacogenomik ("P-450-Chip") und zur Bestimmung genetischer Risikofaktoren sind bereits erhältlich. Systeme in der Infektionsdiagnostik, beispielsweise zur Detektion von Mutationen, die zur Methicillin-Resistenz bei *Staphylococcus aureus* führen, befinden sich derzeit in einer späten Phase der Entwicklung und werden in den nächsten wenigen Jahren kommerziell verfügbar sein.

6.3.3
DNA-Sequenzierung mittels Mikroarrays

Prinzipiell ist es möglich, mittels Mikroarrays nicht nur einzelne Polymorphismen festzustellen, sondern auch eine komplette Sequenzierung einer unbekannten DNA-Sequenz allein anhand ihres Hybridisierungsmusters durchzuführen. Diese Vorgehensweise würde den großen Vorteil bieten, dass die Sequenz eines Gens nicht wie bisher sequentiell, sondern komplett in Einem gelesen werden könnte. So müsste eine "Seite" des Genoms nicht wie bisher "mit der Schreibmaschine" mühsam Buchstabe für Buchstabe entziffert, sondern könnte wie beim Buchdruck in einem einzigen Vorgang erfasst werden.

Trotz dieses Vorteils ist das Sequenzieren mittels DNA-Chips leider immer noch problematisch. Der Hauptgrund hierfür liegt darin, dass die zu untersuchende Sequenz hinsichtlich der Hybridisierungsbedingungen logischerweise nicht optimiert werden kann. Dies hat zur Folge, dass es zu Fehlern bei der Hybridisierung der Probe mit den Oligonukleotiden auf dem Chip und somit zur Fehlbestimmungen der Sequenz kommen kann. Gerade im medizindiagnostischen Bereich ist jedoch eine absolut zuverlässige Bestimmung der Sequenz notwendig. Ein weiterer Nachteil dieser Sequenzierungsstrategie ist, dass sie multiple Mutationen oder komplexe Sequenzabweichungen wie Insertionen oder Deletionen nur schwer erkennen kann. Schließlich führt die große Zahl der benötigten Oligonukleotide zu sehr großen Datenmengen, deren Analyse aufwendig ist und stark mit Fehlern behaftet sein kann.

Aus diesen Gründen ist das Gensequenzieren mit herkömmlichen Methoden bislang weit effizienter als die Sequenzierung mittels DNA-Mikroarrays. Dank der sich rasch entwickelnden Möglichkeiten der Bioinformatik könnte eine Microarray-basierte Methode jedoch in Zukunft konkurrenzfähig zu konventionellen Verfahren werden. An der Entwicklung von DNA-Chips, die zur universellen Sequenzanalyse unbekannter DNA-Proben geeignet sind, wird auch gearbeitet.

6.4
Andere Anwendungen für DNA-Mikroarrays

Durch ihre Fähigkeit, eine sehr große Anzahl von Sequenzabschnitten gleichzeitig zu analysieren, können DNA-Mikroarrays verwendet werden, um bestimmte kanonische Sequenzabfolgen im Genom zu finden. So könnten sie beispielsweise verwendet werden, um potentielle Methylierungsstellen zu identifizieren. Es ist bekannt, dass die Methylierung von 5'-CpG-Sequenzen eine wichtige Rolle bei der Inaktivierung von Genen beispielsweise in der Embryogenese spielt. Auch können DNA-Mikroarrays verwendet werden, um mutmaßliche Bindungsstellen für Transkriptionsfaktoren im Genom zu lokalisieren. Solche Anwendungen gehören in den Bereich der Forschung und besitzen heute wenig Relevanz für das klinische Labor.

6.5
Bedeutung der DNA-Mikroarray-Technologie für die Labordiagnostik

Derzeit existieren nur wenige Array-basierte Systeme für den Einsatz im Routinelaboratorium auf dem Markt. Der Grund hierfür liegt darin, dass derzeit andere Hybridisierungsbasierte-Methoden (insbesondere die Strip-Technologie) über herkömmliche Chip-Systeme Preisvorteile bieten. Ausnahmen sind Systeme zur Detektion von häufigen Polymorphismen in den Zytochrom-Genen. Solche Systeme werden verwendet, um mögliche Medikamenten-Unverträglichkeiten frühzeitig zu identifizieren (sog. Pharmakogenetik). Wie bereits erwähnt existieren andere Systeme zur parallelen Detektion von genetischen Risikomarkern für häufige Erkrankungen wie Arteriosklerose, Thrombose oder Osteoporose.

Aus Sicht des Autors wird jedoch das Haupteinsatzgebiet für solche diagnostischen Mikroarrays nicht in der Humangenetik oder in der Pharmakogenetik sondern in der Infektionsdiagnostik liegen. Erste Systeme zur Charakterisierung von humanem Papillomavirus existieren bereits. Andere werden sowohl in der Virologie wie auch in der Bakteriologie folgen. So sind beispielsweise Systeme zur Detektion von resistenen *Escherischia coli*- und *Staphylococcus aureus*-Stämmen als Prototypen bereits vorgestellt worden[1, 2].

Durch Fortschritte in der Mikrosystemtechnik wird es in nächster Zukunft möglich sein, miniaturisierte PCR-Machinen zu konstruieren, die eine Integration der DNA-Vermehrung, der DNA-Markierung und der Array-Hybridisierung in einem einzigen Modul erlauben – sog. *Lab-on-a-chip*-Systeme. Erste Prototypen solcher Systeme sind bereits verfügbar. Solche Module, die als Einwegartikel verfügbar sein werden, werden einen hohen Grad an Automatisierung, eine erhebliche Kostensenkung und einen erhöhten Probendurchsatz erlauben. Außerdem werden solche Systeme wegen geringerer Bearbeitungszeiten in der Vorort-Diagnostik (*point-of-care diagnostics*) etwa in der Arztpraxis oder der Notfallambulanz zum Einsatz kommen.

Mit einiger Verzögerung werden auch DNA-Arrays zur Messung der Genexpression Bedeutung in der Laboratoriumsmedizin erlangen. Wie oben berichtet, läuft derzeit eine Vielzahl von Studien weltweit, um das Expressionsmuster verschiedener Erkrankungen, insbesondere maligner Entartungen, mittels DNA-Mikroarrays mit hoher Dichte zu charakterisieren. Somit werden Merkmale der Genexpression, die mit Variablen wie Prognose und Ansprechen auf Therapie sowie mit verschiedenen Tumor-Subtypen und Tumorstadien korrelieren, identifiziert. Nach Erstellung eines genetischen Fingerabdrucks, der oft weniger als Hundert cDNAs enthält, können einfachere cDNA-Expressionschips der zweiten Generation in großer Stückzahl hergestellt und validiert werden. Solche cDNA-Arrays werden unter anderem Verwendung finden bei der Klassifizierung von Tumoren, bei der Abschätzung der Prognose maligner und anderer Erkrankungen und bei der Auswahl der Therapie.

---

[1] Yu, X., Susa, M., Knabbe, C., Schmid, R. D., Bachmann, T. T. Development and validation of a diagnostic DNA microarray to detect quinolone-resistant *Escherichia coli* among clinical isolates. *J. Clin. Microbiol.* 2004; 42:4083–4091.

[2] Grimm, V., Ezaki, S., Susa, M., Knabbe, C., Schmid, R. D., Bachmann, T. T. Use of DNA microarrays for rapid genotyping of TEM beta-lactamases that confer resistance. *J. Clin. Microbiol.* 2004; 42:3766–3774.

6.6
Ausblick in die Zukunft

Wir können davon ausgehen, dass wir erst am Anfang der Revolution, die durch die Entschlüsselung des menschlichen Genoms ausgelöst wurde, stehen. In den kommenden Jahren wird die Analyse der Proteinexpression, die Untersuchung von posttranslationalen Modifikationen, sowie die Untersuchung von Interaktionen zwischen Proteinen immer mehr in den Mittelpunkt rücken. Wie Eingangs erwähnt dürfte nach *Genomics* (Untersuchung des Genoms) und *Transkriptomics* (Untersuchung des Genexpressionsmusters) *Proteomics* die nächste große Welle der diagnostischen Möglichkeiten in Gang setzen. Hier wird die Array-Technologie zweifelsohne eine wichtige Rolle spielen, obwohl die Herstellung von sog. "Protein-Chips" eine technische Herausforderung darstellt, die die Herstellung von DNA-Arrays um mindestens eine Größenordnung übersteigt.

Möglicherweise werden durch die Kombination von Array-Technologie mit hochempfindlichen Detektions- und Messverfahren wie *mass absorption laser deionization time-of-flight mass spectrometry* (MALDI-TOF) ganz neue Ansätze der Diagnostik im medizinischen Labor ermöglicht werden.

7
DNA-Sequenzierung

Harm Müller, Nicole Wiese und Thomas Fenner

7.1
Einführung zur DNA-Sequenzierung

Seit etwa 3 Milliarden Jahren gibt es Leben auf der Erde. Seine Vielseitigkeit wurde durch ein Molekül ermöglicht: die DNA, dem Träger der Erbinformation. Gegliedert in Chromosomen beherbergt die DNA in hoch organisierter Weise die Information einzelner Gene, die über die Basenabfolge für einzelne Proteine codieren. Als genetischer Code wird die Beziehung zwischen der Sequenz der DNA und der Sequenz des entsprechenden Proteins bezeichnet. Drei Nukleotide bilden ein Codon, ein Codon steht für eine Aminosäure, eine Abfolge von Codons definiert die Aminosäuresequenz (s. Kapitel 1).

Mutationen (Codonveränderung), Deletionen (Verlust von Codons) und Insertionen (Einbau zusätzlicher Basen in die DNA-Sequenz) können die Erbinformation verändern und sogar unleserlich machen. Beim Menschen können diese genetischen Veränderungen mit Krankheiten assoziiert sein (s. Kapitel 8). Mithilfe modernster DNA-Analysetechnik wie der DNA-Sequenzierung und der DNA-Fragmentanalyse können krankheitsrelevante Veränderungen nachgewiesen werden.

Fred Sanger entwickelte 1975 eine enzymatische Sequenzierungsmethode zur Analyse der DNA-Sequenz. Anfangs konnten lediglich nur kurze Sequenzabschnitte mit dieser sog. Kettenabbruchmethode (s. Abschnitt 7.2.1.2) analysiert werden.

Im Jahre 1977 wurde eine weitere Methode zur DNA-Sequenzierung von Walter Gilbert und Albert Maxam publiziert.

Die fortwährende methodische und technische Weiterentwicklung der DNA-Analysemethoden führte 1990 zum Start des Humanen Genomprojekts. Ziel war es, das gesamte Erbgut des Menschen zu entschlüsseln. Dutzende weiterer "Genomprojekte" von Mikroorganismen, Tieren und Pflanzen haben neben dem Humangenomprojekt begonnen. 1992 wurde zum erstenmal ein Chromosom eines zellkernhaltigen Lebewesens vollständig entschlüsselt, das Chromosom III

Leitfaden Molekulare Diagnostik. Herausgegeben von Frank Thiemann, Paul M. Cullen und Hanns-Georg Klein
Copyright © 2006 WILEY-VCH Verlag GmbH & Co. KGaA, Weinheim
ISBN: 3-527-31471-7

der Bäckerhefe, gefolgt von der kompletten Genomsequenz des Bakteriums *Haemophilus influenzae*.

Die ambitionierten Ziele des Humanen Genomprojektes spornten den Ehrgeiz von Wissenschaftlern und Technikern weiter an, sodass die DNA-Sequenzierungstechnologie in kurzer Zeit immer weiter optimiert wurde und der Probendurchsatz enorm gesteigert werden konnte. Das führte dazu, dass bereits 2003 der überwiegende Teil des humanen Genoms sequenziert war.

Aufgrund der vielfältigen Anwendungsmöglichkeiten in vielen humanmedizinischen Bereichen findet die DNA-Sequenzanalyse Einzug in das medizinische Labor, einige Beispiele hierzu finden sich im letzten Teil diesen Kapitels. Weitere Beispiele werden im Kapitel 8 näher beschrieben.

Man unterscheidet zwei Formen der DNA-Analyse:
1. die eigentliche DNA-Sequenzanalyse und
2. die DNA-Fragmentanalyse.

Die DNA-Sequenzanalyse wird angewendet, um *Mutationen, Deletionen* und *Insertionen*, also Abweichungen in Bezug zu einer entsprechenden Referenzsequenz zu finden.

Bei der DNA-Fragmentanalyse wird dagegen die Länge einzelner DNA-Bereiche bestimmt.

Der Prozess der DNA-Sequenzierung lässt sich in drei Abschnitte gliedern, die im folgenden besprochen werden.
1. Sequenzreaktion und Markierung
2. Auftrennung und Detektion der Sequenzprodukte
3. Sequenzdatenauswertung

7.2
Methodische Grundlagen der Sequenzreaktion und Markierung

Als Ausgangsmaterial für die Sequenzierung und auch der Fragmentanalyse kann jede beliebige DNA-Quelle genutzt werden. Die Isolierung der DNA aus Zellkulturen, Gewebeproben, Leukozyten und anderen biologischen Materialien erfolgt heutzutage mithilfe von standardisierten, kommerziellen Verfahren (s. Kapitel 3). Ausgehend von der isolierten DNA, kann der gewünschte DNA-Abschnitt mittels einer entsprechenden spezifischen PCR amplifiziert werden oder über eine DNA-Klonierung vermehrt werden. Liegt die DNA in ausreichender und reiner Form vor, kann sie schließlich durch die enzymatische DNA-Sequenzierung analysiert werden.

7.2.1
Sequenziertechniken

Die unterschiedlichen Verfahren der Sequenzierung unterliegen einem gemeinsamen Prinzip:

Von der Ausgangs- (*Template-*)DNA werden einzelsträngige, markierte DNA-Fragmente erzeugt, die ein konstantes 5'-Ende aufweisen und an ihrem 3'-Ende eine variable Länge haben. Abbildung 7.1 zeigt das Prinzip der DNA-Sequenzierung. Mittels Elektrophorese werden die bei der Sequenzreaktion erhaltenen DNA-Stränge gemäß ihrer Größe aufgetrennt (s. Kapitel 5). Das dabei entstandene Bandenmuster wird erfasst und analysiert.

Die DNA-Sequenzierung erfolgt entweder nach der auf enzymatischen Reaktionen basierenden Kettenabbruchmethode nach Sanger (s. Abschnitt 7.2.1.2) oder nach der auf chemischen Reaktionen basierenden Maxam-Gilbert-Sequenzierung (s. Abschnitt 7.2.1.1).

7.2.1.1 Die Sequenzreaktion nach Maxam Gilbert

Für eine Maxam-Gilbert-Sequenzierung werden die Basen der zu sequenzierenden DNA in vier getrennten Ansätzen spezifisch chemisch modifiziert.
1. Dimethylsulfat modifiziert Guanin
2. Ameisensäure modifiziert Guanin und Adenin

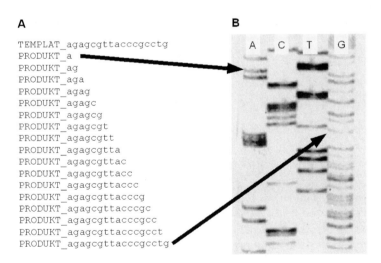

Abb. 7.1 Das Prinzip der DNA-Sequenzierung. (A) Von der Template-DNA werden einzelsträngige DNA-Fragmente aller möglichen Längen erzeugt, die ein konstantes 5'-Ende aufweisen und an ihrem 3'-Ende eine variable Länge haben. (B) Klassisches Autoradiogramm bei der die radioaktiv markierten DNA-Stränge über ein Polyacrylamid Gel aufgetrennt und anschließend autoradiographiert wurden. Jede Bande innerhalb einer Spur steht für eines der vier Nukleotide der DNA-Sequenz.

3. Hydrazin modifiziert Thymin + Cytosin
4. Hydrazin/NaCl modifiziert Cytosin.

Jeder Ansatz wird anschließend mit Piperidin behandelt. Piperidin bewirkt die Spaltung des DNA-Stranges an der Phosphodieestherbindung der zuvor modifizierten Base. Allerdings erfolgen die chemischen Modifikationen der Basen und der Strangbruch mit unterschiedlicher Effizienz.

Dadurch werden nicht alle DNA Moleküle an genau der gleichen Position gespalten. Es entstehen so in jedem Ansatz DNA Moleküle mit identischen 5'-Enden aber mit unterschiedlicher Länge. Die Reaktionsprodukte werden in vier entsprechenden Spuren auf einem Polyacrylamidgel gemäß ihrer Größe aufgetrennt und analysiert. Da die Maxam-Gilbert-Sequenzierung in Ihrer Durchführung sehr personal-, kostenintensiv und nur mit höherem Aufwand zu automatisieren war, setzte sich die Kettenabbruchmethode nach Sanger als Sequenzierungsmethode durch.

7.2.1.2 Sanger-Sequenzierung (Didesoxysequenzierung)

Das Prinzip
Das Prinzip der DNA-Sequenzierung mit der *Kettenabbruch- oder Didesoxynucleosidmethode* entspricht im Wesentlichen dem der natürlichen Replikation der DNA in der Zelle (s. Kapitel 1.3). Das Verfahren basiert auf einer enzymatischen Reaktion mit einer *DNA-Polymerase* (z. B. T7-DNA-Polymerase), welche anhand eines einzelsträngigen Template-Stranges einen basenkomplementären Gegenstrang synthetisiert. In dem Reaktionsgemisch sind aber neben den natürlichen DNA Bausteinen, den vier Desoxynukleotiden (dATP, dTTP, dCTP, dGTP) auch sog. Didesoxynukleotide (ddNTPs) vorhanden. Diesen speziellen Nukleotiden fehlt die für das Enzym essentielle 3'-OH-Gruppe zur Strangsynthese. Nach deren Einbau in die DNA kann daher der entsprechende Strang nicht verlängert werden und es erfolgt ein Kettenabbruch.

Die Reaktion
Durch Zugabe von Natriumhydroxyd (NaOH) wird die Doppelstrang-DNA in ihre zwei Einzelstränge denaturiert.

Für den Reaktionsstart benötigt die DNA-Polymerase eine freie 3'-OH-Gruppe und einen kurzen Abschnitt doppelsträngiger DNA. Diese Vorausetzung wird durch die komplementäre Anlagerung eines 20–25 Nukleotid langen DNA-Stücks, einem sog. *Primer*, an die Zielsequenz geschaffen. An diesem über Wasserstoff-Brückenbindungen fixierten DNA-Primer-Komplex synthetisiert die DNA-Polymerase einen komplemtären Gegenstrang durch Einbau der dNTPs. Der neue DNA-Strang wächst somit durch die Knüpfung der kovalenten Phosphodiester-Bindung zwischen der 3'OH-Gruppe am Ende des Reaktionsprodukts und der 5'Phosphat-Gruppe des neuen Desoxynukleotidtriphosphates (dNTP).

Die DNA-Sequenzierung findet in vier verschiedenen Reaktionsgefäßen statt. Jedes Gefäß enthält die gleiche Template-DNA, die spezifischen Primer, DNA-Polymerase, alle vier dNTPs und zusätzlich in einem definierten Konzentrationsverhältnis jeweils ein bestimmtes ddNTP. Das Gefäß welches das ddATP enthält wird entsprechend mit "A" beschriftet, das Gefäß mit dem ddTTP mit "T" usw.

Bei jeder der 4 Einzelreaktionen laufen gleichzeitig zahlreiche Strangsynthesen ab. Die DNA-Polymerase akzeptiert dabei sowohl die dNTPs als auch die jeweiligen ddNTPs als Substrat. Wird allerdings ein ddNTP zur Kettenverlängerung verwendet, stoppt die Reaktion nach dessen Einbau. Man erhält damit in jedem Reaktionsgefäß ein Gemisch aus DNA-Molekülen, die alle am 5'-Ende mit der Primer-Sequenz beginnen, über ihre jeweilige Länge eine Kopie der Template-DNA darstellen und mit dem jeweiligen spezifischen ddNTP (Adenin, Cytosin, Guanin, oder Thymin) enden.

Die Detektion der Fragmente in den verschiedenen Reaktionsansätzen erfolgt auf einem denaturierenden Polyacrylamid-Sequenziergel. Dabei werden die vier Reaktionsansätze "A, T, G und C" in nebeneinander liegenden markierten Spuren aufgetragen und die DNA gemäß ihrer Größe aufgetrennt (Abb. 7.1B).

7.2.1.3 Cycle-Sequenzierung

Eine wichtige methodische Neuerung Ende der 90er Jahre des 20. Jahrhunderts haben der molekularen DNA-Analyse den Weg zur Automatisierung und zur rasanten Ausweitung des Anwendungsspektrums geebnet. Kary Mullis entwickelte in Kalifornien die Polymerase-Kettenreaktion (PCR), mit der man DNA außerhalb von Zellen vervielfältigen kann (s. Kapitel 4). PCR Produkte sind die idealen Templates für die Sequenzierung. Sie lassen sich schnell aus extrem geringen DNA-Ausgangsmengen generieren und machen damit eine langwierige Klonierung überflüssig.

Die Cycle-Sequenzierung stellt eine Weiterentwicklung der Didesoxysequenzierung nach Sanger dar. Bei der Sequenzierungsreaktion wird eine thermostabile DNA-Polymerase verwendet, sodass auf die relativ aufwändige Denaturierung mit NaOH und nachfolgende Neutralisation verzichtet werden kann. Die DNA kann wie bei der PCR durch Hitze denaturiert werden.

Anders als bei der klassischen Sequenzierung, bei welcher der Template-Strang in nur *einer einzigen Reaktionsfolge* aus den drei Schritten *Denaturierung, Primer-Annealing und Kettenverlängerung* kopiert wird, werden bei der Cycle-Sequenzierung die notwendigen Kopien durch *mehrmalige Wiederholung* dieses Zyklus erzeugt. Abbildung 7.2 zeigt schematisch den Ablauf einer Cycle-Sequenzierung.

So wurde es möglich, wesentlich größere Mengen des markierten Reaktionsproduktes zu erhalten. Die gesamte Reaktion basiert auf drei Teilschritten, die bei jeweils unterschiedlichen Temperaturen ablaufen und deren Zyklus vielfach wiederholt wird. Im ersten Schritt, der *Denaturierung* der DNA Doppelstränge (bei ca. 95 °C) wird die DNA in die Einzelstränge aufgeschmolzen. Beim anschließenden *Annealing* hybridisert der Sequenzierungsprimer an das Template. und dient mit dem 3'-OH Ende im dritten Schritt, der *DNA-Polymerisation oder Extension* bei

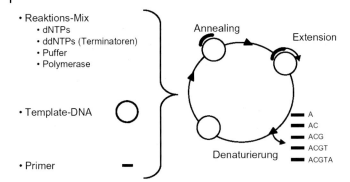

Abb. 7.2 Schematische Darstellung der Cycle-Sequenzierung.
Der Reaktionsmix bestehend aus dNTP, ddNTP, Puffer und Polymerase wird zusammen mit der Template-DNA und einem spezifischen Primer inkubiert. Im rechts dargestellten Temperaturzyklus durchläuft die Reaktion verschiedene Temperaturphasen:
Denaturierung: Die doppelsträngige DNA wird aufgeschmolzen (95 °C) und die resultierende einzelsträngige Template-DNA steht für einen neuen Zyklus zur Verfügung.
Annealing: Primerbindung (50 °C),
Extension : Die Polymerase baut dNTP/ddNTPs in den neu entstehenden Strang ein (68 °C). Es kommt zum Kettenabbruch bei den eingebauten ddNTP (Abbildung aus: *ABI Prism Kursbuch Sequenzanalyse*, mit freundlicher Genehmigung von Applied Biosystems, Darmstadt).

68–72 °C, als Startermolekül zur Synthese des komplementären Stranges. In jedem Zyklus wächst die Menge der neusynthetisierten DNA-Stränge.

Wegen der hohen Temperaturen muss eine hitzestabile DNA-Polymerase für die Cycle-Sequenzierung verwendet werden, die noch nach dem Erhitzen auf 95 °C aktiv bleibt.

Die Cycle-Sequenzierung weist gegenüber der einfachen Kettenabbruchmethode wesentliche Vorteile auf. Das Versuchsprotokoll ist sehr einfach und ermöglicht einen hohen Probendurchsatz. Als Ausgangsmaterial kann PCR-DNA verwendet werden, eine vorangehende aufwändige Klonierung von DNA entfällt.

Ein wesentlicher Vorteil sind die hohen Reaktionstemperaturen; Sekundärstrukturen in der eingesetzten Template-DNA, die die Sequenzierreaktion stören, sind bei den hohen Temperaturen der Cycle-Sequenzierung nicht stabil. Die Strangsynthese kann somit ungehindert ablaufen und es können längere DNA-Stränge sequenziert werden.

7.2.1.4 Markierungsmethoden

Um die in der Sequenzierreaktion generierte Sequenzleiter sichtbar zu machen, muss die synthetisierte DNA vor oder während der Reaktion markiert werden. Die Art der Markierung bestimmt die Form der anschließenden Detektion und die Empfindlichkeit des Verfahrens.

Im Bereich der Markierung von DNA-Sequenzprodukten sind im Laufe der Zeit vielfältige Modifikationen eingeführt worden. Die zuerst entwickelten Markierungsverfahren basierten ausschließlich auf radioaktiven Methoden. Verwendung fanden dabei hauptsächlich die Radioisotope ^{32}P, ^{33}P und ^{35}S. Dabei kamen Primer, die an ihrem 5'-Ende markiert waren, zum Einsatz. Eine andere Möglichkeit zur Markierung war die Zugabe von radioaktiv markierten dATP zur Reaktion. Die Detektion der so markierten Sequenzier-Produkte ist allerdings sehr aufwändig. Anhand eines auf das Sequenzgel aufgelegten Röntgenfilms wird die Sequenz sichtbar gemacht. Es entsteht ein *Autoradiogramm*. Die Inkubationszeit kann, je nach verwendetem Radioisotop, bis zu 12 Stunden betragen.

Aufgrund der mit der Radioaktivität verbundenen gesundheitlichen Risiken und der Abfallentsorgungsproblematik konnten sich wesentlich besser handhabbare Methoden auf Basis von Fluoreszenzfarbstoffen für die DNA-Markierung durchsetzen.

Eine solche Methode, die der molekularen DNA-Analyse den Weg zur Automatisierung und zu der rasanten Ausweitung des Anwendungsspektrums geebnet hat, ist die *Multifluoreszenz-Laser-Scan-DNA-Detektion*. Sie schafft die Voraussetzung um sicher, schnell und mit hohem Durchsatz die DNA zu analysieren. Durch diese Technik war es möglich, direkt aus der Abfolge von Lichtsignalen die genetische Information eines DNA-Stranges in digitaler Form zu erhalten.

Es gibt verschiedene Möglichkeiten die DNA zu markieren. Je nach Anwendung und Bedarf können entweder die Primer an ihrem 5'-Ende markiert werden, oder aber markierte dNTPs oder ddNTPs eingesetzt werden.

Die beiden erst genannten Methoden finden nur noch selten Anwendung. Hauptsächlich werden Sequenzierungen mit markierten ddNTPs durchgeführt. Dabei ist jedes ddNTP mit einem unterschiedlichen Fluoreszenzfarbstoff markiert. Bei Verwendung eines mehrfarbenfähigen Sequenzier- und Detektionssystems muss für die Sequenzierreaktion nur noch ein Ansatz anstatt der oben beschriebenen vier Ansätze pipettiert werden.

Bei der Verwendung von markierten ddNTPs entfällt auch die Markierung der Sequenz-Primer.

Die Markierung der DNA durch ddNTPs bietet gegenüber den anderen erwähnten Markierungsverfahren einen weiteren entscheidenden Vorteil. Unspezifische Kettenabbrüche, die durch ein Abfallen der DNA-Polymerase vom Template-Strang z. B. aufgrund von Sekundärstruktur oder einer bestimmten Basenabfolge auftreten, sind bei der Verwendung von markierten ddNTPs nicht mehr sichtbar. Das Enzym fällt zwar während der Kettenverlängerungsreaktion nach wie vor von dem Template-Strang ab, aber die daraus resultierenden fehlerhaft terminierten Fragmente tragen keine Markierung, da kein Didesoxynukleotid eingebaut worden ist. Treten unspezifische Kettenabbrüche bei einer anderen Form der Markierung auf, so sind diese immer auch bei der Detektion nachweisbar und stören die Auswertung bzw. können diesen Bereich der DNA-Sequenz auch unleserlich werden lassen (Abb. 7.3).

7.2.1.5 Detektion

Die Polyacrylamid-Platten-Gelelektrophorese war für lange Zeit die vorherrschende Technik für die Sequenzierung von DNA-Fragmenten. Anfänglich wurde mit ^{32}P-

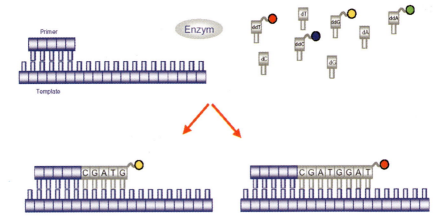

Abb. 7.3 Cycle-Sequenzierung.
Die Cycle-Sequenzierung mit fluoreszenzmarkierten ddNTPs führt zur Bildung von definierten DNA-Strängen, die entsprechend der komplementären Sequenz der Template-DNA, mit einer spezifischen Fluoreszenzfarbe markiert sind (Abbildung aus: *ABI Prism Kursbuch Sequenzanalyse*, mit freundlicher Genehmigung von Applied Biosystems, Darmstadt).

markierten Primern gearbeitet. Die Sequenzierungstechnologie bekam einen wesentlichen Entwicklungsschub mit der ersten Einführung eines Fluoreszenz-basierten Platten-Gelelektrophorese-Sequenzier-Gerätes (Firma Applied Biosystems). In diesem Instrument wurden Fluoreszenz markierte DNA-Fragmente einer Sanger-Sequenzierreaktion an der Spitze eines 250 µm dünnen Acrylamid-Gels zwischen 2 Glasplatten aufgetragen. Eine elektrische Spannung bewirkt die Wanderung der markierten DNA-Fragmente durch das Gel. Die Auftrennung erfolgt entsprechend der Größe der DNA-Fragmente (s. Kapitel 5). Eine Fluoreszenz- Messeinheit detektiert die DNA-Banden wenn sie an einer bestimmten Region im unteren Teil des Gels vorbeiwandern. Dieses optische Detektionssystem besteht aus einem Argon-Ion Laser, der über ein Objektiv auf das Gel fokussiert ist. Der Laser regt die Fluoreszenzfarbstoffe an und lenkt das emittierte Licht zu einer Detektionseinheit.

Das erste Gelplattengerät wurde hinsichtlich Leseweite und Durchsatz modifiziert und durch den ABI Prism 377 ersetzt, der 96 Proben in 9–11 Stunden abarbeiten kann. Nachteile der Platten-Gelelektrophorese sind das aufwändige Herstellen der Gele, die nicht ganz unproblematische Beladung der Gele mit der DNA und das Laufspuren-*Tracking* (Finden der Laufspur). Viele andere Gelplatten-Instrumente wurden entwickelt, wurden aber mit der Zeit durch *Kapillar-Elektrophorese*-Geräte ersetzt.

Die Kapillar-Elektrophorese funktioniert auf vergleichbare Art und Weise wie die Platten-Gelelektrophorese, mit der Ausnahme, dass in jeder Kapillare eine Probe läuft und damit die lästigen Probleme mit dem Proben-Tracking verschwinden. Die Reaktionsprodukte wandern aufgrund der Polarität des elektrischen Feldes durch das in der Kapillare befindliche gelartige Polymer von der Kathode zur

Anode. Sie werden der Länge nach aufgetrennt, d. h. die kleinen Fragmente können schneller durch das Gel dringen als die großen Fragmente (Abb. 7.4). Sobald diese Fragmente am Fenster des Detektors vorbeiwandern, werden die Farbstoffmoleküle durch einen Laserstrahl zur Fluoreszenz angeregt. Diese Fluoreszenz wird nun durch ein optisches System auf einen Detektor einer digitalen Kamera (CCD-Kamera) gebracht und dort nach Wellenlänge und Signalstärke in digitale Messwerte umgewandelt (Abb. 7.5). Das hohe Verhältnis von Oberfläche zu Volumen in einer Kapillare bewirkt eine schnellere Ableitung der Wärme als es

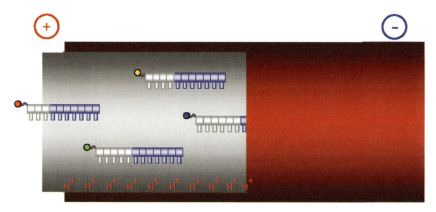

Abb. 7.4 Prinzip der Kapillare.
Die 3'-endständig markierten DNA-Fragmente trennen sich im elektrischen Feld entsprechend ihrer Größe auf (Abbildung aus: *ABI Prism Kursbuch Sequenzanalyse*, mit freundlicher Genehmigung von Applied Biosystems, Darmstadt).

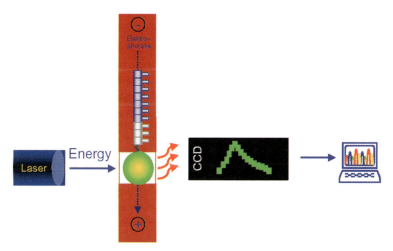

Abb. 7.5 Prinzip der Fluoreszenzmessung in der Kapillarelektrophorese, CCD: Detektor einer digitalen Kamera (Abbildung aus: *ABI Prism Kursbuch Sequenzanalyse*, mit freundlicher Genehmigung von Applied Biosystems, Darmstadt).

in Platten-Gelen möglich wäre. Das erlaubt eine höhere Spannung und damit auch schnellere Laufzeiten.

Zur Zeit werden von verschiedenen Firmen DNA-Sequenzierer in verschiedenen Größen angeboten, für kleinen, mittleren und hohen Probendurchsatz. Die am häufigsten verwendeten Geräte stammen von der Firma Applied Biosystems, die Geräte mit 1 , 4, 16, 48 und 96 Kapillaren anbieten. Die Firma Amersham bietet neben einem 96 auch einen Kapillarsequenzierer mit 384 Kapillaren an. Weitere Firmen wie Beckmann-Coulter, Spectrumedix, Li-Cor und MJ-Research haben Sequenzierungsgeräte entwickelt, die sich aber zur Zeit nicht auf dem Markt durchsetzen konnten. Mit den meisten Geräten können mit entsprechender Ausstattung auch genotypische Analysen durchgeführt werden.

7.2.1.6 Sequenzdatenauswertung

Die digital aufgezeichneten Fluoreszenzdaten sind Rohdaten aus denen die eigentliche Nukleotidsequenz errechnet wird. In Abhängigkeit vom Trennmedium, der Kapillarlänge und den verwendeten Farbstoffen werden die Rohdaten normalisiert und die DNA-Sequenz des untersuchten DNA-Stranges bestimmt. Das Ergebnis wird als Elektropherogramm bezeichnet (Abb. 7.6).

Bei der Sequenzanalyse eines großen Gens mit vielen Exons werden viele verschiedenen PCR-Fragmente sequenziert, die dann in einem weiteren Schritt

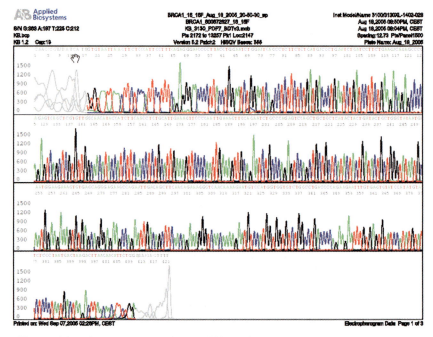

Abb. 7.6 Elektropherogramm eines PCR-Amplifikates des Exon 16 des BRCA-1 Gens.

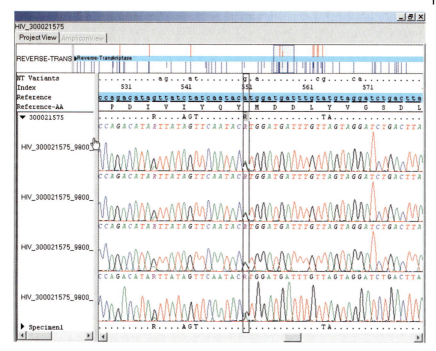

Abb. 7.7 Alignierte Elektropherogramme der HIV RT-Gen-Sequenzierung. Die Elektropherogramme sind gegenüber der Referenzsequenz (blau unterlegt) aligniert. Oberhalb der Elektropherogramme ist die Patientenkonsensussequenz angegeben. Übereinstimmung mit der Konsensussequenz werden mit einem Punkt gekennzeichnet, Abweichungen mit dem Anfangsbuchstaben des Nukleotids. Im Elektropherogramm ist in der Mitte durch den Cursor eine wesentliche Mutation, die M184V, in Mischform mit dem Wildtyp zu sehen.

mit der Referenzsequenz verglichen werden. Dieser Prozess wird als *Alignierung* bezeichnet. Anhand einer oder mehrerer Referenzsequenzen werden Abweichungen in der generierten DNA-Sequenz überprüft und eventuelle Mutationen, Insertionen oder Deletionen nachgewiesen (Abb. 7.7).

7.2.2
Die Fragmentanalyse

Eine weitere Form der DNA-Analyse stellt die *Fragmentlängenbestimmung* dar. Die Methode beruht auf dem Prinzip der PCR, bei der ein Primer mit einem Fluoreszenzfarbstoff markiert ist. Die PCR-Produkte werden über einen Kapillarsequenzer aufgetrennt. Über einen im selben Ansatz mitlaufenden Längenstandard kann die Größe des PCR-Fragmentes bestimmt werden. Im menschlichen Genom finden sich viele sog. *Short Tandem Repeats* (STR). Diese STR bestehen aus repetetiven Di- oder Trinukleotiden.

7.3
Anwendungen der DNA-Sequenz und DNA-Fragmentanalyse

7.3.1
Epidemiologische MRSA-Typisierung

Seit zwei Jahrzehnten nimmt weltweit die Zahl an nosokomialen Infektionen durch antibiotikaresistente Erreger, speziell durch multiresistente Gram-positive Kokken, zu. Insbesondere Methicillin-resistente *Staphylococcus-aureus-* (MRSA-) Stämme nehmen innerhalb der nosokomialen Infektionen eine herausragende Stellung ein.

Bei diesen MRSA-Stämmen handelt es sich um Gram-positive Kokken, die gegenüber sog. Staphylokokken-wirksamen (penicillinasefesten) Penicillinen unempfindlich geworden sind. Sie sind dadurch nicht nur gegen alle Beta-Laktamantibiotika resistent, sondern zeigen in der Regel auch eine Multiresistenz gegenüber Substanzen anderer Antibiotikaklassen. Hierdurch werden die Therapiemöglichkeiten von MRSA-Infektionen deutlich reduziert und stellen damit einen erheblichen Risikofaktor für die Patienten da, die Liegezeiten verlängern sich bei Vorliegen einer MRSA-Infektion signifikant, die Behandlungskosten erhöhen sich deutlich. Eine hohe MRSA-Prävalenz ist auch aus gesundheitsökonomischen Aspekten eine nicht unerhebliche Belastung.

S. aureus führt zu sehr unterschiedlichen Infektionserkrankungen sowohl außerhalb wie innerhalb des Krankenhauses. Er ist auf der physiologischen Hautflora vertreten, wobei er vorrangig im Nasenvorhof angesiedelt ist. Etwa 20 % der Bevölkerung sind ständig, ca. 60 % intermittierend mit *S. aureus* (nicht MRSA) kolonisiert. Von dem Vestibulum der Nase kann sich der Erreger auf andere Bereiche der Haut insbesondere der Hände, die Axilla und Schleimhäute des Rachens ausbreiten. Somit ist der Fundort für MRSA im Rahmen aller Kolonisationen am ehesten im Nasen-Rachen-Raum zu suchen. Hier ist auch die Hauptinfektionsquelle und Streuquelle für diesen Erreger. Im Krankenhaus kommt darüber hinaus die Übertragung von *S. aureus* und MRSA durch die Hände des medizinischen Personals als wichtiger Übertragungsweg hinzu. Der Keim besitzt gegenüber Trockenheit und Wärme eine hohe Widerstandsfähigkeit und kann sich in unbelebter Umgebung z. B. Kittel, Luft, Oberflächen von Geräten, Instrumenten, Pflegeartikeln, Krankenhausinventar über viele Monate lebensfähig erhalten. Strikte Einhaltung allgemeiner Hygienemaßnahmen wie Händedesinfektion sind absolut unerlässlich. Auch Verschleppungen innerhalb des Krankenhauses sind durch frühzeitige Erfassung einzudämmen und eine konsequente Isolierung der MRSA-Patienten zu veranlassen. Gleichzeitig müssen angemessene Maßnahmen zur Infektionskontrolle und Infektionseindämmung durchgeführt werden. Wenn möglich sollten zur Aufdeckung von Infektionsketten sowohl im Krankenhaus als auch lokal, regional und national alle MRSA-Isolate einer schnellen und hochdiskriminatorischen *Genotypisierung* zugeführt werden. Dazu besonders geeignet ist die Typisierung von MRSA mithilfe der *spa-Gen-Sequenzierung* (spa: *s*taphylococcal *p*rotein *A*). Mehrere Untersuchungen konnten zeigen, dass diese *spa-Typisierung* genauso hoch diskriminatorisch ist wie die bisher meist angewandte Methode der *Pulsfeldgelelektrophorese (PFGE)* und qualitativ nur noch übertroffen wird von *Mikrochip*-basierten Techniken. Im Gegensatz zur methodisch sehr schwierigen und zeitaufwändigen PFGE stellt die *spa-Typisierung* eine schnelle und kostengünstige Technik dar, mit der auch große Probenmengen bei Ausbruchssituationen gut bewältigt werden können. Für die *spa-Typisierung* wird ein hochpolymorpher Bereich des Protein A-Gens amplifiziert und sequenziert. Dieser Bereich zeichnet sich durch 24 bp (Basenpaare) VNTR (*variable number of tandem repeats*) oder Minisatellitenstruktur aus, die mit einer sehr anwenderfreundlichen und kommerziell erhältlichen Software (RIDOM-SPA) ausgewertet werden kann. Diese Software erkennt die einzelnen *Repeats* und ermöglicht evtl. nötige Editierungen der Sequenz bis ausreichende Qualitätskriterien für eine sichere Zuordnung dieser Repeats erreicht sind. Die Anzahl und die spezifische Abfolge der einzelnen Minisatelliten definieren den spa-Typ in dem untersuchten *S. aureus*-Isolat und werden mit einer Datenbank verglichen. Neue spa-Repeats und Typen werden bei ausreichender Sequenzqualität in die Datenbank aufgenommen. So wird diese Datenbank immer weiter aktualisiert.

7.3.2
Mikrobiologische Taxonomie mit 16S rRNA-Genen

Molekulardiagnostische Verfahren zum Nachweis von pathogenen Mikroorganismen finden immer dann Anwendung, wenn es sich bei den Erregern um langsam wachsende, schwierig oder mit konventionellen Mitteln nur aufwändig zu differenzierende Keime handelt. Nichtkultivierbare oder aber für das Laborpersonal potentiell gefährliche Erreger stellen weitere Einsatzgebiete dar. Genotypische Methoden werden jedoch zukünftig auch als universell einsetzbare und zunehmend kostengünstige Alternative – da automatisierbar – vermehrt Eingang in medizinisch-mikrobiologische Laboratorien finden.

Ribosomale RNA (rRNA)-Gene stellen für die molekularbiologische Diagnostik besonders interessante, weil universell verbreitete Zielmoleküle dar. Mithilfe der Sequenzinformation dieser Moleküle lassen sich sowohl phylogenetische als auch diagnostische Fragestellungen beantworten. Die Mehrheit der bekannten Bakterien lassen sich aufgrund der spezifischen Sequenz ihres 16S rRNA-Gens taxonomisch zuordnen und daher identifizieren. Das 16S rRNA-Gen umfasst ca. 1500 Basenpaare, wovon viele Sequenzabschnitte hochkonserviert sind und daher für alle Bakterien weitgehend identisch sind. Ein ca. 500 Basenpaare langer Sequenzabschnitt zeigt eine wesentlich höhere Variabilität, und ist daher für die Zuordnung der Spezies sehr gut geeignet.

Die Entwicklung der 16S rRNA -Taxonomie ermöglichte dann auch die Genom-Analyse einer ganzen Mikroorganismen-Population auf einmal, ohne vorherige Kultivierungsversuche im Labor.

Im hochangesehenen Bergey's Manual (Society of American Bacteriologists, Baltimore) wird noch 1923 kategorisch die Meinung vertreten, dass ein Organismus, wenn nicht kultiviert, dann auch nicht klassifiziert werden kann. Daran hatte sich bis Beginn der 80er Jahre noch prinzipiell nichts geändert: Nichtkultivierbare Organismen wurden weiterhin weitgehend ignoriert. 1985 gelang es Norman Pace mit seinen Kollegen durch direkte Sequenz-Analysen der 5S- und 16S-ribosomalen RNA (rRNA) unter anderem die Vielfalt der Mikroorganismen aus den heißen Quellen des Yellow Stone Parks ohne vorherige Kultivierung zu beschreiben. Diese Analysen basieren prinzipiell auf einem bestimmten Schema:

DNA-Isolierung aus einem bestimmten Habitat – das kann eine heiße Quelle oder auch die menschlich Mundhöhle sein –, *Klonierung* der DNA in einen passenden Vektor, *Transformation* der Klone in ein Wirtsbakterium und schließlich *Sequenzierung und Screening* der erhaltenen metagenomischen DNA-Bank. Diese methodische Vorgehensweise hat sich bewährt und viele Erkenntnisse über sonst nie vermutete Mikroorganismen-Populationen erbracht.

7.3.3
Genotypische Resistenzbestimmung bei HIV

Bereits ein Jahr nach Einführung der antiretroviralen Substanz AZT 1987 in die Behandlung HIV–Infizierter wurde klar, dass diese Mono-Therapie nach kurzer Zeit bei vielen Patienten versagte: Das Virus hatte Resistenzen gegen AZT entwickelt. Nachdem diese Viren aus den Patienten isoliert werden konnten, zeigten sie auch *in vitro* eine verringerte Empfindlichkeit gegen AZT. In einer bahnbrechenden *Science* Arbeit konnte dann bereits 1989 klar gezeigt werden, dass bestimmte *Mutationen* im Gen für die *Reverse Transkriptase* (RT) des HIV für die Vermittlung der AZT-Resistenz verantwortlich war. Die schnelle Ausprägung von Mutationen beruht in einer besonderen Eigenschaft der Reversen Transkriptase von HIV: Dem Enzym fehlt die sog. *proof-reading*-Funktion, eine wesentliche Fähigkeit zur Beseitigung von Transkriptionsfehlern. Daraus resultiert eine Fehlerrate von einer falschen Base pro 1000–10.000 Basen. Obwohl diese Mutationen zufällig sind, entstehen bei einer Replikationsrate von 10^9 Viren in einem Patienten neben vielen Defektmutanten auch immer an den jeweiligen Selektionsdruck besser adaptierte Viren. So verwundert es nicht, dass auch nach Zulassung des ersten *HIV-Proteaseinhibitors* 1996 und daraufhin möglicher Dreifach-Kombinationstherapie aus zwei Nukleosidanaloga und einem Proteaseinhibitor unter versagenden Therapien immer neue Medikamenten-spezifische Mutationen in den betreffenden HIV-Genen beschrieben wurden.

Es wurde schnell deutlich, dass ein wesentliches Ziel der antiretroviralen Therapie daher die möglichst komplette Unterdrückung der Replikation von HIV darstellt, da eine kontinuierliche nachweisbare Virusvermehrung unter fortdauernder Therapie fast in allen Patienten früher oder später zur Selektion von Virusvarianten mit Resistenz-assoziierten Mutationen führt. Daher wurde in der Behandlung HIV–Infizierter der Begriff einer HAART geprägt, der *H*ochaktiven-*A*ntiretroviralen *Therapie*. Diese Therapie besteht aus mindestens drei aktiven Substanzen, die meistens gegen zwei virale Gene gerichtet sind und unter Berücksichtigung komplexer pharmakologischer und virologischer Parameter sehr individuell für den einzelnen Patienten zusammengestellt werden.

Nach der Einführung der HAART als Goldstandard der HIV-Therapie hat sich die Mortalität und das Auftreten AIDS-definierender Krankheiten und opportunistischer Infektionen hochsignifikant reduziert.

Trotz der unbestreitbaren Erfolge der HAART stellt diese an den Patienten hohe Anforderungen. Das Nebenwirkungspotential ist nicht unerheblich, es gibt schwerwiegende Langzeittoxizitäten, die Tablettenlasten sind immer noch hoch, die Therapie muss lebenslang genommen werden und trotzdem muss eine mindestens 90%ige Therapieadhärenz erreicht werden, damit die HAART virologisch über einen langen Zeitraum erfolgreich bleibt, d. h. keine Virusreplikation nachweisbar ist.

Kommt es dann zu einem Zeitpunkt doch wieder zu einer messbaren Viruslast, so finden sich dann im Plasma des Patienten resistente Viren.

Mithilfe der sequenzbasierten HIV-1 Resistenzbestimmung erhofft der behandelnde Arzt Informationen über noch wirksame Medikamente zu erhalten, mit denen er dann eine erfolgreiche effektive Nachfolgetherapie zusammenstellen kann.

Die Resistenzbestimmung bei HIV wird anhand einer Sequenzanalyse der Therapie-Target-Gene für die Reverse Transktriptase, die Protease und das gp41 durchgeführt. Dazu wird die virale RNA in cDNA umgeschrieben und meist in einem nested-PCR System amplifiziert. Die von Resistenzmutationen betroffenen Genabschnitte werden dann sequenziert. Dazu wird die erhaltene Sequenz mit einer Konsensus- und Referenzsequenz verglichen und alle Abweichungen werden dokumentiert (s. Abb. 7.7).

Die detektierten Mutationen alleine geben jedoch noch keine direkte Information zu *in vivo* vorliegenden Resistenzen. Dazu müssen komplexe Algorithmen herangezogen werden, die auf unterschiedlichen Datensätzen beruhen. Das können genotypisch-phänotypische Datenpaare sein, *in vitro*-Studien aber auch klinische Daten aus umfangreichen Medikamentenstudien. Diese Algorithmen können sich in ihren Aussagen durchaus voneinander unterscheiden und unterliegen einer kontinuierlichen Entwicklung. Neben der exakten und sensitiven Sequenzanalyse stellt vor allem die Interpretation einer genotypischen Resistenzanalyse hohe qualitative Herausforderungen an das Labor. Gegenwärtig befinden sich zwei kommerziell erhältliche Systeme auf dem Markt, *ViroSeq* von Abott (Wiesbaden) und *TruGene* von Bayer Diagnostics (Fernwald). Beide Systeme liefern ihre eigenen Interpretationsysteme.

7.3.4
Genotypisierung Hepatitis C–Virus

Infektionen mit Hepatitis C–Viren (HCV) können schwere chronische Lebererkrankungen bis hin zum hepatozellulären Karzinom verursachen. HCV gehört zu der Gruppe von Viren mit zum Teil lebenslanger *Persistenz* im menschlichen

Organismus, wobei der Mechanismus der Persistenz noch unklar ist. Es scheint keine virale Integration in das Wirtsgenom zu geben, bisher konnten noch keine DNA-Intermediäre nachgewiesen werden. Die Persistenz scheint eher mit einer kontinuierlichen Mutation und einem immunologischem *Escape* (Flucht) zu korrelieren. Die hohe Mutationsrate führt ähnlich wie bei HIV zu der Entstehung vieler Quasispecies. Die meisten Mutationen wurden in einem kurzen hypervariablen Abschnitt einer Region nachgewiesen, die für das *Envelope* (Virus-Hülle) codiert und damit die Antigenität determiniert. Neben der hohen Mutationsrate gibt es weiterhin Hinweise, dass HCV einer Eradikation durch das Immunsystem entgehen kann, in dem es seine Replikation in den infizierten Leberzellen fast komplett herunter reguliert.

Traditionell wurden Viren anhand ihrer antigenen Charakteristika beurteilt oder in *Serotypen* eingeteilt. Mit verfeinerten molekularen Methoden werden Viren heutzutage jedoch weitgehend nach genomischen Variationen klassifiziert. Dazu wird ein ca. 230 bp langer Abschnitt der *5'-UTR (nicht translatierten)-Region* von HCV sequenziert. Nach umfangreichen Untersuchungen konnten 9 verschiedene HCV-*Genotypen* identifiziert werden, wovon einzelne Genotypen noch in weitere *Subtypen* differenziert werden. Andere Autoren sprechen nur von 6 Genotypen. Die Definition ist nicht absolut festgelegt und unterliegt ständigen Aktualisierungen. Es existiert eine sehr unterschiedliche geographische Verteilung der einzelnen Genotypen. Im europäischen Raum sind vorwiegend HCV-Genotyp 1–3 anzutreffen, wobei HCV-Genotyp 1 dominiert. HCV-Genotyp 3 wird häufiger bei Patienten mit i. v.-Drogenabusus nachgewiesen.

Bedeutung erlangte die HCV-Genotypisierung als sich eine Korrelation von Genotyp und Behandlungserfolg abzeichnete. So wird ein Ansprechen auf PEG-konjugierten α-Interferon/Ribavirin-Therapie folgendermaßen mit den Genoytpen assoziiert:

Genotyp 1: 50 % bei 48 Wochen Behandlungsdauer und
Genotyp 2 oder 3: > 80 % bei 24 Wochen Behandlungsdauer.

Für die anderen Genotypen existieren noch keine gesicherten Daten. Abbildung 7.8 zeigt ein Alignment aller wesentlichen in Europa auftretenden HCV-Genotypen. Dabei sind nur die Nukleotidpositionen gezeigt, die in den einzelnen Genotypen von der Referenzsequenz des Genotypen 1 a abweichen.

7.3.5
Genetischer Fingerabdruck

Die DNA- oder Genotypisierung mittels Mikrosatelliten ist als Beweismittel zur Identifizierung von Personen bei gerichtsmedizinischen (forensischen) Fragestellungen sowie Vaterschaftsanalysen weltweit anerkannt.

Anhand von DNA-Spuren aus z. B. abgeleckten Briefumschlägen, Kaugummis, Zigarettenstummeln, Zahnbürsten, ausgerissenen Haaren (mit Wurzeln) oder Kleidung (auch bei Hundebissen) ist es möglich, die Übereinstimmung mit einer Vergleichsprobe von einer Person oder einem Tier sicher zu bestimmen. Ver-

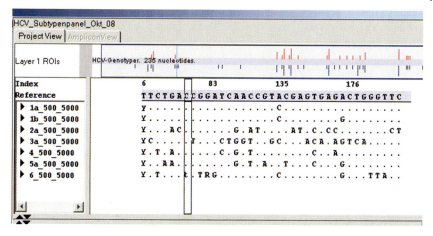

Abb. 7.8 Alignment der Konsensussequenzen der in Europa am häufigsten auftretenden HCV Genotypen.
Abweichungen zur Referenzsequenz (farbig unterlegt) sind mit dem Anfangsbuchstaben des Nukleotids in der jeweiligen Position, Übereinstimmungen durch einen Punkt gekennzeichnet.

gleichsproben können z. B. durch Mundhöhlenabstriche mit Wattetupfern einfach gewonnen werden.

Weitere geeignete biologische Spuren sind Blutreste, Spermaflecken, Hautabriebe und in Ausnahmefällen auch Exkremente, aus denen sich winzige aber ausreichende Mengen intakter DNA isolieren lassen. Im Rahmen von Vaterschaftsanalysen konnte man sogar die Verwandtschaftsfrage aus Knochenresten einer verbrannten Leiche klären und bei einer Ausgrabung von Skelettteilen aus dem Zweiten Weltkrieg die Vaterschaft bestätigen.

Für die Erstellung eines "genetischen Fingerabdrucks" verwendet man eine Methodik, bei der man mithilfe der PCR (Polymerase-Kettenreaktion) einen sog. genetischen Fingerabdruck (DNA-Profil) erzeugt. Dieser ist so individuenspezifisch, dass er unter 180 Billiarden Menschen statistisch nur einmal vorkommt.

Untersucht werden aber nicht die codierenden Gene an sich, sondern kleine, sich wiederholende Abschnitte im Erbgut, die Minisatelliten oder VNTRs (*variable number tandem repeats*) genannt werden. Bei diesen DNA-Abschnitten handelt es sich um tandemartige Wiederholungen einer bestimmten Sequenz (Repeats), die in den Genomen aller *Eukaryota* vorkommen. Variabel und damit individuell ist dabei die Anzahl der Wiederholungen. Nur diese Anzahl – und nicht etwa die DNA-Sequenz der betreffenden Abschnitte – wird bei dem genetischen Fingerabdruck untersucht. Je nach Anzahl der Wiederholungen hat der vervielfältigte Abschnitt also eine bestimmte Länge, die sich z. B. dann über eine Kapillar-Gelelektrophorese darstellen lässt. Ist ein Mensch an einem Genort heterozygot – besitzt beispielsweise ein Allel mit zehn Wiederholungen und eines mit 15 – entstehen zwei *peaks* unterschiedlicher Höhe. Es handelt sich technisch hier also nicht um eine Sequenzierung, sondern um eine reine Fragmentlängen-Analyse.

Die Wahrscheinlichkeit, dass zwei Individuen an einem VNTR-Locus eine unterschiedliche Anzahl von Wiederholungen haben, ist also sehr hoch. Wenn nun mehrere dieser Regionen untersucht werden, ergibt sich somit ein Bandenprofil, das mit einer bestimmten Häufigkeit in der Gesamtpopulation vertreten ist. Hierüber kann dann eine statistische Aussage getroffen werden, wie viele Menschen untersucht werden müssten, um zufällig einen zu treffen, der genau dieses Muster aufweist. Bei den oben genannten Anwendungen des genetischen Fingerabdruckes wird nicht nur ein VNTR-Locus, sondern es werden acht bis fünfzehn VNTR-Systeme untersucht, daher steigt die statistische Wahrscheinlichkeit der Wiederholung in einen Bereich von mehreren Milliarden. Man sollte hierbei jedoch immer im Hinterkopf behalten, dass es sich um eine rein statistische Aussage handelt.

Im Gegensatz zu anderen DNA-Analysen, bei denen mittels Sequenzierungen Gene aus den codierenden Bereichen der DNA untersucht werden, die durchaus Rückschlüsse z. B. auf eventuelle Krankheiten des Individuums zulassen, lassen sich aus dem Zahlencode der Fragmentlängen-Analyse keine Eigenschaften des Individuums ableiten. Es können mit dieser Technik keinerlei Informationen zu genetischen Krankheiten oder anderen genetischen Eigenschaften erarbeitet werden, man erhält ausschließlich ein wertneutrales Profil analog dem eines herkömmlichen Fingerabdrucks.

Allerdings wird immer über einen zusätzlichen Locus auch das Geschlecht bestimmt. Mithilfe dieses genetischen Fingerabdrucks kann die Zugehörigkeit einer biologischen Spur zu der Person, die diese Spur hinterlassen hat, mit hoher statistischer Wahrscheinlichkeit nachgewiesen werden.

7.3.6
Familiäres Mammakarzinom

In der Bundesrepublik Deutschland erkranken pro Jahr etwa 50.000 Frauen am Mammakarzinom. Der Einfluss von Umweltfaktoren und genetischer Disposition wurde immer wieder untersucht, wobei die Karzinogenese als multifaktoriell beeinflußtes Geschehen angesehen wird. Die familiäre Belastung mit Mamma- und/oder Ovarialkarzinomen stellt dabei einen Hauptrisikofaktor dar. Eine positive Familienanamnese mit mindestens einer an Brustkrebs erkrankten Verwandten wird bei 15 % der Mammakarzinompatientinnen beobachtet. Ein Hinweis für eine vererbte Prädisposition kann sein, daß mehrere Frauen in einer Familie an einem Mamma- und/oder Ovarialkarzinom erkrankt, und/oder die Krebserkrankungen in jungem Lebensalter (unter 50 Jahren) aufgetreten sind.

Man schätzt allerdings, daß nur 5–10 % der Mamma- bzw. Ovarialkarzinome auf der Grundlage einer genetischen Prädisposition auftreten.

Es sind bisher vor allem zwei Gene (BRCA 1 und BRCA 2) bekannt, in denen Mutationen auftreten, die für die Entstehung des hereditären (erblichen) Mammakarzinoms verantwortlich sind. In Familien mit der erblichen Form des Mammakarzinoms wird eine Mutation in den genannten Genen von einer Generation an die nächste weitergegeben. Die Betroffenen tragen eine veränderte und eine normale Erbanlage (Allele). Sie geben nach dem Zufallsprinzip entweder das mutierte oder das normale Allel an ihre Kinder weiter. Somit hat jedes Kind eines Betroffenen ein Risiko von 50%, das mutierte Gen zu erben.

Eine Tumorentstehung bei BRCA-Mutationen erfolgt jedoch nicht mit 100%iger Penetranz (nur bei Verlust des 2. Allels, irgendwann im Laufe des Lebens), und auch nur in ganz bestimmten Geweben – vor allem in Mamma und Ovar. Wenn eine Frau ein mutiertes Gen geerbt hat, beträgt die Lebenszeitprävalenz für ein Mammakarzinom bis zu 80% (Frauenallgemeinpopulation: 9% Erkrankungsrisiko bis zum 70. Lebensjahr). Das Risiko, an einem Ovarialkarzinom zu erkranken, wird auf 60% geschätzt (BRCA 1: 60%, BRCA 2: 27%, Frauenallgemeinpopulation: < 1%.)

Es gibt viele verschiedene BRCA-Mutationen deren Bedeutung bezüglich des Erkrankungsrisikos für ein Mamma- und/oder Ovarialkarzinom unterschiedlich ist. Dabei können bestimmte ethnische Gruppen Häufungen spezifischer Mutationen aufweisen. Die Tumorsuppressorgene BRCA 1 auf dem Chromosom 17 und BRCA 2 auf dem Chromosom 13 sind für etwa die Hälfte der erblich bedingten Brustkrebserkrankungen verantwortlich.

Es besteht kein erhöhtes Risiko für ein Kolonkarzinom, wobei aber Mutationen im BRCA 2-Gen mit Pankreaskarzinom assoziiert sind. Welches Risiko für Männer besteht, die die veränderte Erbanlage tragen, lässt sich heute noch nicht mit Sicherheit sagen. Man nimmt aber eine erhöhte Wahrscheinlichkeit für das Auftreten von Prostatakarzinomen, Kolonkarzinomen und – bei einer Mutation im BRCA 2-Gen – auch für Mammakarzinome, Pankreaskarzinome, Tumoren des Oropharynx und Lymphome an.

Für eine molekulargenetische Untersuchung auf Mammakarzinom wird eine Blutprobe entnommen. Aus den daraus gewonnenen Leukozyten wird die genomische DNA isoliert, aufgereinigt und analysiert. Die Größe und Komplexität beider Gene sowie das heterogene Verteilungsmuster der Mutationen stellen dabei hohe Anforderungen an die molekulargenetische Analysemethode. Aufgrund ihrer hohen Genauigkeit (99,9%) wird die direkte DNA-Sequenzierung von nationalen wie internationalen Expertengruppen favorisiert.

Eine Untersuchung auf Mammakarzinom induzierende Mutationen wird immer erst bei Betroffenen durchgeführt und kann dann auch gezielt bei z.B. nicht erkrankten Verwandten durchgeführt werden.

Bislang sind weltweit je über 800 verschiedene Veränderungen im BRCA 1- und BRCA 2-Gen gefunden worden. Für die deutsche Population sind keine *founder*-Mutationen und keine *hot spots* bekannt, deshalb ist die molekulargenetische Analyse des gesamten codierenden Bereichs der BRCA 1- und BRCA 2-Gene erforderlich. Die Exons 1 bis 24 von BRCA 1 (5589 codierende Nukleotide) und 1 bis 27 von BRCA 2 (10.254 codierende Nukleotide) werden mit angrenzenden Intronbereichen in zum Teil überlappenden Fragmenten sequenziert. Die BRCA 1/2-Genanalyse mittels Routine Sequenzierung ist somit derzeit ein aufwändiges Verfahren.

III
Indikationen

8
Indikationen für die molekulare Diagnostik – Viren

Holger F. Rabenau und Annemarie Berger

8.1
Allgemeine Erläuterungen zur Virusdiagnostik

Die molekulare Virusdiagnostik hat in den letzten 10 Jahren einen explosionsartigen Zuwachs in Bedeutung und Fallzahlen erhalten. Während früher der Antikörperdiagnostik größte Bedeutung zukam, haben sich durch die Einführung molekularbiologischer Nukleinsäure-Amplifikationsverfahren die Möglichkeiten der Virusdiagnostik deutlich erweitert. So kann

- im frühen Infektionsstadium, wenn noch nicht genügend virales Antigen vorliegt und noch keine Antikörper gebildet sind bzw. gebildet werden können (Immunsuppression), virale Nukleinsäuren nachgewiesen werden.
- eine intrauterine und/oder (peri)natale Infektion frühzeitig erfasst werden.
- durch die quantitative Nukleinsäurediagnostik eine verbesserte Therapiekontrolle (Therapiemonitoring) vorgenommen werden.
- über den quantitativen Nachweis der Nukleinsäure auf das Übertragungsrisiko zurückgeschlossen werden.

Das heute am weitesten entwickelte Nukleinsäure-Amplifikationsverfahren (NAT) ist die Polymerase-Kettenreaktion (PCR). Durch die Einführung von sog. *real time*-PCR-Methoden wurde die Sensitivität, der dynamische Messbereich und auch die Geschwindigkeit der Testdurchführung deutlich verbessert. Doch nicht in jedem Fall und nicht zu jedem Infektionszeitpunkt ist eine NAT-Untersuchung sinnvoll und angezeigt. Die molekularbiologisch-diagnostischen Verfahren sind in der Routineanwendung immer noch relativ neue Verfahren und der Prozess der *Qualitätssicherung* und *Standardisierung* befindet sich daher nach wie vor im Aufbau. So sind bislang nur eine begrenzte Zahl *internationaler Standards* und *Referenzmaterialien* zur Genomquantifizierung verfügbar und es existieren keine konkreten Normen im Bezug auf Testdurchführung und Auswertung. Die Situation der NAT-Diagnostik wird durch die patentrechtlichen Gegebenheiten und die besonderen Umstände bei *in-house* entwickelten Tests versus kommerziell erhält-

Leitfaden Molekulare Diagnostik. Herausgegeben von Frank Thiemann, Paul M. Cullen und Hanns-Georg Klein
Copyright © 2006 WILEY-VCH Verlag GmbH & Co. KGaA, Weinheim
ISBN: 3-527-31471-7

lichen Systemen nicht einfacher. Auch ist eine Vergleichbarkeit zwischen verschiedenen Labors und Testsystemen – insbesondere bei quantitativen NATs – nicht in jedem Fall gegeben. Bei der Interpretation der labordiagnostischen Befunde und klinischen Bewertung der Resultate herrscht in vielen Fällen noch keine Einigkeit.

Eine gute Diagnostik hängt also von vielen Faktoren ab, nicht zuletzt von der Wahl des geeigneten *Untersuchungsmaterials,* dem richtigen *Zeitpunkt der Probennahme* (Infektionszeitpunkt), der Schnelligkeit und den Umgebungsbedingungen des *Transportes*, aber auch der *Bewertung der Ergebnisse im Kontext mit der klinischen Symptomatik* und dem Wissen zum Replikationsort und der Biologie des jeweiligen Virus. So zeigt die klinische Praxis häufig, dass die Abheilung einer Virusinfektion nicht gleichbedeutend sein muss, mit der Elimination der Infektionserreger. Bei sog. *chronischen oder persistierenden Infektionen* verbleiben Viren – oder Teile davon – für einen längeren Zeitraum von Monaten bis hin zu Jahrzehnten oder lebenslang, im Körper. Während bei chronischen Infektionen sich die Viren in der Regel kontinuierlich vermehren bzw. im Organismus nachweisbar sind (z. B. Hepatitis C Virus), nehmen bei persistierenden Infektionen die Erreger zwischenzeitlich eine *nichtinfektiöse latente Form* ein, aus der sie gegebenenfalls *reaktiviert* werden können (z. B. Herpesviren). Die Virusdiagnostik ist bei der letztgenannten Infektionsform häufig erschwert, da die immunologische Antwort meist nur schwach verläuft und das Antikörperprofil erfahrungsgemäß keine Aussage über den klinischen Zustand erlaubt. Die Unterscheidung zwischen persistierenden und nicht persistierenden Virusinfektionen kann für die Wahl geeigneter diagnostischer Methoden und die Interpretation der Laborbefunde von enormer Bedeutung sein. *Ein positiver PCR-Befund ist infektions- aber nicht krankheitsbeweisend.*

Nachfolgend sind humanmedizinisch relevante Viren und ihre klinische und epidemiologische Bedeutung (alphabetisch) aufgeführt. Dabei finden die Viren besondere Beachtung, bei denen die molekularbiologische Diagnostik klinisch-diagnostisch, prophylaktisch, prognostisch oder gegebenenfalls hinsichtlich des Therapiemonitorings eine wichtige Rolle spielt. Viren, bei denen den NAT im Rahmen der Diagnostik eine untergeordnete Bedeutung zukommen, werden hingegen nicht bzw. nur eingeschränkt erwähnt. Letzteres gilt auch für Viren, deren Diagnostik aufgrund ihrer Gefährlichkeit nur spezialisierten Instituten vorbehalten bleibt (z. B. L4-Erreger wie Lassa).

Zur Kenntlichmachung bei welcher Fragestellung bzw. bei welchem Virus und aus welchem Untersuchungsmaterial die NAT-Diagnostik Sinn macht, werden die einzelnen Angaben gekennzeichnet mit:

+++ = *Klinisch-diagnostische Bedeutung sehr hoch*
++ = *Klinisch-diagnostische Bedeutung belegt*
+   = *Klinisch-diagnostische Bedeutung nur sehr eingeschränkt gegeben – andere Methoden sind ggf. vorzuziehen*
−   = *Klinisch-diagnostische Bedeutung nicht gegeben*

Bei der Bewertung sind die aktuellen Empfehlungen der Gesellschaft für Virologie (GfV) berücksichtigt.

8.2
Spezielle Erläuterungen zur Virusdiagnostik

8.2.1
Adenoviren (Familie: Adenoviridae) (Tabelle 8.1)

Virus: Unbehüllte, linear-doppelsträngige DNA-Viren mit einem Durchmesser von etwa 80 nm. Bislang etwa 50 humanpathogene Serotypen bekannt, die den Subgenera A–F zugeordnet werden.

Epidemiologie: Adenovirus-Infektionen sind weit verbreitet. Die Übertragung erfolgt per Tröpfchen- oder Schmierinfektion, Eintrittspforten sind Auge und Oropharynx.

Klinik: Inkubationszeit in der Regel 2–10 Tage (bei Atemwegsinfektionen 2–6 Tage; bei Darminfektionen 7–8 Tage; bei Infektionen des Auges 8–10 Tage). Eine Vielzahl der Adenovirus-Infektionen verläuft asymptomatisch bzw. subklinisch (Ausnahme: epidemische Keratokonjunktivitis). Meist respiratorische oder gastrointestinale Infekte.

Komplikationen: Meningoenzephalitis des Kindes, adenovirale Hepatitis (nur bei Immunsuppression), disseminierte, sepsisartige Adenovirusinfektionen mit multiplen Organmanifestationen bei stark immundefizienten Patienten (nach Knochenmarkstransplantation) – Viruslast >10^6 Kopien/ml typisch für disseminierte Infektionen.

Tab. 8.1 Indikation für NAT-Labordiagnostik

Verdachtsdiagnose/ Indikation	Wertigkeit der NAT-Diagnostik	Untersuchungsmaterial	Anmerkungen
V.a. epidemische Keratokonjunktivitis	+	Augenabstrich	
Pneumonitis	++	BAL	
Hämorrhagische Zystistis	+	Urin	
Enzephalitis	+++	Liquor	
Sepsisartige Infektion nach KMT	+++ (quantitativ)	EDTA-Blut	Nachweis mit sensitiven Methoden kann ohne klinische Relevanz sein

8.2.2
Astrovirus (Familie: Astroviridae) (Tabelle 8.2)

Virus: Unbehüllte, positiv-einzelsträngige RNA-Viren mit einem Durchmesser von ca. 30 nm.

Epidemiologie: Gelegentliche Ausbrüche (z. B. in Altersheimen oder nosokomial auf Krankenhausstationen). Die Übertragung erfolgt enteral durch Schmierinfektion bzw. überwiegend durch kontaminierte Lebensmittel und Wasser.

Klinik: Inkubationszeit 1–3 Tage. Gastroenteritis mit Fieber, Erbrechen, abdominellen Schmerzen.

Tab. 8.2 Indikation für NAT-Labordiagnostik

Verdachtsdiagnose/ Indikation	Wertigkeit der NAT-Diagnostik	Untersuchungsmaterial	Anmerkungen
Diarrhoe	+/–	Stuhl	

8.2.3
Bornavirus (Familie: Bornaviridae) (Tabelle 8.3)

Virus: Behülltes, negativ-einzelsträngiges RNA-Virus mit einem Durchmesser von ca. 90 nm.

Epidemiologie: Zoonose. Die Übertragung erfolgt durch Direktkontakte mit Pferd (Virusreservoir) z. B. mit Nasensekret – ggf. auch über indirekten Kontakt z. B. via Heu oder Stroh.

Klinik: Inkubationszeit einige Wochen bis zu mehreren Monaten. Mögliche Ursache neurologischer und psychiatrischer Krankheitsbilder (gilt noch als umstritten).

Tab. 8.3 Indikation für NAT-Labordiagnostik

Verdachtsdiagnose/ Indikation	Wertigkeit der NAT-Diagnostik	Untersuchungsmaterial	Anmerkungen
Neurologische und psychiatrische Krankheitsbilder	++	EDTA-Blut	In Einzelfällen begründet

8.2.4
Coronaviren (Familie: Coronaviridae) (Tabelle 8.4)

Virus: Behüllte, einzelsträngige RNA-Viren mit einem Durchmesser von ca. 80–200 nm. 4 Serogruppen bekannt, u.a. SARS-CoV (Serogruppe 4), dem Erreger der Ende 2002 erstmalig aufgetretenen SARS-Erkrankung. 2004 Beschreibung eines neuen Coronavirus (HCoV-NL63 – Serogruppe 1).
Epidemiologie: Weltweit verbreitet – je nach Serogruppe hohe Durchseuchung bereits im Kindesalter. Die Übertragung erfolgt per Tröpfchen- oder Schmierinfektion.
Klinik: Inkubationszeit 2–5 Tage (bei SARS 2–20 Tage). Gastroenteritis und respiratorische Infekte (oft asymptomatischer Verlauf – überwiegend verursacht durch Serogruppe 1 und 2); SARS-Erkrankung (Serogruppe 4) – u.a. Fieber, Husten, Atemnot, Übelkeit, Myalgien, Diarrhoe, Pneumonie, Bronchiolitis, Konjunktivitis; HCoV-NL63 (Serogruppe 1) – insbesondere bei Kindern – Erkrankungen des oberen Respirationstraktes, Bronchiolitis, Pneumonie.

Tab. 8.4 Indikation für NAT-Labordiagnostik

Verdachtsdiagnose/ Indikation	Wertigkeit der NAT-Diagnostik	Untersuchungsmaterial	Anmerkungen
V.a. bzw. Ausschluss von SARS	+++	BAL, Sputum, Rachenspülwasser	Cave: Erreger gehört zur Risikogruppe L 3
	+	Rachen-/Nasenabstrich,	
	+	Stuhl	
	+	EDTA-Blut	
Schwere Pneumonie	++	Nasen-/Rachenabstrich, BAL	
Bronchiolitis	++	Nasen-/Rachenabstrich, BAL	
Erkrankungen des oberen Respirationstraktes	+	Nasen-/Rachenabstrich, BAL	

8.2.5
Dengueviren (Familie: Flaviviridae) (Tabelle 8.5)

Virus: Behüllte, positiv-einzelsträngige RNA-Viren mit einem Durchmesser von ca. 40–50 nm (4 Serotypen).

Epidemiologie: Dengue kommt weltweit in fast allen tropischen und subtropischen Regionen vor. Die Übertragung erfolgt durch (vorwiegend tagaktive) Stechmücken.

Klinik: Inkubationszeit 3–7 Tage. Zweigipflige febrile Erkrankung, gefolgt von Arthralgien und Exanthem; vorwiegend bei Kindern kann es zum Dengue-Hämorrhagischen Fieber (DHF) oder zum Dengue-Schocksyndrom (DSS) kommen.

Tab. 8.5 Indikation für NAT-Labordiagnostik

Verdachtsdiagnose/ Indikation	Wertigkeit der NAT-Diagnostik	Untersuchungsmaterial	Anmerkungen
V.a. bzw. Ausschluss von Dengue-Virus-Infektion (bei schweren Verläufen)	++	EDTA-Blut, Serum	
DHF, DSS	+++	EDTA-Blut, Serum	

8.2.6
Enteroviren (Polio, Coxsackie, ECHO) (Familie: Picornaviridae) (Tabelle 8.6)

Virus: Unbehüllte, positiv-einzelsträngige RNA-Viren mit einem Durchmesser von ca. 30 nm. Bislang etwa 70 humanpathogene Vertreter bekannt.

Epidemiologie: Weltweit verbreitete, äußerst umweltresistente Viren, die insbesondere im Sommer gelegentlich epidemisch oder sporadisch auftreten. Die Übertragung erfolgt meist fäkal-oral.

Klinik: Inkubationszeit i.d.R. 2–14 (selten bis 35) Tage. Häufig asymptomatischer Verlauf oder als unspezifischer fieberhafter Infekt ("Sommergrippe"). Je nach Virus treten unterschiedliche Krankheitsbilder auf, z.B. Polioviren: unspezifische fieberhafte Erkrankung, aseptische Meningitis oder paralytische Poliomyelitis; Coxsackie-A/B- und ECHO-Viren (*enteric cytopathic human orphan*): "Sommergrippe", Atemwegserkrankung, Herpangina, akute hämorrhagische Konjunktivitis, aseptische Meningitis, Meningoenzephalitis, Paralyse, Exantheme, Hand-Fuß-Mund-Krankheit, Myokarditis, Perikarditis, Pleurodynie (Morbus Bornholm), schwere systemische Erkrankungen von Neugeborenen (ZNS, Myokarditis).

Tab. 8.6 Indikation für NAT-Labordiagnostik

Verdachtsdiagnose/ Indikation	Wertigkeit der NAT-Diagnostik	Untersuchungsmaterial	Anmerkungen
Aseptische Meningitis, Meningoenzephalitis	+++ +	Liquor Stuhl*	* Ausscheidung im Stuhl kann Monate persistieren
Myokarditis, Perikarditis	++ +	Gewebe Stuhl*	
Atemwegserkrankungen, Herpangina	+	Rachenabstrich	
Systemische Erkrankungen	+	Stuhl*	

8.2.7
Epstein-Barr-Virus (EBV) (Familie: Herpesviridae) (Tabelle 8.7)

Virus: Behülltes, linear doppelsträngiges DNA-Virus mit einem Durchmesser von ca. 150–180 nm.

Epidemiologie: Weltweite Verbreitung – Seroprävalenzrate im Erwachsenenalter i.d.R bei >90%. Erregerpersistenz mit häufiger Reaktivierung und Virusausscheidung. Die Übertragung erfolgt durch Speichel, aber auch Genitalsekrete.

Klinik: Inkubationszeit 30–50 Tage. Vor der Pubertät i.d.R. asymptomatisch, danach meist Infektiöse Mononukleose. Komplikationen: Meningitis, Enzephalitis, Guillain-Barré Syndrom, Hepatitis, Milzruptur, chronische Mononukleose, hämolytische und aplastische Anämie, Thrombocytopenie u.a.. EBV–Infektionen sind zudem assoziiert mit dem Burkitt-Lymphom, Nasopharyngealem Karzinom, lymphoproliferativen Erkrankung und Lymphom bei Immunsupprimierten (z.B. Post-Transplantations-Lymphoproliferatives Syndrom = PTLD), X-gebundenes lymphoproliferatives Syndrom, Orale Haarzell-Leukoplakie, Hodgkin-Lymphome. Cave: eine klinisch asymptomatische EBV-Ausscheidung ist nicht selten.

Tab. 8.7 Indikation für NAT-Labordiagnostik

Verdachtsdiagnose/Indikation	Wertigkeit der NAT-Diagnostik	Untersuchungsmaterial	Anmerkungen
Meningitis, Enzephalitis	+++	Liquor	Latente lebenslange Infektion der B-Lymphozyten, daher Aussagekraft des EBV DNA Nachweises außer bei Liquor-Untersuchung limitiert.
Chron. Mononukleose Aplastischen Anämie Guillain-Barré Syndrom	+	EDTA-Blut	
PLTD Risikopatienten	++	EDTA-Blut	
Orale Haarzell-Leukoplakie	+	Biopsie	

8.2.8
Frühsommer-Meningoenzephalitis-Virus (FSMEV) (Familie: Flaviviridae) (Tabelle 8.8)

Virus: Behülltes, positiv-einzelsträngiges RNA-Virus mit einem Durchmesser von ca. 50 nm (3 Subtypen).

Epidemiologie: Durch Zecken übertragene Viren, die endemisch in Naturherden auftreten (in Deutschland besonders im Bayerischen Wald und Schwarzwald).

Klinik: Inkubationszeit 7–21 Tage. Häufig biphasischer Krankheitsverlauf (grippaler Infekt mit Fieber). Bei 10–30 % der Infizierten schwere neurologische Erkrankung (FSME): aseptische Meningitis, Meningoenzephalitis, seltener Meningomyelitis oder Begleithepatitis. Letalität in Europa: 0,5–2 %. Antikörper-Diagnostik (auch im Liquor) Mittel der Wahl.

Tab. 8.8 Indikation für NAT-Labordiagnostik

Verdachtsdiagnose/Indikation	Wertigkeit der NAT-Diagnostik	Untersuchungsmaterial	Anmerkungen
Aseptische Meningitis, Meningoenzephalitis, Meningomyelitis	+ +	Liquor EDTA-Blut	RNA-Nachweis gelingt fast nur vor Serokonversion (vor ZNS-Manifestation) und bei atypischen klinischen Verläufen.

8.2.9
Gelbfiebervirus (Familie: Flaviviridae) (Tabelle 8.9)

Virus: Behülltes, positiv-einzelsträngiges RNA-Virus mit einem Durchmesser von ca. 40–50 nm.

Epidemiologie: Durch Stechmücken übertragenes Virus. Endemisch im tropischen Afrika, Mittel- und Südamerika.

Klinik: Inkubationszeit 3–6 Tage. Zweigipflige Erkrankung mit akutem Beginn (Fieber, Kopf- und Muskelschmerzen, Übelkeit, Erbrechen und Konjunktivitis) und anschließender Organmanifestation (z.B. Leberkoma, Niereninsuffizienz). Schwere Verlaufsform mit Hepatitis (und Ikterus, daher "Gelb"fieber) und hämorrhagischer Diathese mit Schock. Letalität 10–50%.

Tab. 8.9 Indikation für NAT-Labordiagnostik

Verdachtsdiagnose/ Indikation	Wertigkeit der NAT-Diagnostik	Untersuchungs- material	Anmerkungen
Infektionsverdacht/-ausschluss (Reiseanamnese!) Leberkoma Hepatitis	+++ ++	EDTA-Blut Lebergewebe	Meist nur in Spezialeinrichtungen

8.2.10
Hantaviren (Familie: Bunyaviridae) (Tabelle 8.10)

Virus: Behülltes, negativ-einzelsträngiges RNA-Virus mit einem Durchmesser von ca. 80–110 nm. Mehr als 20 Hantavirusspezies (u.a. Hantaan, Seoul, Puumala, Dobrava) bekannt.

Epidemiologie: Weltweite Verbreitung. Übertragung auf den Menschen durch infektiöse, aerolisierte Exkremente chronisch infizierter Nagetiere (Virusreservoir).

Klinik: Inkubationszeit 5–35 Tage. Hämorrhagisches Fieber mit Renalem Syndrom (HFRS) in verschiedenen Schweregraden (überwiegend verursacht durch Hantaan, Dobrava Seoul); Nephropathia epidemica (Puumala); Hantavirus-Lungensyndrom (Hantavirus pulmonary syndrome, HPS) (Sin Nombre). Die Diagnose erfolgt üblicherweise serologisch.

Tab. 8.10 Indikation für NAT-Labordiagnostik

Verdachtsdiagnose/ Indikation	Wertigkeit der NAT-Diagnostik	Untersuchungs-material	Anmerkungen
HFRS	++	EDTA-Blut (PBL), Urin, Biopsie	Meist nur in Spezialeinrichtungen
HPS	++	EDTA-Blut, Biopsie	

8.2.11
Hepatitis A-Virus (HAV) (Familie: Picornaviridae) (Tabelle 8.11)

Virus: Unbehülltes, positiv-einzelsträngiges RNA-Virus mit einem Durchmesser von ca. 27 nm.

Epidemiologie: Weltweite Verbreitung, in Industrieländern relativ niedrige Prävalenz. Die Übertragung erfolgt fäko-oral.

Klinik: Inkubationszeit 3–5 Wochen. Infektion in der Kindheit verlaufen meist asymptomatisch. Das Risiko eines symptomatischen Verlaufes nimmt mit dem Alter zu. Prodromalstadium: Übelkeit, Appetitverlust, Krankheitsgefühl und Abneigung gegenüber fetthaltigem Essen, gefolgt von Virushepatitis mit Ikterus (klassische Reisehepatitis). Keine Chronifizierung. Die Diagnose wird i. d. R. serologisch gesichert. Cave: es besteht Infektiosität, bevor klinische Symptome auftreten.

Tab. 8.11 Indikation für NAT-Labordiagnostik

Verdachtsdiagnose/ Indikation	Wertigkeit der NAT-Diagnostik	Untersuchungs-material	Anmerkungen
V.a. HAV-Hepatitis (Reiseanamnese!)	+	Stuhl	RNA kann für einige Wochen im Serum nachgewiesen werden
	+ bis –	Serum	

8.2.12
Hepatitis B-Virus (HBV) (Familie: Hepadnaviridae) (Tabelle 8.12)

Virus: Behülltes, partiell doppelsträngiges DNA-Virus mit einem Durchmesser von ca. 45 nm.

Epidemiologie: Weltweite Verbreitung – ca. 350 Mill. chronische Träger weltweit; in Deutschland ca. 0,6 % chronische Träger. Übertragung durch Blut- und Schleimhautkontakt.

Klinik: Inkubationszeit 1–7 Monate, abhängig vom Übertragungsweg und Infektionsdosis. Bei perinataler Infektion Chronifizierungsrate ca. 90 %, bei späterer Infektion ca. 10 %. Z. T. Prodromalphase mit Krankheitsgefühl, Anorexie, Arthralgien und Arthritiden. Apparente Infektion in der Akutphase nicht von der Hepatitis A unterscheidbar. Bei chronischen Trägern Risiko einer chronisch aktiven Hepatitis, Zirrhose bzw. eines primären Leberzellkarzinoms (Hepatom).

Tab. 8.12 Indikation für NAT-Labordiagnostik

Verdachtsdiagnose/ Indikation	Wertigkeit der NAT-Diagnostik	Untersuchungsmaterial	Anmerkungen
Infektionsnachweis (z. B. bei unklarer Serologie, V.a. akute Infektion)	+++ (qualitativ)	EDTA-Blut	
Infektiositätsbestimmung (z. B. bei infiziertem medizinischem Personal)	+++ (quantitativ)	EDTA-Blut	Inzwischen Quantifizierung der HBV DNA in Internationalen Units (IU)/ml (WHO-Standard). Achtung: Konzentrationen von $>10^9$ HBV DNA IU/ml möglich, Kreuzkontamination bei Probenentnahme und -handhabung möglich.
Therapiemonitoring	+++ (quantitativ)	EDTA-Blut	

8.2.13
Hepatitis C–Virus (HCV) (Familie: Flaviviridae) (Tabelle 8.13)

Virus: Behülltes, positiv-einzelsträngiges RNA-Virus mit einem Durchmesser von ca. 50–80 nm (mindestens 6 Genotypen mit zahlreichen Subtypen bekannt).

Epidemiologie: Weltweit verbreitet – ca. 170 Millionen HCV-Träger; in Deutschland ca. 350.000–500.000 chronisch Infizierte. Die Übertragung erfolgt parenteral durch Blut, selten durch Intimkontakte oder Mutter-Kind-Transmission.

Klinik: Inkubationszeit 2–26 Wochen. Meist asymptomatischer Verlauf (ca. 75 %) – klinisch treten überwiegend milde Symptome auf, mit Lethargie, Anorexie usw. – nur ca. 10 % verlaufen ikterisch. Hohe Neigung zur Chronizität (>70 %), mit der Folge chronischer Lebererkrankungen, chronisch aktiver Hepatitis, ggf. Zirrhose und Leberzellkarzinom.

Tab. 8.13 Indikation für NAT-Labordiagnostik

Verdachtsdiagnose/ Indikation	Wertigkeit der NAT-Diagnostik	Untersuchungsmaterial	Anmerkungen
Infektionsnachweis (z. B. bei unklarer Serologie, V.a. akute Infektion, Ausschluss Mutter-Kind-Transmission)	+++ (qualitativ)	EDTA-Blut, Serum	
Infektiositätsbestimmung (z. B. bei infiziertem medizinischem Personal)	+++ (quantitativ)	EDTA-Blut, Serum	Höchste Infektiosität liegt in der Inkubationszeit bei Fehlen von Anti-HCV vor.
Therapiemonitoring	+++ (quantitativ)	EDTA-Blut, Serum	Zusätzliche Genotypisierung sinnvoll, da Erfolg einer antiviralen Therapie Genotyp-abhängig (prädiktiver Marker).

8.2.14
Hepatitis D-Virus (HDV, Delta-Agens) (Gattung: Deltavirus, keiner Familie zugeordnet) (Tabelle 8.14)

Virus: Defektes negativ-einzelsträngiges-RNA-Virus, welches für seine Ausschleusung und Infektiosität auf HBV angewiesen ist, das die Hüllproteine liefert. 3 Genotypen bekannt.

Epidemiologie: In Mittel- und Nordeuropa selten. Zwei Infektionsformen: 1. Koinfektion (HBV und HDV werden simultan übertragen); 2. Superinfektion (Infektion eines HBV-Trägers mit HDV). Übertragungsweg überwiegend parenteral, eine sexuelle Übertragung ist möglich.

Klinik: Inkubationszeit – bei simultaner Infektion mit HBV 4 Wochen bis 8 Monate. Eine akute HDV-HBV-Koinfektion verursacht häufiger eine schwere akute Hepatitis mit beträchtlicher Mortalität. Die Superinfektion eines chronischen HBV-Trägers mit HDV führt meist zur Ausbildung einer chronischen Koinfektion und oft schwererem und schnellerem Verlauf als HBV allein.

Tab. 8.14 Indikation für NAT-Labordiagnostik

Verdachtsdiagnose/ Indikation	Wertigkeit der NAT-Diagnostik	Untersuchungsmaterial	Anmerkungen
Infektionsnachweis (z. B. bei unklarer Serologie, V.a. akute Infektion)	++ (qualitativ)	EDTA-Blut, Serum	
Infektiosität	++ (quantitativ)	EDTA-Blut, Serum	
Therapiemonitoring	+++ (quantitativ)	EDTA-Blut, Serum	

8.2.15
Hepatitis E-Virus (HEV) (Tabelle 8.15)

Virus: Unbehülltes, einzelsträngiges RNA-Virus mit einem Durchmesser von ca. 27–34 nm

Epidemiologie: Überwiegend in Ländern der Dritten Welt (bes. Südostasien), mit nur wenigen indigenen Fällen aus Industrieländern. Die Übertragung erfolgt fäko-oral bzw. durch verunreinigtes Wasser (ggf. auch als Anthropozoonose vom Schwein auf den Menschen).

Klinik: Inkubationszeit 3–8 Wochen. Ähnelt klinisch der Hepatitis A, ist selbstlimitierend – keine Chronifizierung. Aus unbekannten Gründen beträgt die Mortalität durch HEV bei schwangeren Frauen bis zu 30 %.

Tab. 8.15 Indikation für NAT-Labordiagnostik

Verdachtsdiagnose/ Indikation	Wertigkeit der NAT-Diagnostik	Untersuchungsmaterial	Anmerkungen
V.a. akute Hepatitis E	++	Stuhl	Aufgrund der häufigen falsch positiven serologischen Befunde ist eine Absicherung bei klinischem Verdacht mittels PCR und Verlaufskontrolle empfohlen.

8.2.16
"Hepatitis G"-Virus (HGV/GBV–C) (Familie: Flaviviridae) (Tabelle 8.16)

Virus: Behülltes, positiv-einzelsträngiges RNA-Virus mit einem Durchmesser von ca. 40–60 nm.

Epidemiologie: Weltweit verbreitet – die Prävalenz bei deutschen Blutspendern beträgt ca. 1–2%. Die Übertragung erfolgt parenteral, vermutlich vertikal bzw. durch Sexualkontakte respektive Blut.

Klinik: I.d.R. keine HGV-assoziierten Erkrankungen. Häufig persistierende Virämie. HGV-Koinfektionen sollen den Verlauf einer HIV–Infektion positiv beeinflussen.

Indikation für NAT-Labordiagnostik: Bei Fehlen einer bekannten Krankheitsassoziation i.d.R. nicht indiziert.

Tab. 8.16 Indikation für NAT-Leberdiagnostik

Verdachtsdiagnose/ Indikation	Wertigkeit der NAT- Diagnostik	Untersuchungs- material	Anmerkungen
Abklärung/Ausschluss einer HGV–Infektion	+ bis –	EDTA-Blut, Serum	

8.2.17
Herpes simplex-Virus Typ 1 und Typ 2 (HSV-1, HSV-2) (Familie: Herpesviridae) (Tabelle 8.17)

Virus: Behüllte, linear doppelsträngige DNA-Viren mit einem Durchmesser von ca. 150–200 nm.

Epidemiologie: Weltweite Verbreitung – Seroprävalenzrate im Erwachsenenalter bei 75–95% (HSV-1) bzw. 15–25% (HSV-2). Erregerpersistenz mit häufiger Reaktivierung und Virusausscheidung (in bis zu 50%). Die Übertragung erfolgt bei HSV-1 überwiegend durch oro-oralen bzw. bei HSV-2 durch Intimkontakt.

Klinik: Inkubationszeit 2–12 Tage. Primäre HSV-1-Infektion überwiegend asymptomatisch, gelegentlich als Gingivostomatitis. Primäre genitale HSV-2-Infektion häufig mit Bläschenbildung und Ulceration, Schmerzen, Fieber und Dysurie – (HSV-1/HSV-2) Reaktivierungen führen zur typischen, schmerzhaften vesikulären Eruption (asymptomatische Reaktivierung mit Virusausscheidung möglich). Komplikationen: Konjunktivitis, dendritisches Korneaulcus mit der Spätfolge Erblindung, Herpes simplex-Dermatitis (*herpetic whitlow*, traumatischer Herpes, Herpes gladiatorum: Virusinokulation durch z.B. Kratzen), Eczema herpeticum, generalisierte HSV–Infektion mit Hepatitis oder Pneumonie, Herpes-Enzephalitis, Meningitis (selten Meningoenzephalitis).

Cave: HSV Nachweis von Schleimhautabstrichen auch bei klinisch Gesunden möglich. Bei klinischem Verdacht auf eine Herpesenzephalitis sollte ein negatives PCR-Ergebnis nicht das einzige Entscheidungskriterium zum Therapieabbruch sein.

Tab. 8.17 Indikation für NAT-Labordiagnostik

Verdachtsdiagnose/ Indikation	Wertigkeit der NAT-Diagnostik	Untersuchungsmaterial	Anmerkungen
Enzephalitis, Meningitis	+++ +	Liquor EDTA-Blut, Serum	Probennahme möglichst vor Therapiebeginn
Retinitis Konjunktivitis	++	Kammerwasser	
Herpes neonatorum	+++ + ++	Liquor EDTA-Blut, Serum Augen-/Rachenabstrich	Sofern bei fehlenden Effloreszenzen Verdacht nicht anderweitig ausgeräumt werden kann.
Generalisierte HSV-Infektion	++	EDTA-Blut, Serum	
Abklärung einer floriden HSV–Infektion	+	Abstrich	Sofern Bläschen bereits überwiegend eingetrocknet.

8.2.18
Humanes Herpesvirus 6 (HHV-6) (Familie: Herpesviridae) (Tabelle 8.18)

Virus: Behülltes, linear doppelsträngiges DNA-Virus mit einem Durchmesser von ca. 150–200 nm. 2 Varianten (Typ A und B) bekannt.

Epidemiologie: Weltweite Verbreitung – Seroprävalenz bereits im Kindesalter ca. 95 %. Übertragung überwiegend durch Speichel, ggf. durch Intimkontakte oder perinatal.

Klinik: Inkubationszeit 5–15 Tage. Exanthema subitum (Roseola infantum – 3-Tage-Fieber) mit Fieber und flüchtigem Exanthem. Komplikationen: Enzephalitis, Meningitis, (fulminante) Hepatitis. Bei Immunsuppression Reaktivierung möglich – Komplikationen: interstitielle Pneumonie, Abstoßungsreaktionen nach Nierentransplantation (NTx).

Cave: PCR Nachweis in peripheren Blutlymphozyten, lymphatischem Gewebe und Biopsaten von geringer Aussagekraft (Viruspersistenz).

Tab. 8.18 Indikation für NAT-Labordiagnostik

Verdachtsdiagnose/ Indikation	Wertigkeit der NAT-Diagnostik	Untersuchungsmaterial	Anmerkungen
V.a. aktive Infektion	++	EDTA-Plasma, Serum	
Interstitielle Pneumonie	++	BAL	
Enzephalitis	+++	Liquor	
Meningitis	++	EDTA-Plasma, Serum	
(Fulminante) Hepatitis	++	Leberbiopsie	
	++	EDTA-Plasma, Serum	
Abstoßungskrise nach NTx	++	EDTA-Plasma, Serum	

8.2.19
Humanes Herpesvirus 8 (HHV-8) – Kaposi-Sarkom-assoziiertes-Herpesvirus (KSHV) (Familie: Herpesviridae) (Tabelle 8.19)

Virus: Behülltes, linear doppelsträngiges DNA-Virus mit einem Durchmesser von ca. 150–200 nm.

Epidemiologie: Endemisches Kaposi-Sarkom (KS) in Afrika sowie iatrogen (bei Transplantierten) und HIV-assoziiertes KS. Seroprävalenz (bei Normalbevölkerung) in Nordeuropa und USA ca. 1–5 % – höhere Durchseuchung in Risikogruppen (männlichen Homo- und Bisexuelle). Übertragung überwiegend durch Intimkontakte.

Klinik: Inkubationszeit – wenige Wochen bis wenige Monate. Kaposi-Sarkom, ggf. Castleman'schen Erkrankung oder primäres Effusionslymphom.

Tab. 8.19 Indikation für NAT-Labordiagnostik

Verdachtsdiagnose/ Indikation	Wertigkeit der NAT-Diagnostik	Untersuchungsmaterial	Anmerkungen
V.a. Kaposi-Sarkom	++	EDTA-Blut (PBL)	Auch als prädiktiver Parameter bei HIV-Patienten ohne KS
	+	Biopsie	
Castleman'schen Erkrankung	++	EDTA-Blut (PBL)	
Primäres Effusionslymphom	++	EDTA-Blut (PBL)	

8.2.20
Humanes Immundefizienzvirus, Typ 1 und 2 (HIV-1, HIV-2) (Familie: Retroviridae) (Tabelle 8.20)

Virus: Behüllte, positiv-einzelsträngige RNA-Viren mit einem Durchmesser von ca. 110 nm. HIV-1 Subgruppen: M (*major*) – mit Unterteilung in die Subtypen A–K, O (*outlier*) und N (*new variant*).

Epidemiologie: Weltweite Verbreitung von HIV-1 – ca. 39,4 Mill. Infizierte – ca. 4,9 Mill. Neuinfektionen/Jahr; in Deutschland ca. 44.000 Infizierte mit ca. 2000 Neuinfektionen/Jahr. Seroprävalenz ca. 0,05 % – besondere Risikogruppen: männliche Homosexuelle, intravenöser Drogenabusus (*needle sharing*). HIV-2 tritt überwiegend in Westafrika und Indien auf. Übertragung parenteral durch Blut, Intimkontakte, intravenöser Drogenabusus oder perinatal (einschließlich Stillen).

Klinik: Inkubationszeit 2–8 Wochen bis zur Primärsymptomatik; 2–10 Jahre (und länger) bis AIDS auftritt. Primärsymptomatik: häufig infektiöse Mononukleose-ähnliches Krankheitsbild, unspezifischer fieberhafter Infekt, z. T. makulopapulöser Ausschlag – selten orale Candidiasis, akute neurologische Symptomatik. AIDS ist charakterisiert durch einen zellulären Immundefekt, in dessen Folge opportunistische Infektionen und Tumore (z. B. Kaposi Sarkom) auftreten können. Häufig Komplikationen: z. B. Enzephalopathie.

Tab. 8.20 Indikation für NAT-Labordiagnostik

Verdachtsdiagnose/ Indikation	Wertigkeit der NAT-Diagnostik	Untersuchungsmaterial	Anmerkungen
Abklärung unklarer Serologie	+++	EDTA-Plasma	Z. B. wiederholt reaktiv im ELISA und grenzwertig im Bestätigungstest
V.a. frische HIV–Infektion (serologisch-diagnostisches Fenster)	+++	EDTA-Plasma	
Neurologische Symptomatik, Enzephalopathie	++ +	Liquor EDTA-Plasma	
Abklärung Mutter/Kind-Transmission	+++	kindliches EDTA-Plasma	Ab der 6. Lebenswoche
Kranke Neugeborene HIV-positiver Mütter	+++	EDTA-Plasma	Ab dem ersten Lebenstag (kein Nabelschnurblut)
Therapiemonitoring	+++ (quantitativ)	EDTA-Plasma	
V.a. Resistenzentwicklung, Therapieversagen	+++ (Sequenzierung)	EDTA-Plasma	

8.2.21
Humanes Metapneumovirus (hMPV) (Familie: Paramyxoviridae) (Tabelle 8.21)

Virus: Behülltes, negativ-einzelsträngiges RNA-Virus mit einem Durchmesser von ca. 150–300 nm. 2 Subtypen (Typ A und B) bekannt.

Epidemiologie: Weltweite Verbreitung – Seroprävalenz bereits im Kindesalter > 95 %. Übertragung überwiegend durch Tröpfcheninfektion.

Klinik: Inkubationszeit 3–7 Tage. Erkrankungen des oberen Respirationstraktes, Bronchiolitis, Pneumonie.

Tab. 8.21 Indikation für NAT-Labordiagnostik

Verdachtsdiagnose/ Indikation	Wertigkeit der NAT-Diagnostik	Untersuchungsmaterial	Anmerkungen
Erkrankungen des oberen Respirationstraktes Bronchiolitis Pneumonie	+++	Nasen-/Rachenabstrich, BAL	Keine Antigentests verfügbar.

8.2.22
Humanes T-Zell-Leukämie-Virus, Typ 1 und 2 (HTLV–I, HTLV–II) (Familie: Retroviridae) (Tabelle 8.22)

Virus: Behüllte, positiv-einzelsträngige RNA-Viren mit einem Durchmesser von ca. 100 nm.

Epidemiologie: HTLV–I ist in Japan, der Karibik, Afrika und den südöstlichen Staaten der USA endemisch. Beide Erreger sind in Europa sehr selten – in Deutschland ca. 6000 Infizierte. Übertragung überwiegend parenteral durch Intimkontakte, Inokulation infizierten Blutes (zellassoziiert: daher nicht über Immunglobuline usw.) oder vertikal (vorwiegend durch Stillen).

Klinik: Inkubationszeit: i. d. R. Jahrzehnte. Klinisch treten die Adulte T-Zell-Leukämie/Lymphom (ATLL), die Tropische Spastische Paraparese (TSP) oder die HTLV-assoziierte Myelopathie (HAM) auf.

Tab. 8.22 Indikation für NAT-Labordiagnostik

Verdachtsdiagnose/ Indikation	Wertigkeit der NAT-Diagnostik	Untersuchungsmaterial	Anmerkungen
ATLL TSP HAM	+	EDTA-Blut	Nachweis der proviralen cDNA zur Bestätigung eines positiven Antikörpernachweises

8.2.23
Influenzaviren (Familie: Orthomyxoviridae) (Tabelle 8.23)

Virus: Behüllte, negativ-einzelsträngige RNA-Viren mit einem Durchmesser von ca. 80–120 nm. Drei Genera bekannt: Influenzavirus A, B, und C.

Epidemiologie: Weltweit – jährliche Epidemien in einigen Ländern und sporadische Pandemien. Übertragung aerogen durch Tröpfcheninfektion.

Klinik: Inkubationszeit 1–3 Tage. Systemische und respiratorische Erkrankungen. Plötzlicher Krankheitsbeginn mit Fieber (meist Tage jedoch biphasischer Verlauf), Kopfschmerzen, Photophobie, Schüttelfrost, trockenem Husten, Krankheitsgefühl, Myalgie und Halsschmerzen. Komplikationen: Tracheobronchitis, Pneumonie (oft bakterielle Superinfektion), Myositis und Myoglobinurie, Reye-Syndrom.

Tab. 8.23 Indikation für NAT-Labordiagnostik

Verdachtsdiagnose/ Indikation	Wertigkeit der NAT-Diagnostik	Geeignetes Untersuchungsmaterial	Anmerkungen
V.a. Influenza	++	Rachen-, Nasenabstrich, Gurgelwasser	
Tracheobronchitis	++	Rachen-, Nasenabstrich, Gurgelwasser, BAL	
Pneumonie	++	BAL	

8.2.24
Masernvirus (Familie: Paramyxoviridae) (Tabelle 8.24)

Virus: Behülltes, negativ-einzelsträngiges RNA-Virus mit einem Durchmesser von ca. 100–250 nm.

Epidemiologie: Weltweite Verbreitung – erhebliche Bedeutung in Entwicklungsländern (besonders Afrika) mit relativ hoher Mortalitätsrate. Übertragung durch Tröpfcheninfektion – hohe Kontagiosität.

Klinik: Inkubationszeit 10–14 Tage (Infektiosiät ab ca. 5 Tage vor Auftreten des Exanthems bis zu dessen Abheilen). Typische Krankheitssymptome: Konjunktivitis, Koplik'sche Flecken (Mundschleimhaut) und makulopapulöses ("morbilliformes") Exanthem. Komplikationen: Otitis media, Diarrhoe, Hecht'sche Riesenzellpneumonie, bakterielle Superinfektionen, ZNS-Beteiligung (subakute Masernenzephalitis, akute postinfektiöse Masernenzephalitis, subakut sklerosierende Panenzephalitis (SSPE)).

Tab. 8.24 Indikation für NAT-Labordiagnostik

Verdachtsdiagnose/ Indikation	Wertigkeit der NAT-Diagnostik	Untersuchungsmaterial	Anmerkungen
V.a. frische Maserninfektion	++ +	Urin, Abstrich EDTA-Blut (Lymphozyten)	
Hecht'sche Riesenzellpneumonie	++	BAL	
V.a. Einschlusskörper-Enzephalitis	++ +++	Liquor Hirngewebe	
Akute postinfektiöse Masernenzephalitis SSPE	–	Liquor	I.d.R. weder Virus noch Antikörper im Liquor nachweisbar

8.2.25
Molluscum contagiosum-Virus (Familie: Poxviridae) (Tabelle 8.25)

Virus: Behülltes, doppelsträngiges DNA-Virus mit einem Durchmesser von ca. 200–300 nm.

Epidemiologie: Weltweite Verbreitung. Übertragung durch engen körperlichen bzw. Intimkontakt.

Klinik: Inkubationszeit 14–50 Tage. Lokale Infektion der Haut – typisch sind Dell- oder Wasserwarzen (oft im Kindesalter), die normalerweise spontan abheilen.

Tab. 8.25 Indikation für NAT-Labordiagnostik

Verdachtsdiagnose/ Indikation	Wertigkeit der NAT-Diagnostik	Untersuchungsmaterial	Anmerkungen
V.a. Dell- oder Wasserwarzen	+ bis −	Biopsie	Erregernachweis mittels Elektronenmikroskopie aus Biopsiematerial diagnostisches Mittel der Wahl.

8.2.26
Mumpsvirus (Familie: Paramyxoviridae) (Tabelle 8.26)

Virus: Behülltes, negativ-einzelsträngiges, pleomorphes RNA-Virus mit einem Durchmesser von ca. 100–600 nm (meist 150–200 nm).
  Epidemiologie: Weltweite Verbreitung – gehäufte Erkrankungsfälle im Winter und Frühjahr. Übertragung durch Tröpfcheninfektion.
  Klinik: Inkubationszeit 18–21 Tage. Ein- oder beidseitige Parotitis; (einseitige) Orchitis (z.T. mit nachfolgender Sterilität), Meningitis, Hypakusis, selten Pankreatitis oder Diabetes mellitus.

Tab. 8.26 Indikation für NAT-Labordiagnostik

Verdachtsdiagnose/ Indikation	Wertigkeit der NAT-Diagnostik	Untersuchungsmaterial	Anmerkungen
V.a. Mumps-Meningitis	++	Liquor	
Parotitis	+	Speichel, Urin	

8.2.27
Norovirus (früher Norwalkvirus) (Familie: Caliciviridae) (Tabelle 8.27)

Virus: Unbehüllte, positiv-einzelsträngige RNA-Viren mit einem Durchmesser von ca. 35–40 nm.
  Epidemiologie: Vermehrtes Auftreten im Winter (*winter vomiting*) mit z.T. hartnäckigen nosokomialen Ausbrüchen. Die Übertragung erfolgt per Aerosol- oder Schmierinfektion.

Klinik: Inkubationszeit z. T. sehr kurz (<24 h) bis 4 Tage. Gastroenteritiden mit Übelkeit, Erbrechen, Diarrhoe, Fieber, Kopfschmerzen, Myalgien. Es stehen bislang keine ausreichend sensitive Antigentests zur Verfügung.

Tab. 8.27 Indikation für NAT-Labordiagnostik

Verdachtsdiagnose/ Indikation	Wertigkeit der NAT-Diagnostik	Untersuchungsmaterial	Anmerkungen
V. a. epidemische, nosokomiale Ausbrüche	++	Stuhl Erbrochenes	
Dauerausscheider (> 8 Wochen)	++	Stuhl	

8.2.28
Papillomaviren (HPV) (Familie: Papillomaviridae) (Tabelle 8.28)

Virus: Unbehüllte, zirkulär-doppelsträngige DNA-Viren mit einem Durchmesser von ca. 55 nm. Mehr als 150 Genotypen bekannt.

Epidemiologie: Weltweite Verbreitung. Übertragung durch direkten Haut- bzw. Intimkontakt.

Klinik: Inkubationszeit >21–28 Tage. Infektionen der Haut und Schleimhäute, häufig inapparent und je nach Typ mit benignem (*low risk*: Typen 6, 11, 42, 43, 44) oder malignem Potential (*high-risk*: Typen 16, 18, 31, 33, 35, 39, 45, 51, 52, 56, 58, 59, 68). Krankheitsbilder sind u. a.: Verruca plantaris, Epidermodysplasia verruciformis (EV) mit Hautkarzinom, Kondylomata acuminata und plana, Konjunktival-Papillom, cervicale intraepitheliale Neoplasie (CIN), Butchers warts, M. Bowen, Zervix-, Penis-, Anus-, Kehlkopf-, Mundhöhl-Karzinom.

Tab. 8.28 Indikation für NAT-Labordiagnostik

Verdachtsdiagnose/ Indikation	Wertigkeit der NAT-Diagnostik	Untersuchungsmaterial	Anmerkungen
Kondylomata acuminata EV Konjunktival-Papillom CIN Butchers warts HPV-assoziiertes Karzinom	++	Abstrichzellen Biopsien	Erregernachweis und Typendifferenzierung relevant zur Risikoabschätzung einer zervikalen Neoplasie

8.2.29
Parainfluenzavirus (Familie: Paramyxoviridae) (Tabelle 8.29)

Virus: Behüllte, negativ-einzelsträngige RNA-Viren mit einem Durchmesser von ca. 150–300 nm. 4 Serotypen bekannt.

Epidemiologie: Weltweite Verbreitung – Typ 4 vorwiegend in Amerika. In gemäßigten Breiten jährliche Ausbrüche in den Wintermonaten – überwiegend bei Kinder unter drei Jahren (Seroprävalenz im Kindesalter ca. 90%). Übertragung überwiegend durch Tröpfcheninfektion.

Klinik: Inkubationszeit 3–6 Tage. Akute Erkrankungen des Respirationstraktes [vorwiegend bei (Klein)kindern]. Bei Erwachsenen meist nur banaler Infekt.

Tab. 8.29 Indikation für NAT-Labordiagnostik

Verdachtsdiagnose/ Indikation	Wertigkeit der NAT-Diagnostik	Untersuchungsmaterial	Anmerkungen
V.a. bzw. Ausschluss einer Parainfluenza-Infektion	+	Nasen-/Rachenabstrich BAL	
Pneumonie	++	Nasen-/Rachenabstrich BAL	
Bronchiolitis	++	Nasen-/Rachenabstrich BAL	
Erkrankungen des Respirationstraktes	+	Nasen-/Rachenabstrich BAL	

8.2.30
Parvovirus B19 (Familie: Parvoviridae) (Tabelle 8.30)

Virus: Unbehülltes, einzelsträngiges DNA-Virus mit einem Durchmesser von 18–22 nm.

Epidemiologie: Weltweite Verbreitung. Seroprävalenz im Erwachsenenalter ca. 60–80%. Übertragung überwiegend durch Tröpfcheninfektion (Infektiosität besteht bereits vor Ausbruch des Exanthems), ggf. auch durch Blut- bzw. Blutprodukte.

Klinik: Inkubationszeit ca. 7–10 Tage. Ringelröteln (Erythema infectiosum, *Fifth disease*). Komplikationen: in der Schwangerschaft Risiko eines Hydrops fetalis (10%); bei vorbestehender Anämie (z.B. Sichelzellanämie) Risiko einer aplastischen Krise; bei Immunkompetenten Lymphadenopathie und Arthralgien; bei Immunsupprimierten (Leukämie- und AIDS-Patienten) chronische Infektion mit chronischer Anämie, Thrombozytopenie. Seltene Komplikationen: Meningitis, Enzephalopathie, Myokarditis, Vaskulitits, Hepatitis.

Tab. 8.30 Indikation für NAT-Labordiagnostik

Verdachtsdiagnose/ Indikation	Wertigkeit der NAT-Diagnostik	Untersuchungsmaterial	Anmerkungen
Anämie	+++	EDTA-Blut, ggf. Knochenmark*	Bei AIDS-Patienten, HIV-positiven Hämophilen u. Immunsupprimierten nach allogener KMT * Persistenz im Knochenmark ohne klin. Symptomatik möglich
Aplastische Krisen	++	EDTA-Blut	Bei Patienten mit hämolytischer Anämie
Meningitis Enzephalopathie	++	EDTA-Blut Liquor	
Myokarditis Vaskulitits Hepatitis	++	EDTA-Blut Biopsie	
Infektionen in der Schwangerschaft u. V.a. Hydrops fetalis	+	EDTA-Blut, evtl. Chordozenteseblut, Amnionzottenbiopsie, Fruchtwasser	Mütterliches Blut

8.2.31
Polyomaviren (JC- und BK-Virus [JCV, BKV]) (Familie: Polyomaviridae) (Tabelle 8.31)

Virus: Unbehüllte, doppelsträngige DNA-Viren mit einem Durchmesser von ca. 45 nm.

Epidemiologie: Weltweite Verbreitung. Seroprävalenz im Erwachsenenalter ca. 50–90 %. Übertragung wahrscheinlich über den Respirationstrakt.

Klinik: Inkubationszeit unbekannt. Nur bei Immunsuppression kommt es zu klinischen Manifestationen: JCV – progressive multifokale Enzephalopathie (PML, bes. bei AIDS-Patienten); BKV – Infektion der ableitenden Harnwege mit Cystitis und Ureterstenose, ggf. systemische Erkrankung bes. bei (Nieren-)Transplantierten.

Tab. 8.31 Indikation für NAT-Labordiagnostik

Verdachtsdiagnose/ Indikation	Wertigkeit der NAT-Diagnostik	Untersuchungsmaterial	Anmerkungen
Systemische Erkrankung	++ (quantitativ)	EDTA-Blut	Nach Nierentransplantation Hinweis auf erhöhtes Erkrankungsrisiko
PML	+++ ++	Liquor* Hirnbiopsie**	*Diagnostisches Mittel der Wahl **Nur bei positiver Histologie
Cystitis Ureterstenose	+	Urin	Intermittierende Ausscheidung auch bei klinisch Gesunden möglich

8.2.32
Respiratory Syncytial-Virus (RSV) (Familie: Paramyxoviridae) (Tabelle 8.32)

Virus: Behülltes, negativ-einzelsträngiges, pleomorphes RNA-Virus mit einem Durchmesser von ca. 150–300 nm. 2 Typen (A und B) bekannt.

Epidemiologie: Weltweite Verbreitung. Epidemische Häufung im Spätherbst und Winter. Übertragung überwiegend durch Tröpfchen-, Aerosol- und Schmierinfektion.

Klinik: Inkubationszeit 3–7 Tage. Bei Kleinkindern: Fieberhafte Infektion der oberen Atemwege, Pseudokrupp, Bronchiolitis und Pneumonie mit Tachy- und Dyspnoe, Hypoxämie. Bei älteren Kindern: Tracheobronchitis, Infektion der oberen Atemwege. Bei Kleinstkindern (< 4 Monate): z.T. lebensbedrohliche Verläufe. Komplikationen: Otitis media, Apnoe.

Tab. 8.32 Indikation für NAT-Labordiagnostik

Verdachtsdiagnose/ Indikation	Wertigkeit der NAT-Diagnostik	Untersuchungsmaterial	Anmerkungen
Infektion der oberen Atemwege Pseudokrupp Bronchiolitis Pneumonie	++	Nasen-/Rachenabstrich BAL	Bei Kleinkindern
Tracheobronchitis Infektion der oberen Atemwege	++	Nasen-/Rachenabstrich BAL	Bei älteren Kindern
Otitis media Apnoe	++	Nasen-/Rachenabstrich BAL	

8.2.33
Rötelnvirus (Rubella) (Familie: Togaviridae) (Tabelle 8.33)

Virus: Behülltes, positiv-einzelsträngiges, RNA-Virus mit einem Durchmesser von ca. 50–70 nm.

Epidemiologie: Weltweite Verbreitung. In Deutschland Seroprävalenz bei Erwachsenen >80%. Übertragung überwiegend durch Tröpfcheninfektion.

Klinik: Inkubationszeit 10–21 Tage. Grippales Syndrom mit überwiegend nuchaler Lymphadenopathie und kleinfleckigem Exanthem; bei Erwachsenen z.T. flüchtige Arthritiden. Komplikationen: vertikale Rötelninfektion (im ersten Schwangerschaftsdrittel) – Embryopathie mit spontaner Totgeburt (ca. 20%); ferner "klassische" Gregg'sche Trias mit Taubheit, Katarakt und Herzfehlern, z.T. Mikrocephalie, geistige Behinderung, Knochenstörungen sowie Leber- und Milzschädigung – selten (nach Jahren) Röteln-Panenzephalopathie (RPE).

Tab. 8.33 Indikation für NAT-Labordiagnostik

Verdachtsdiagnose/ Indikation	Wertigkeit der NAT-Diagnostik	Untersuchungsmaterial	Anmerkungen
V.a. vertikale Rötelninfektion [≤ 18. Schwangerschaftswoche (SSW)]	+++ ++ +++ +++	EDTA-Blut Chorionzottenbiopsie Fruchtwasser Fetalblut	Mütterliches Blut 11.–18. SSW 18.–22. SSW, ab 22. SSW IgM-Antikörper-Bestimmung möglich.
V.a. konnate Rötelninfektion	++ ++ + + +	Urin Rachensekret (ggf. Liquor) Linsenmaterial EDTA-Blut	

8.2.34
Rotaviren (Familie: Reoviridae) (Tabelle 8.34)

Virus: Unbehülltes, doppelsträngiges RNA-Virus mit einem Durchmesser von ca. 70–80 nm. Gruppen A bis F.

Epidemiologie: Weltweite Verbreitung – in Entwicklungsländern jährlich ca. 800.000 Rotavirus-bedingte Todesfälle bei Kindern. Übertragung erfolgt fäko-oral.

Klinik: Inkubationszeit 1–3 Tage. Schwere Gastroenteritis mit Diarrhoe, Erbrechen und Fieber, vor allem im Kleinkindalter. Komplikationen: Enzephalitits. Der Nachweis des viralen Antigens im Stuhl ist diagnostisches Mittel der Wahl.

Tab. 8.34 Indikation für NAT-Labordiagnostik

Verdachtsdiagnose/ Indikation	Wertigkeit der NAT-Diagnostik	Untersuchungsmaterial	Anmerkungen
Schwere Gastroenteritis	+	Stuhl	Sequenzanalyse zum Nachweis von Infektketten
V.a. Rotavirus-Enzephalitis	+++	Liquor	

8.2.35
Tollwutvirus (Familie: Rhabdoviridae) (Tabelle 8.35)

Virus: Behülltes, negativ-einzelsträngiges RNA-Virus mit einer Länge von 130–230 nm und einem Durchmesser von 50–95 nm ("Geschoßform").

Epidemiologie: Weltweite Verbreitung (jährlich ca. 60.000 Tollwut-Fälle beim Menschen – überwiegend in Entwicklungsländern). Übertragung erfolgt durch den Biss oder engen (Schleimhaut-)Kontakt mit einem infiziertem Tier (Anthropozoonose).

Klinik: Inkubationszeit überwiegend 3–12 Wochen, selten wenige Tage bis zu 6 Jahren. In ca. 70 % Enzephalitische Tollwut: Klinisch initial Kopfschmerz, gefolgt von tonischen Krämpfen von Schlund-, Kehlkopf- und Atemmuskulatur mit Erstickungsgefühl, erhöhter Speichelfluss, extreme Hydrophobie, Tod (100 %) infolge von Herzlähmung. In ca. 30 % Paralytische Tollwut ("Stille Wut"), dem Guillan-Barré-Syndrom ähnlich.

Tab. 8.35 Indikation für NAT-Labordiagnostik

Verdachtsdiagnose/ Indikation	Wertigkeit der NAT-Diagnostik	Untersuchungsmaterial	Anmerkungen
V.a. Tollwut	+	Hautbiopsie	In der Anfangsphase weder klinische noch virologische Untersuchungen erfolgreich.
V.a. Tollwut-Enzephalitis	+++	Liquor Hirngewebe	

8.2.36
Varizella-Zoster-Virus (VZV) (Familie: Herpesviridae) (Tabelle 8.36)

Virus: Behülltes, linear doppelsträngiges DNA-Virus mit einem Durchmesser von ca. 150–200 nm.

Epidemiologie: Weltweite Verbreitung – Seroprävalenzrate im Erwachsenenalter > 95 %. Übertragung durch Tröpfcheninfektion (hochkontagiös – daher der Name Windpocken) oder Schleimhautkontakt.

Klinik: Inkubationszeit 10–23 Tage. Primäre Infektion – Windpocken – im Kindesalter normalerweise milder Verlauf; bei Erwachsenen, insbesondere Immunsupprimierten z. T. Komplikationen in Form sekundärer bakterieller Infektionen, Sepsis, hämorrhagische Windpocken, Pneumonie oder Enzephalitis. Die VZV-Reaktivierung (i. d. R. nur einmal, meist bei Personen > 35 Jahre) führt zum Herpes zoster (Gürtelrose). Komplikationen: Post-zosterische Neuralgie, sekundäre bakterielle Infektionen, Enzephalitis, Zoster ophthalmicus; (bei Immunsupprimierten) Zoster generalisatus. Weitere Komplikationen: Bei Primärinfektion während der Schwangerschaft (v.a. 13. und 20. SSW) – congenitales Varizella-Syndrom (CVS) (sehr selten); bei perinataler Infektion – schwerer Krankheitsverlauf; Zoster neonatorum – als Folge einer pränatalen VZV–Infektion. Varizellen und Zoster werden überwiegend klinisch diagnostiziert.

Tab. 8.36 Indikation für NAT-Labordiagnostik

Verdachtsdiagnose/ Indikation	Wertigkeit der NAT-Diagnostik	Untersuchungs- material	Anmerkungen
Enzephalitis	+++ +	Liquor EDTA-Blut, Serum	Probennahme möglichst vor Therapiebeginn, bei negativem Resultat keine alleinige Indikation zum Therapieabbruch
Pneumonie	++ +	BAL, EDTA-Blut	
Hämorrhagische Windpocken	++	Abstrich Biopsie EDTA-Blut	
Zoster neonatorum	++	Abstrich EDTA-Blut, Serum	
Abklärung einer floriden VZV–Infektion	++	Abstrich	Z. B. bei V.a. Infektionsausbruch auf onkologischer Kinderstation
Zoster generalisatus	++ +	Abstrich EDTA-Blut, Serum	

8.2.37
West-Nil-Virus (WNV) (Familie: Flaviviridae) (Tabelle 8.37)

Virus: Behülltes, positiv-einzelsträngiges RNA-Virus mit einem Durchmesser von ca. 45–50 nm.

Epidemiologie: Verbreitung in Afrika, Teilen Europas, Indien, Israel, USA. Übertragung durch Mücken, die sowohl beim Menschen als auch bei infizierten Vögeln (Virusreservoir) Blut saugen. Vereinzelt vertikale Übertragung möglich.

Klinik: Inkubationszeit 3–14 Tage. Meist asymptomatischer Verlauf (ca. 80%). Klinisch treten u.a. Fieber, grippeähnliche Symptome, Kopfschmerz und/oder Exantheme auf. Komplikationen (insbesondere bei Personen > 70 Jahre): Enzephalitis, Menigoenzephalitis, schlaffe Lähmung.

Tab. 8.37 Indikation für NAT-Labordiagnostik

Verdachtsdiagnose/ Indikation	Wertigkeit der NAT-Diagnostik	Untersuchungsmaterial	Anmerkungen
Enzephalitis Menigoenzephalitis Schlaffe Lähmung	+++ ++	Liquor EDTA-Blut, Serum	
V.a. WNV–Infektion	++	EDTA-Blut	

8.2.38
Zytomegalievirus (CMV) (Familie: Herpesviridae) (Tabelle 8.38)

Virus: Behülltes, linear doppelsträngiges DNA-Virus mit einem Durchmesser von ca. 150–200 nm.

Epidemiologie: Weltweite Verbreitung – Prävalenz 50–90%. Die Übertragung erfolgt u.a. in utero, perinatal bzw. durch Tröpfchen-, Speichel-, Schmierinfektion, Intimkontakte und ggf. iatrogen.

Klinik: Inkubationszeit 20–60 Tage. Primärinfektionen verlaufen überwiegend asymptomatisch, z.T. treten Infektiöse Mononukleose-ähnliche Symptome auf, seltener Hepatitis. Reaktivierungen i.d.R. ebenfalls asymptomatisch, bei Immunsupprimierten jedoch potentiell lebensbedrohliche Erkrankungen möglich, u.a. auch Retinitits, Enzephalitis, Pneumonie, Enterokolitis, Hepatitis. Komplikationen bei Organtransplantatempfänger (bes. Knochenmark- und peripheren Stammzell-Empfängern): Pneumonitis, Organabstoßung (insbesondere auch nach Nierentransplantation). Lebenslang kann es zu intermittierender Virusausscheidung kommen.

Tab. 8.38 Indikation für NAT-Labordiagnostik

Verdachtsdiagnose/ Indikation	Wertigkeit der NAT-Diagnostik	Untersuchungsmaterial	Anmerkungen
Enzephalitis	+++ +	Liquor EDTA-Blut, Serum	Latente lebenslange Infektion, Latenzort bislang nicht gesichert. Aussagekraft des CMV DNA Nachweises in zellhaltigem Material limitiert. Quantifizierung!
Pneumonitis	+++	BAL EDTA-Blut	
Schwere CMV-Infektion	+++	BAL EDTA-Blut	
CMV-Hepatitis	++	BAL EDTA-Blut	
Retinitis	+++ ++	Kammerwasser EDTA-Blut	
Präemptive Kontrolle nach KMT, Nierentransplantation	+++ (quantitativ)	EDTA-Blut, Serum Knochenmark	
V.a. pränatale Infektion	++	Fruchtwasser Fetalblut	
V.a. perinatale Infektion	+++	Muttermilch EDTA-Blut	

9
Indikationen für die molekulare Diagnostik – Bakterien, Pilze, Eukaryonten

Udo Reischl

Medizinische Mikrobiologie beschäftigt sich traditionell mit der Isolierung und Identifizierung humanpathogener Organismen. Der mikroskopische Direktnachweis und die kulturelle Vermehrung der Erreger in geeigneten Nährmedien mit nachfolgender phänotypischer Charakterisierung gilt nach wie vor als Goldstandard für den Nachweis von bakteriellen und fungalen Pathogenen in klinischem Probenmaterial. Im positiven Fall liefert ein Grampräparat bereits kurz nach dem Probeneingang sehr hilfreiche Information bezüglich einer initialen Therapieempfehlung. Nach erfolgreicher Anzucht der Erreger kann anschließend eine wesentlich präzisere Aussage über die im Probenmaterial vorliegenden Spezies sowie das Ergebnis der Resistenztestung mitgeteilt werden. Diese Art der Diagnostik hat sich unter steter Optimierung der jeweiligen Untersuchungsverfahren und -reagenzien bewährt, kann trotz relativ hohem Personalaufwand ökonomisch durchgeführt werden und liefert vor allem die für den Kliniker wertvollen Aussagen über die Vermehrungsfähigkeit und das Resistenzprofil der nachgewiesenen Erreger. Naturgemäß eignet sich diese Strategie nicht, oder zumindest eingeschränkt, für den Nachweis von langsam wachsenden oder nicht kultivierbaren Erregern sowie für die Untersuchung von Probenmaterial von antibiotisch vorbehandelten Patienten. Abhängig von der Art der angeforderten Untersuchungen und dem Wachstumsverhalten der vorliegenden Erreger kann die abschließende Befundung mitunter Tage bis Wochen in Anspruch nehmen. Eine möglichst kurze Zeitspanne zwischen der Probenentnahme und dem Vorliegen eines aussagekräftigen mikrobiologischen Befundes kann aber in vielen Fällen entscheidend für die Einleitung einer spezifischen und damit erfolgreichen und ökonomischen antibiotischen Therapie sein.

Nach einer eingehenden Untersuchung des mikroskopischen bzw. histologischen Präparats erfolgt der Nachweis von Pilzen, Parasiten oder anderen eukaryonten Pathogenen im klinischen Untersuchungsmaterial vielfach durch Anzucht in speziellen Zellkultursystemen und/oder über immunologische Testsysteme (wie ELISA, Western-Blot oder Immunfluoreszenz unter Verwendung von nativen oder rekombinanten Antigenen bzw. Antikörpern).

Leitfaden Molekulare Diagnostik. Herausgegeben von Frank Thiemann, Paul M. Cullen und Hanns-Georg Klein
Copyright © 2006 WILEY-VCH Verlag GmbH & Co. KGaA, Weinheim
ISBN: 3-527-31471-7

Die Vorteile serologischer Nachweisverfahren zum Nachweis der Immunantwort des infizierten Patienten liegen vor allem in der hohen Sensitivität, den kurzen Detektionszeiten, den relativ niedrigen Kosten und nicht zuletzt in der Möglichkeit der Bestimmung des Infektionsstadiums (IgM, IgG). Immunologische Assays weisen im Rahmen ihres routinemäßigen Einsatzes aber auch einige methodenbedingte Nachteile auf. Selbst bei Immunkompetenten besteht generell eine gewisse "diagnostische Lücke" zwischen dem Zeitpunkt der Infektion und der Ausbildung von Antikörpern. Häufig sind aufgrund der begrenzten Affinität zwischen Antigen und Antikörper auch unspezifische bzw. Kreuzreaktionen zu beobachten, bei latenten Infektionen fehlen häufig die entsprechenden antigenen Determinanten im zu analysierenden Probenmaterial oder es können bestimmte Erreger aufgrund von Antigendrift nicht ausreichend erfasst werden; z. B. werden Epitope verändert, maskiert oder verschwinden. Auch bei Immunsupprimierten oder genetisch determinierten *Nonrespondern* (Personen, die gegen bestimmte Antigene zu keiner Immunreaktion befähigt sind), ist über immunologische Methoden oft nur eine unzureichende diagnostische Abklärung möglich.

Aufgrund der geschilderten Limitationen konventioneller Testsysteme oder -strategien, die auf eine erfolgreiche Anzucht und den Nachweis charakteristischer phänotypischer Merkmale der Erreger oder die Immunantwort von Infizierten abzielen, liegen die potenziellen Einsatzgebiete von modernen Nukleinsäuregestützten Methoden zum gezielten Nachweis von Bakterien, Pilzen oder Viren auf der Hand. Als Vorteile wären hier beispielsweise die hohe Sensitivität, die Schnelligkeit, die Unabhängigkeit von einer erfolgreichen kulturellen Anzucht, der Erregernachweis auch bei fehlender Immunantwort sowie die Möglichkeit zum Nachweis ganzer Erregergruppen zu nennen.

Mit der Verfügbarkeit von hochsensitiven Amplifikations- und Detektionsverfahren zur sequenzspezifischen Charakterisierung der Amplifikationsprodukte eröffneten sich in letzter Zeit daher neue Möglichkeiten für eine kulturunabhängige Erregeridentifizierung. Wie in den vorhergehenden Kapiteln ausführlich dargestellt umfasst der Begriff *Nukleinsäure-Amplifikationstechniken* mittlerweile ein breites Spektrum unterschiedlicher molekularbiologischer Methoden, die alle für den gezielten Nachweis von kleinsten Mengen an Nukleinsäuren (DNA oder RNA) entwickelt wurden. In vielen Bereichen der modernen mikrobiologischen Diagnostik erweist sich der Einsatz dieser enorm sensitiven, spezifischen und zumeist auch sehr schnellen Testsysteme bereits als ideale Ergänzung zu konventionellen Untersuchungsverfahren wie Mikroskopie und Kultur. Sowohl die ständig zunehmende Zahl von pathogenen Erregern, die Fortschritte bei der Aufklärung von komplexen Pathogenitätsmechanismen, aber auch die Verbesserung der antibiotischen und antiviralen Medikation zur gezielten Behandlung von Infektionserkrankungen fordern eine adäquate infektiologische Diagnostik. Unter Ausnützung des hohen diagnostischen Potentials der Nukleinsäure-gestützten Testsysteme werden derzeit in enger Zusammenarbeit von Klinikern und Molekularbiologen eine Reihe von maßgeschneiderten Anwendungsverfahren entwickelt, die dazu beitragen, die ständig steigenden Anforderungen an die mikrobiologische Diagnostik zu erfüllen.

Neben einigen unumstrittenen Vorteilen haben diese neuen Methoden aber auch bestimmte Nachteile. Dazu zählen aus infektionsdiagnostischer Sicht insbesondere die fehlende Möglichkeit einer Lebend/Tot Unterscheidung der nachgewiesenen Erreger, die relativ hohen Kosten sowie das mit der enormen analytischen Sensitivität einhergehende Kontaminationsrisiko. Daher sollte man sich gerade im Umfeld der medizinischen Diagnostik davor hüten, die Verwendung von Nukleinsäurediagnostik generell zu "beweihräuchern" – um nicht damit, vielleicht auch manchmal ungewollt, dem unkontrollierten Einsatz dieser relativ kostenintensiven Testsysteme Vorschub zu leisten. Andererseits sollten aber wie auch immer geartete Vorbehalte gegenüber diesen neuen diagnostischen Verfahren abgebaut werden und nach sorgfältiger Kosten/Nutzen-Analyse, einer klinischen Validierung der einzelnen Protokolle, und damit einer genaueren Eingrenzung der potentiellen Indikationsgebiete, zu deren gezieltem Einsatz zum Wohle der Patienten aufgerufen werden. Denn nach mehr als einem Jahrzehnt intensiver Forschungs- und Entwicklungsarbeit an der eigentlichen Methodik sowie der Etablierung und Standardisierung individueller Testsysteme sind Nukleinsäure-gestützte Verfahren derzeit auf dem besten Wege, sich bei einigen diagnostischen Fragestellungen als "Goldstandard" zu etablieren. Auch wenn die definitive Festlegung von klinischen Indikationen für die Durchführung von erregerspezifischen NAT- bzw. PCR-Untersuchungen in vielen Bereichen noch umfangreicher Studien bedarf, sind mittlerweile für den gezielten Nachweis von nahezu allen bakteriellen, fungalen oder anderen eukaryonten Pathogenen eine Reihe kommerzieller Testsysteme und mehr oder weniger gut evaluierter selbst entwickelter (*in house*) Protokolle verfügbar.

Aus Sicht der einzelnen Fachgesellschaften sowie der jeweiligen Kostenträger werden die Indikationen für diagnostische PCR-Untersuchungen im Umfeld der Bakteriologie derzeit zum Teil noch sehr kontrovers diskutiert. Unumstritten ist bisher lediglich der Einsatz von NAT- bzw. PCR-Verfahren zum Nachweis von *Mycobacterium tuberculosis* (zeitnahe Bestätigung bzw. Ausschluss einer Tuberkulose beim mikroskopischen Nachweis von säurefesten Stäbchen im Untersuchungsmaterial) sowie zur Untersuchung von Urin oder geeignetem Abstrichmaterial bei klinischem Verdacht von *Chlamydia trachomatis* und/oder *Neisseria gonorrhoeae* Infektionen. Mit der systematischen Aufzeigung von sinnvollen Anwendungsgebieten (s. Tabellen 9.1 und 9.2) kann dieser Beitrag daher nur empfehlenden Charakter haben und, abgesehen von den drei zuvor erwähnten Ausnahmen, zum heutigen Zeitpunkt noch keine weiteren Indikationen für PCR-Untersuchungen definieren.

Wie bereits erwähnt sind Nukleinsäure-gestützte Untersuchungsverfahren unabhängig von einer erfolgreichen Anzucht und in der Regel wesentlich sensiver als der Direktnachweis des Erregers im klinischen Untersuchungsmaterial mittels Mikroskopie oder Antigen-Nachweisverfahren.

Konsequenterweise sollten NAT- bzw. PCR-Verfahren daher vorzugsweise bei folgenden Kostellationen zur Anwendung kommen:
- zum Nachweis von nicht kultivierbaren, langsam wachsenden oder schwierig zu kultivierenden Erregern, wenn die gegebenenfalls vorliegenden serologischen

Befunde nicht hinreichend aussagekräftig sind oder für bestimmte Erreger keine serologischen Nachweisverfahren verfügbar sind.
- wenn die für die konventionelle Diagnostik benötigte Zeitspanne in Anbetracht der klinischen Präsentation des Patienten zu lange dauern würde und im Falle eines positiven PCR-Nachweises unmittelbar spezifische Therapieoptionen zur Verfügung stehen.
- wenn der betreffende Patient bzw. potentielle Kontaktpatienten oder auch der behandelnde Arzt bzw. die Klinik von dem schnelleren und möglicherweise auch präziseren Befund einen direkten Nutzen hat.
- wenn der molekulare Nachweis von bekannten Resistenzgenen oder Pathogenitätsfaktoren die diagnostische Sicherheit bei unklaren phänotypischen Ergebnissen verbessern kann (z. B. mecA bei MRSA, vanA bis E bei VRE, stx_1, stx_2, eae und hlyA bei EHEC).

Tab. 9.1 (Fortsetzung folgende Seiten) Ausgewählte PCR-gestützte Protokolle zum Nachweis von relevanten humanpathogenen Bakterien, Pathogenitätsfaktoren und Antibiotikaresistenz-vermittelnden Genen

Erreger	Limitationen des konventionellen Erregernachweises	Literaturstelle	Zielsequenz	Sensitivität/PCR
Bacillus anthracis	Kultur unter L3-Bedingungen	Ellerbrook et al. (2002) FEMS Microbiol. Lett. 214:51–59	rpoB, pagA, cnpC	10 GE
B. anthracis	s. o.	Makino et al. (2001) Lett. Appl. Microbiol. 33: 237–240	pagA. capB	1 KBE
Bartonella species	Langsam wachsend, schlecht kultivierbar	Zeaiter et al. (2003) J. Clin. Microbiol. 41: 919–925	ribC	k.A.
Bordetella pertussis, B. parapertussis	Langsam wachsend, schlecht kultivierbar	Reischl et al. (2001) J. Clin. Microbiol. 39: 1963–1966	IS481, IS1001	0,1 KBE
Borrelia burgdorferi	Langsam wachsend, kultureller Nachweis sehr aufwändig	Pahl et al. (1999), Piesman et al. (2001)	Flagellin	3 GE
Borrelia spp.	Langsam wachsend, kultureller Nachweis sehr aufwändig	Michel et al. (2003) Med. Microbiol. Immunol. 193:219–226.	ospA	5 GE
Brucella spp.	Kultur unter L3-Bedingungen, schwierige biochemische Differenzierung	Morata et al. (2003) J. Clin. Microbiol. 41:144–148	BCSP31	2 GE
Campylobacter jejuni	Gut kultivierbar, aber PCR-Schnellnachweis vorteilhaft	Nogva et al. (2000) Appl. Environ. Microbiol. 66: 4029–4036	Kryptische Sequenz	1 KBE

Erreger	Limitationen des konventionellen Erregernachweises	Literaturstelle	Zielsequenz	Sensitivität/PCR
Chlamydia pneumoniae	Kultur unter L3-Bedingungen, intrazellulär; kultureller Nachweis sehr aufwändig	Reischl et al. (2003) Eur. J. Clin. Microbiol. Infect. Dis. 22:54–57	16S rDNA	0,02 IFU
C. pneumoniae	s. o.	Apfalter et al. (2003) J. Clin. Microbiol. 41: 592–600	ompA	10^{-6} IFU
Chlamydia trachomatis	Mikroskopie wenig sensitiv, Kultur unter L3-Bedingungen, intrazellulär; kultureller Nachweis sehr aufwändig	Van der Pol et al. (2001) J. Clin. Microbiol. 39:1008–1016	Kryptisches Plasmid	1 infizierte Zelle
Clostridium difficile	Gut kultivierbar, aber PCR-Schnellnachweis von Toxingenen vorteilhaft	Belanger et al. (2003) J. Clin. Microbiol. 41: 730–734	tcdA, tcdB	10 GE
Corynebacterium diphtheriae	Kultur unter L3-Bedingungen, spezielle Medien erforderlich	Mothershed et al. (2002) J. Clin. Microbiol. 40: 4713–4719	toxA, toxB	5–20 GE
Enterohaemorrhagische Escherichia coli (EHEC)	Kultur unter L3-Bedingungen	Reischl et al (2002) J. Clin. Microbiol. 40: 2555–2565	Stx-1, Stx-2, eae, hlyA	1 KBE
Francisella tularensis	Kultur unter L3-Bedingungen	Emanuel et al. (2003) J. Clin. Microbiol. 41: 689–693	fopA, tu14	25 KBE
Haemophilus influenzae	Gut kultivierbar, aber PCR-Schnellnachweis vorteilhaft	Corless et al. (2001) J. Clin. Microbiol. 39: 1553–1558	bexA	k.A.
Helicobacter pylori	Kultivierbar, aber PCR-Schnellnachweis vorteilhaft	He et al. (2002) J. Clin. Microbiol. 40: 3720–3728	ureC	5 KBE
H. pylori Clarithromycin-Resistenz	Molekulare Resistenztestung schnell durchführbar	Oleastro et al. (2003) J. Clin. Microbiol. 41: 397–402	23S rDNA	5–10 GE
Legionella pneumophila	Gut kultivierbar, aber PCR-Schnellnachweis vorteilhaft	Wilson et al (2003) J. Clin. Microbiol. 41:3327–3330	mip	5–10 GE
Legionella spp.	s. o.	Wellinghausen et al.. (2001) Appl. Envir. Microbiol. 67: 3985–3993	16S rDNA	5–10 GE
Mycobacterium tuberculosis	Mikroskopie wenig sensitiv, langsam wachsend, Kultur unter L3-Bedingungen	Desjardin et al.(1998) J. Clin. Microbiol. 36: 1964–1968	IS6110	k.A.

Erreger	Limitationen des konventionellen Erregernachweises	Literaturstelle	Zielsequenz	Sensitivität/PCR
M. tuberculosis	s.o.	Reischl et al. (1998) J. Clin. Microbiol. 36:2853–2860.	16S rDNA	10–20 GE
Mycoplasma genitalium	Intrazellulär; kultureller Nachweis aufwändig	Deguchi et al. (2002) J. Clin. Microbiol. 40: 3854–3856	16S rDNA	10 GE
Mycoplasma pneumoniae	Intrazellulär; kultureller Nachweis aufwändig	Welti et al. (2003) Diagn. Microbiol. Infect. Dis. 45: 85–95	P1	10 GE
Neisseria meningitidis	Gut kultivierbar, aber PCR-Schnellnachweis vorteilhaft	Corless et al. (2001) J. Clin. Microbiol. 39: 1553–1558	ctrA	k.A.
Staphylococcus aureus, MRSA	Gut kultivierbar, aber PCR-Schnellnachweis vorteilhaft	Reischl et al. (2000) J. Clin. Microbiol. 38: 2429–2433	Krypt. Sequenz pSA422, mecA	25 GE
MRSA	Molekularer mecA Gen-Nachweis bereits Goldstandard in der MRSA-Diagnostik	Fang et al. (2003) J. Clin. Microbiol. 41: 2894–2899	nucA, mecA	k.A.
Streptococcus pyogenes (A-Streptokokken)	Gut kultivierbar, aber PCR-Schnellnachweis vorteilhaft	Uhl et al. (2003) J. Clin. Microbiol. 41: 242–249	Krypt. Sequenz	10 GE
Streptococcus agalactiae (B-Streptokokken)	Gut kultivierbar, aber PCR-Schnellnachweis vorteilhaft	Ke et al. (2000) Clin. Chem 46: 324–331.	cfb	1 KBE
Streptococcus pneumoniae	Gut kultivierbar, aber PCR-Schnellnachweis vorteilhaft	Greiner et al. (2001) J. Clin. Microbiol. 39: 3129–3134	ply	1 KBE
S. pneumoniae	s.o.	McAvin et al.(2001) J. Clin. Microbiol. 39: 3446–3451	lytA	4 GE
Tropheryma whipplei	Routinemäßig nicht kultivierbar	Fenollar et al. (2002) J. Clin. Microbiol. 40: 1119–1120	16S rDNA, 23S rDNA, ITS, rpoB	k.A.
Treponema pallidum	Routinemäßig nicht kultivierbar	Burstain et al. (1991), J. Clin. Microbiol. 29:62–69	47-kDa Protein Gen	k.A.
Vancomycin-resistente Enterokokken (VRE)	Gut kultivierbar, aber PCR-Schnellnachweis vorteilhaft; phänotypischer Resistenz-Nachweis relativ aufwändig	Palladino et al. (2003) Diagn. Microbiol. Infect. Dis. 45: 81–84	vanA, vanB	5–20 GE
Yersinia enterocolitica	Gut kultivierbar, aber PCR-Schnellnachweis vorteilhaft	Aarts et al. (2001) J. Microbiol. Methods. 47: 209–217	bipA, Krypt. Seq.	k.A.

Erreger	Limitationen des konventionellen Erregernachweises	Literaturstelle	Zielsequenz	Sensitivität/PCR
Yersinia pestis	Kultur unter L3-Bedingungen	Tomaso et al. (2003) FEMS Immunol. Med. Microbiol. 38: 117–126	*pla, caf*1, *ymt*, 16S rDNA	0,1 GE

Abkürzungen:
GE: Genomäquivalente; KBE: Koloniebildende Einheiten; k.A.: Keine Angaben in der entsprechenden Veröffentlichung

Tab. 9.2 (Fortsetzung folgende Seiten) Ausgewählte NAT- bzw. PCR-gestützte Protokolle zum Nachweis von relevanten humanpathogenen Pilzen, Parasiten und eukaryonten Infektionserregern.

Erreger	Vorteile PCR-gestützter Nachweisverfahren	Literaturstelle	Zielsequenz	Sensitivität/PCR
Aspergillus spp.	Spezifischer und sensitiver Direktnachweis aus Blut bei Immunsupprimierten möglich	Hebart et al. (2000) JID 181:1713–1719	18S rDNA	1 KBE
Candida spp.	Spezifischer und sensitiver Direktnachweis aus Blut bei Immunsupprimierten möglich	Löffler et al. (2000) J. Clin. Microbiol. 38:586–590	18S rDNA	1 KBE
Coccidioides immitis	Kultur unter L3-Bedingungen, PCR-Direktnachweis meist sensitiver und spezifischer	Bialek et al (2004) J. Clin. Microbiol. 42: 778–783	Ag2/PRA Gen	1 GE
Cryptococcus neoformans	PCR-Direktnachweis meist sensitiver und spezifischer	Bialek et al. (2002) Clin. Diagn. lab. Immunol., 9:461–469	18S rDNA	1 KBE
Histoplasma capsulatum	PCR-Direktnachweis meist sensitiver und spezifischer	Bialek et al. (2002) J. Clin. Microbiol., 40:1644–1647	100-kDa-like Protein Gen	1 GE
Pneumocystis carinii	PCR-Direktnachweis meist sensitiver und spezifischer; Quantitative PCR sinnvoll	Larsen et al (2002) J. Clin. Microbiol. 40: 490–494	MSG Gen	1 GE

Erreger	Vorteile PCR-gestützter Nachweisverfahren	Literaturstelle	Zielsequenz	Sensitivität/PCR
Cryptosporidium spp.	PCR-Direktnachweis meist sensitiver und spezifischer	Limor et al. (2002) J. Clin. Microbiol. 40: 2335–2338	16S rDNA	5 GE
Entamoeba histolytica, Entamoeba dispar	PCR-Direktnachweis meist sensitiver und spezifischer; Speziesdifferenzierung möglich	Blessmann et al. (2003) J. Clin. Microbiol. 40:4413–4417	18S rDNA	0,1 GE
Plasmodium spp.	PCR-Direktnachweis meist sensitiver und spezifischer	Lee et al. (2002) J. Clin. Microbiol. 40: 4343–4345	16S rDNA	1 GE
Leishmania spp.	PCR-Direktnachweis meist sensitiver und spezifischer	Nicolas et al. (2002) J. Clin. Microbiol. 40: 1666–1669	kDNA (Kinetoplast)	0,1 GE
Toxoplasma gondii	PCR-Direktnachweis meist sensitiver und spezifischer; Quantitative PCR sinnvoll	Reischl et al. (2003) BMC Infect. Dis. 3:7	Kryptische Multicopy Sequenz	0,02 GE
Trypanosoma cruzii	PCR-Direktnachweis meist sensitiver und spezifischer	Cummings et al. (2003) Mol. Biochem. Parasitol. 129: 53–59	Kryptische Multicopy Sequenz	0,01 GE

Verwendete Abkürzungen:
GE: Genomäquivalente; KBE: Koloniebildende Einheiten

Für die in den beiden Tabellen aufgeführten Erreger stehen in der Regel qualitative NAT- bzw. PCR-Nachweissysteme zur Verfügung. Bei der Anforderung von methodisch und experimentell aufwändigeren quantitativen Untersuchungsverfahren ist generell zu beachten, dass deren Durchführung nur dann sinnvoll ist, wenn das zu untersuchende Probenmaterial auch annähernd reproduzierbar in quantitativer Weise gewonnen werden kann.

Aufgrund der enorm hohen analytischen Sensitivität dieser Nachweisverfahren und der relativ hohen Stabilität von genomischer DNA ist der Einsatz von NAT- bzw. PCR-Protokollen zum Zwecke eines "Therapiemonitorings" bzw. der Erfolgskontrolle einer Behandlung mit antibakteriellen oder antifungalen Medikamenten nicht zu empfehlen. Denn auch nach erfolgreicher Behandlung der Infektion können einzelne Nukleinsäurefragmente der entsprechenden Erreger unter Umständen noch über Wochen bis Jahre hinweg in dem entsprechenden Untersuchungsmaterial nachweisbar sein.

Abhängig von der jeweiligen Organisation sowie der technischen und personellen Strukturierung des diagnostischen Laboratoriums kann auch, gewissermaßen indirekt, eine Indikation für die Durchführung von NAT- bzw. PCR-gestützten

Nachweisverfahren gegeben sein, wenn diese bei zumindest vergleichbarer diagnostischer Sensitivität und Spezifität mit geringerem Arbeits- und/oder Materialaufwand als konventionelle Verfahren verbunden sind. Unter optimalen Voraussetzungen kann beispielsweise ein PCR-Nachweis von A-Streptokokken in kürzerer Zeit und mit geringeren Kostenaufwand als der entsprechende konventionelle Nachweis über die Kombination aus Antigen-Schnelltest und Kultur durchgeführt werden. Ambulante Patienten mit Pharyngitis können zudem von dem schnellen Ergebnis unmittelbar profitieren.

Mit der Verfügbarkeit von erregerspezifischen NAT- bzw. PCR-gestützten Nachweisverfahren können für bestimmte Fragestellungen auch nichtinvasiv gewonnene Probenmaterialien eingesetzt werden. So ist für den erfolgreichen Kultur-Nachweis von *Bordetella pertussis* (Sensitivität ~ 50%) beispielsweise die Gewinnung eines nasopharyngealen Abstrichs erforderlich. Für entsprechende PCR-Verfahren (Sensitivität >90%) bedarf es dagegen lediglich eines Rachenabstriches, der sehr viel einfacher zu gewinnen und auch für den Patienten weniger belastend ist.

Die letztgenannten Aspekte sollen lediglich einen Eindruck davon vermitteln, dass es nicht für alle klinischen Konstellationen möglich sein wird, klare Indikationsstellungen zu definieren. Letztendlich kann die Entscheidung für oder gegen die Durchführung von Nukleinsäure-gestützten Untersuchungsverfahren im Einzelfall nur durch sorgfältige Abwägung und in möglichst genauer Kenntnis der Vor- und Nachteile der jeweils vor Ort etablierten und verfügbaren Nachweisverfahren erfolgen.

10
Indikationen für die molekulare Diagnostik – Humangenetik

10.1
Allgemeine Erläuterungen zur molekularen Diagnostik und humangenetischen Untersuchungen
Frank Thiemann, Paul M. Cullen und Wolfgang Höppner

10.1.1
Humangenetik, Zytogenetik, Molekulargenetik

Die Humangenetik erforscht als interdisziplinäre Wissenschaft zwischen Medizin und Genetik die Beteiligung von Genen an Krankheiten.

Bis heute sind ca. 2000 klassische Erbkrankheiten bekannt. Die Ursachen dieser Krankheiten sind vielfältig. So sind viele Krankheiten auf Mutationen in einem einzigen Gen zurückzuführen *(monogene Erkrankungen)*. Die häufigsten monogenen Erkrankungen sind in Tabelle 10.1 aufgeführt. Monogene Krankheiten können *autosomal* oder *geschlechtsgebunden* vererbt werden.

Viele Volkskrankheiten wie *Arteriosklerose* oder *Diabetes mellitus Typ 2* beruhen dagegen auf ein Zusammenwirken von vielfältigen genetischen und Umweltfaktoren. Sie werden daher als *polygen* und *multifaktoriell* bezeichnet.

Die Untersuchungsmethoden zur Diagnostik von genetischen Erkrankungen sind sehr vielfältig. Sie lassen sich allgemein in *zytogenetische* und *molekulargenetische* Methoden unterteilen.

Die *Zytogenetik* umfasst die Untersuchung der mitotischer Zellen mittels Mikroskopie. *Veränderungen in der Anzahl und Struktur der Chromosomen* werden durch spezielle Färbetechniken (z. B. Giemsa-Färbung) sichtbar gemacht.

Die Verwendung von spezifischen und mit Fluoreszenzfarbstoffen markierten Sonden ermöglicht eine sensitive und spezifische Detektion solcher numerischen oder strukturellen Chromosomenaberrationen (s. Abschnitt 10.3).

Im Gegensatz zur *klassischen Zytogenetik*, bei der das gesamte Genom in Form der Chromosomen betrachtet wird, werden bei der *molekularen Zytogenetik* chromosomale Veränderungen auf Nukleotidebene untersucht und mit entsprechenden Methoden detektiert (s. Abschnitt 10.4).

Leitfaden Molekulare Diagnostik. Herausgegeben von Frank Thiemann, Paul M. Cullen und Hanns-Georg Klein
Copyright © 2006 WILEY-VCH Verlag GmbH & Co. KGaA, Weinheim
ISBN: 3-527-31471-7

Tab. 10.1 (Fortsetzung folgende Seiten) Monogene Erkrankungen: Auflistung einer Auswahl der wichtigsten monogenetischen Erkrankungen.

Name	Vererbungs-modus	Gen	Gensymbol	Beschreibung	Inzidenz unter Lebendgeburten in Deutschland*
Abetalipoproteinämie	AR	Mikrosomales Transferprotein	MTP	Fehlen der beta-Lipoproteine, Degeneration der Netzhaut, möglicherweise mit Erhöhung der Lebenserwartung assoziiert	sehr selten
Achondrogenesie	AD	Kollagen, Typ 2, alpha 1 Kette	COL2A1	Kleinwuchs	1 : 40 000
Achondroplasie	AD	Typ 3 Rezeptor für den Fibroblasten Wachstumsfaktor	FGFR3	Kleinwuchs	1 : 5000
Adrenogenitales Syndrom	AR	21-Hydroxylase	CYP21	Hormonelle Störung, Missbildung der Geschlechtsorgane (siehe Text)	1 : 5000
Alpha-1-Antitrypsinmangel	AR	Proteinase-Inhibitor	PI	Lungenemphysem, Leberzirrhose	1 : 5000
Morbus Alzheimer, Frühform	AD	Präsenelin1 und 2, Amyloid-Precursorpeptid	PSEN1, PSEN2, APP	Demenz	ca. 1 : 2000
Friedreich Ataxie	AR	Frataxin	FXN	Bewegungsstörung (Ataxie)	1 : 50 000
Spinocerebelläre Ataxie	AD	Ataxin 1, 2, 3; alpha-1A-Untereinheit des spannungsabhängigen Kalziumkanals vom P/Q Typ	ATXN1, ATXN2, ATXN3, CACNA1A	Bewegungsstörung (Ataxie)	ca. 1 : 30 000
Azoospermie	auf natürlicher Weise nicht vererbbar	Mikrodeletionen im Y-Chromosom	AZF	Unfruchtbarkeit des Mannes	ca. 1 : 5000

10.1 Allgemeine Erläuterungen zur molekularen Diagnostik und humangenetischen Untersuchungen

Name	Vererbungs-modus	Gen	Gensymbol	Beschreibung	Inzidenz unter Lebend-geburten in Deutschland*
Brugada-Syndrom	AD	alpha-Polypeptid des Typ 5 spannungsabhängigen Natriumkanals	SCN5A	Schwere Herzrhythmusstörung mit Kammerflimmern	nicht genau bekannt: 1–5 : 10 000
Brustkrebs, familiäre Frühform	AD mit inkompletter Penetranz	*breast cancer 1*, *breast cancer 2*	BRCA1, BRCA2	Brust- und Eierstockkrebs (siehe Text)	ca. 1 : 1000
Chorea Huntington	AD	Vermehrte Anzahl an CAG-Repeats im Huntingtin-Gen	HD	Demenz, Bewegungsstörung	ca. 1 pro 20 000
Familiäre Hyperchylomikronämie	AR	Lipoprotein Lipase, Apolipoprotein C2	LPL, APOC2	Fettstoffwechselstörung mit sehr hohen Triglyzeridwerten	ca. 1 : 1 000 000
Congenitale bilaterale Aplasie des Vas deferens	AR	ATP-Bindungs-Kassette, Subfamilie C, Mitglied 7 (früher *cystic fibrosis transmembrane conductance regulator*)	ABCC7 (früher CFTR)	Unfruchtbarkeit des Mannes	ca. 1 : 5000
Congenitale kontrakturelle Arachnodactylie	AD	Fibrillin 2	FBN2	Schwere Störung des Bindegewebes	wegen klinischer Überlappung mit Marfan Syndrom nicht bekannt, aber sehr selten.
Creutzfeld-Jakob Erkrankung, familiär	AR, selten AD	Prion-Protein	PRNP	Spongiforme Enzephalopathie mit Demenz	ca. 1 : 1 000 000
Crigler-Najjar-Syndrom	AR	Bilirubin-UDP-Glukuronyltransferase	UGT1A1	Störung der Bilirubin Conjugation, die unbehandelt zum Tod führen kann	ca. 1 : 1 000 000

Name	Vererbungs-modus	Gen	Gensymbol	Beschreibung	Inzidenz unter Lebend-geburten in Deutschland*
Cystische Fibrose (Mukoviszidose)	AR	ATP-bindungs-Kassette, Subfamilie C, Mitglied 7 (früher cystic fibrosis transmembrane conductance regulator genannt)	ABCC7 (früher CFTR)	Rezidivierende Lungeninfektionen, Leberzirrhose, Störungen der Bauchspeicheldrüse, Unfruchtbarkeit des Mannes	1 : 2000, damit häufigste autosomal rezessiv vererbte Erkrankung (Heterozygotenfrequenz 1 : 22)
Dentato-rubrale Pallido-luysische Atrophie	AD	Atrophin	DRPLA	Schwere Epilepsie, klinisches Bild überlappt mit Chorea Huntington	nicht exakt bekannt, aber außerhalb Japans äußerst selten
Ehlers-Danlos-Syndrom	90% AD; sonst AR	Verschiedene Kollagene (es existieren 11 verschiedene Subtypen der Erkrankung)	COL1A1, COL1A2, COL3A1, COL5A1, COL5A2	Schwere Störung des Bindegewebes, Verrutschung der Augenlinse	nicht genau bekannt, ca. 1–5 : 50 000
Morbus Fabry	X-chromosomal rezessiv	alpha-Galactosidase-A	GLA	Hautläsionen (Angiokeratomata), Nierenversagen	1 : 120 000
Fischaugen-Krankheit, Lecithin-Cholesterin-Acyltransferase-Mangel	AR	Lecithin-Cholesterin Acyltransferase	LCAT	Fettstoffwechselstörung mit niedrigem HDL-Cholesterin und Nierenfunktionsstörungen	nicht genau bekannt, aber äußerst selten
Fragiles X-Syndrom	X-chromosomal rezessiv	*Fragile X mental retardation 1*	FMR1	Schwere geistige Retardierung	ca. 1 : 5000, damit häufigste Ursache genetisch bedingter geistiger Retardierung
Hämophilie, Typ A	X-chromosomal rezessiv	Gerinnungsfaktor VIII	F8	Blutungsneigung, Schweregrad variabel abhängig von Art der Mutation	1 : 10 000 lebend geborene Jungen
Hämophilie, Typ B	X-chromosomal rezessiv	Gerinnungsfaktor IX	F9	Wie Hämophilie, Typ A	1 : 40 000 lebend geborene Jungen
Hepatischer Lipasemangel	AR	Hepatische Lipase	LIPC	Fettstoffwechselstörung	nicht genau bekannt, aber sehr selten

10.1 Allgemeine Erläuterungen zur molekularen Diagnostik und humangenetischen Untersuchungen

Name	Vererbungs-modus	Gen	Gensymbol	Beschreibung	Inzidenz unter Lebend-geburten in Deutschland*
Hörverlust, rezessiv, nicht-syndromisch	AR	Gap-Junction-Protein, beta 2 (Connexin 26)	GJB2	Taubheit	ca. 1 : 4000
Hypercholesterinämie, familiär	Autosomal Co-Dominant	LDL-Rezeptor, Apolipoprotein B	LDLR, APOB	Sehr hohe Blutcholesterinwerte, frühzeitige Arteriosklerose und Herzinfarkt	1 : 500
Hypobetalipoproteinämie, familiär	Autosomal Co-Dominant	Apolipoprotein B	APOB	Wie Abetalipoproteinämie	Heterozygot ca. 1 : 3000, homozygot nur Einzelfall-berichte
Hypochondrogenesie	AD	Kollagen, Typ 2, alpha 1-Kette	COL2A1	Kleinwuchs	ca. 1 : 50 000
Juvenile Polyposis coli	AD	SMAD, *mothers against DPP (decapentaplegic)* homolog 4 *(Drosophila)*	SMAD4	Dickdarmpolypen mit erhöhtem Risiko für Dickdarmkrebs	ca. 1 : 120 000
Kennedy-Krankheit (spinobulbäre Muskelatrophie)	X-chromosomal recessiv	Verlängerter CAG-Bereich im 1. Exon des Androgen Rezeptors	AR	Schwund insbesondere der proximalen und perioralen Muskulatur	ca. 1 : 10 000, wird aber möglicherweise unter-diagnostiziert
Kniest-Syndrom, Kollagen Typ 2-Erkrankung	AD	Kollagen, Typ 2	COL2A1	Kleinwuchs, Skelettmiss-bildungen	ca. 1 : 1 000 000

Name	Vererbungs-modus	Gen	Gensymbol	Beschreibung	Inzidenz unter Lebend-geburten in Deutschland*
Kolonkarzinom, familiär, nicht-polypös (HNPCC)	AR	mutL-Homolog 1 (Reparatur nach Fehl-Basenpaarung), mutS-Homolog 2 (Reparatur nach Fehl-Basenpaarung). Nach der "zwei-Hit" Hypothese, kommt es in einer Zelle des entsprechenden Gewebes, die eine heterozygote Mutation trägt, während des Lebens zu einer zweiten Mutation im gesunden Allel. Somit fehlen gesunde Allele des betroffenen Gens vollständig, was zur Tumorentwicklung führt.	MLH1, MSH2	Dickdarmkrebs	ca. 1 : 3000
LEOPARD-Syndrom (kardiomyopathische Lentiginose (Lentigine ≈ Sommersprosse), Variante des Noonan-Syndroms (siehe unten)	AD	Protein Tyrosin-phosphatase, Non-Rezeptor Typ 11	PTPN11	Leberflecken, Herzreizleitungsstörungen, Kleinwuchs, Taubheit, Missbildung der Lunge und der Genitalien	nicht genau bekannt, dürfte aber unter 1 : 10 000 liegen
Li-Fraumeni-Syndrom	AR	Tumorprotein p53, zwei-Hit-Hypothese, siehe oben unter familiäres nicht-polypöses Kolonkarzinom	TP53	Multiple Neoplasien, oft schon während der Kindheit	nicht genau bekannt, wahrscheinlich ca. 1 : 1 000 000
Lipoproteinlipase-Mangel	AR	Lipoproteinlipase	LPL	Fettstoffwechselstörung mit sehr hohen Triglyzeridwerten	ca. 1 : 1 000 000

10.1 Allgemeine Erläuterungen zur molekularen Diagnostik und humangenetischen Untersuchungen

Name	Vererbungs-modus	Gen	Gensymbol	Beschreibung	Inzidenz unter Lebendgeburten in Deutschland*
Long-QT-Syndrom	AD/AR	Verschiedene spannungsabhängige Kalium- und Natrium-Kanäle	KCNQ1, KCNH2 (HERG), SCN5A, KCNE1, KCNE2	Schwere Herzrhythmusstörungen, die tödlich verlaufen können	ca. 1 : 5 000 (Anlageträger)
Machado-Joseph Krankheit (spinozerebelläre Ataxie)	AD	Verlängerter CAG-Bereich in der 3'-Region des Ataxin 3-Gens	ATXN3	Schwere Bewegungsstörung	äußerst selten, kommt hauptsächlich in Gruppen portugiesischer Abstammung, insbesondere in den Azoren, vor
Marshall-Syndrom	AD	Kollagen Typ 11, alpha 1 Kette		Kleinwuchs, geistige Retardierung, Bewegungsstörung, charakteristische Facies	ca. 1 : 10 000
Marfan-Syndrom	ACD	Fibrillin 1	FBN1	Störung des Bindegewebes, Augen- und Herzprobleme	1 : 5000
Melanom, familiär, kutan-maligne Form	AR	Cyclin-abhängiger Kinase Inhibitor 2A; zwei-Hit-Hypothese, siehe oben unter familiäres nicht-polypöses Kolonkarzinom	CDKN2A	Hautkrebs	selten, nicht genau bekannt
Meulengracht (Gilbert)-Syndrom	AR	Dinukleotid-Expansion im Promoter des Uridyldiphosphat-Glycosyltransferase 1-Familie, Polypeptid A1-Gens	UGT1A1	Erhöhung des nicht-konjugierten Bilirubins im Blut	etwa 15 % der Bevölkerung sind heterozygote Träger der Mutation
Mittelketten-Acyl-CoA-Dehydrogenase-Defizienz	AR	Mittelkettige Acyl-CoA-Dehydrogenase	ACADM	Wiederkehrende Unterzuckerung	1 : 15 000

Name	Vererbungs-modus	Gen	Gensymbol	Beschreibung	Inzidenz unter Lebend-geburten in Deutschland*
Mittelmeerfieber, familiär	AR	*mediterranean fever*-Gen	MEFV	Wiederkehrendes Fieber mit Bauchschmerzen. Langfristig Amyloidose mit Herz- und Nierenproblemen	bis zu 1 : 200 bei Menschen der Mittelmeerländer
Multiple endokrine Neoplasie, Typ 1	AD	Multiple endocrine Neoplasie 1	MEN1	Magen- oder Zwölffingerdarm-geschwür mit Störungen der Hypophyse, der Nebenschilddrüse und der Bauchspeicheldrüse	1–10 : 50 000
Multiple endokrine Neoplasie, Typ 2	AD	*rearranged during transfection*-Protoonkogen	RET	Kombination aus familiärer medullärer Schilddrüsenkarzinom und gutartigen Tumoren der Nebenschilddrüsen und der Nebennierenrinden	1 : 50 000
Muskeldystrophie Becker, Duchenne	X-chromosomale rezessiv (Duchenne/Becker); AD (Fazioskapulohumerale); AR (Gliedergürtel)	Dystrophin (Duchenne/Becker)	DMD	Progressiver Muskelschwund schweren (Becker) oder sehr schweren (Duchenne) Ausmaßes	ca. 1 : 3500, damit häufigste Muskelerkrankung im Kindesalter
Neurofibromatose Typ 1 und Typ 2	AD	Neurofibromatose 1-Protein (Neurofibromin) oder Neurofibromatose 2-Protein (Schwannomin)	NF1, NF2	Sog. café-au-lait-Hautverfärbungen, fibromatöse Tumoren der Haut	1 : 50 000

10.1 Allgemeine Erläuterungen zur molekularen Diagnostik und humangenetischen Untersuchungen

Name	Vererbungs-modus	Gen	Gensymbol	Beschreibung	Inzidenz unter Lebend-geburten in Deutschland*
Noonan-Syndrom	AD	Protein Tyrosin-phosphatase, Non-Rezeptor Typ 11	PTPN11	Kleinwuchs, Herzfehler, Kryptorchidismus (Hoden verbleiben in Unterbauch), erhöhtes Risiko für myelomonozytische Leukämie	ca. 1 : 2000
Osteogenesis imperfecta	AD	alpha 1 und 2 Ketten vom Typ 1 Kollagen	COL1A1, COL1A2	Knochenfrakturen bei geringster Verletzung	1 : 5000
Pankreatitis, familiär	AD	Serinprotease (Trypsin) 1	PRSS1	Wiederkehrende akute und chronische Entzündungen der Bauchspeicheldrüse	nicht genau bekannt, aber sehr selten
Peutz-Jeghers-Syndrom	AD	Serin-/Threoninkinase 11	STK11	Schwarze Flecken um den Mund, Polypen im Darm, Dickdarmkrebs	ca. 1 : 120 000
Polyzystische Nierenerkrankung	AD	polycystic kidney disease 1 und 2	PKD1, PKD2	Zystenbildung in der Niere, Nierenversagen im erwachsenen Leben	1 : 400
Rett-Syndrom	X-chromosomal dominant	Methyl-CpG-bindendes Protein 2	MECP2	Schwere geistige Retardierung, die erst nach einer Zeit normaler Entwicklung einsetzt	
Smith-Lemli-Opitz-Syndrom	AR	7-Dehydrocholesterin-Reduktase	DHCR7	Multiple teilw. schwere Missbildungen mit Mikrokephalie, Syndactylie, geistige Retardierung und neuropsychiatrische Probleme	ca. 1 : 30 000
Spondyloepimetaphyseale Dysplasie		alpha 1 Kette des Typ 2 Kollagens	COL2A1	Zwergwuchs, Skelettmissbildungen	

Name	Vererbungs-modus	Gen	Gensymbol	Beschreibung	Inzidenz unter Lebend-geburten in Deutschland*
Tangier Krankheit		Adenosin-Triphosphat-Bindungskassetten-Transporter Typ A1	ABCA1	Kompletter Mangel an Lipoproteinen hoher Dichte, milde Neuropathie	
Thanatophorer Zwergwuchs		Fibroblastenwachtumsfaktor-Rezeptor 3	FGFR3	Zwergwuchs mit charakteristischen Skelettmissbildungen	1 : 9000
Tuberöse Sklerose	AD	tuberöse Sklerose 1 und 2	TSC1, TSC2	Sklerotische Geschwülste im Gehirn, in der Haut, in den Augen, den Nieren oder in der Lunge. Die meisten Betroffenen leiden unter Epilepsie. Autismus auch häufig.	1 : 7000
Von Willebrand-Jürgens-Krankheit	Autosomal Co-Dominant	von Willebrand-Faktor	VWF	Blutungsneigung mit verlängerter Blutungszeit, weniger schwerwiegend als bei Hämophilie	bis zu 1% in milder Ausprägung
Morbus Wilson	AR	Kupfer-transportierende ATPase, Typ 7B	ATP7B	Kupfer-Vergiftung mit Kupfer-Ablagerungen in den Augen, in der Leber und im Gehirn. Führt ohne Behandlung zu einer schweren geistigen Retardierung sowie zum Leberversagen.	1 : 30 000

Die angegebene Inzidenzen beziehen sich auf die kaukasische deutsche Bevölkerung. Inzidenz in einzelnen Ethnien, insbesondere solche, die einen Gründer-Effekt zeigen, können erheblich von den angegebenen Daten (in der Regel nach oben) abweichen. Es sollte bedacht werden, dass es bei sehr seltenen Erkrankungen sehr schwierig sein kann, die exakte Inzidenz zu beziffern.

AD: autosomal dominant
AR: autosomal rezessiv

Die *Molekulargenetik* bedient sich spezieller Methoden wie der PCR (s. Kapitel 4) oder der DNA-Sequenzierung (s. Kapitel 7) zur Detektion von Mutationen auf DNA-Ebene.

In vielen Laboratorien werden Mutationsanalysen, bedingt durch die Entwicklung relativ einfach durchführbarer Methoden wie z. B. die reverse Dot-Blot-Hybridisierung oder Real-time-PCR-Verfahren mit Schmelzkurvenanalyse (s. Kapitel 5), routinemäßig durchgeführt.

Die Erkenntnisse der *Immungenetik* machten Transplantationen von Organen und Geweben oder Bluttransfusionen erst möglich.

Viele Krankheiten sind außerdem mit definierten HLA-Allelen assoziiert. Die Klassifizierung der verschiedenen HLA-Gene und deren klinische Bedeutung werden in Abschnitt 10.5 erläutert.

Prädispositionen für bestimmte Krankheiten werden schon heute mit Hilfe molekularbiologischer Methoden erkannt. Risiken, eine bestimmte Krankheit zu entwickeln, können so abgeschätzt werden. Eine frühzeitige Prävention kann möglicherweise helfen, damit der mögliche Patient nicht bzw. nicht frühzeitig erkrankt (s. Abschnitt 10.6).

Die weitgehende Entschlüsselung des menschlichen Genoms im Jahr 2000 und die Entwicklung neuer Methoden wie z. B. die *Chip-Technologie* (s. Kapitel 6), mit der sich eine sehr große Menge an Informationen in sehr kurzer Zeit gewinnen lässt, werden in Zukunft dazu beitragen, dass immer mehr ursächliche Mutationen für Erbkrankheiten aber auch *individuelle genetische Variabilitäten* analysiert und diagnostiziert werden können. Dieses wird weit reichende Folgen für die *Prävention von Krankheiten* und für *Therapien* nach sich ziehen (s. Kap. 10.6.2 Pharmakogenetik).

Die *Beratung* des Patienten und gegebenenfalls seiner Angehörigen ist einer der wichtigsten Bestandteile der humangenetischen Diagnostik. Humangenetische Befunde bedürfen einer sehr differenzierten Betrachtungsweise und einer engen Zusammenarbeit zwischen dem Diagnostiker, dem Kliniker und dem Patienten.

Manche genetische Veränderungen gehen nicht zwangsweise mit einer Erkrankung einher, sondern sind "lediglich" mit einem erhöhten Risiko für diese assoziiert. Ob überhaupt nach bestimmten Mutationen gesucht werden soll, hängt von der Krankheitsgeschichte des betroffenen Patienten und von einer entsprechenden Familienanamnese ab.

Es muss in jedem Fall vor der Durchführung solcher Untersuchungen immer eine entsprechende Fachberatung erfolgen (s. Abschnitt 10.2).

Die Frage, wann eine humangenetische Untersuchung indiziert ist, soll im nächsten Abschnitt beantwortet werden.

10.1.2
Indikationen zur molekularen Diagnosstik bei genetischen Erkrankungen

Eine molekulare Diagnostik kann indiziert sein, wenn ein erhöhtes Risiko für das Auftreten einer genetischen Erkrankung vorliegt oder befürchtet wird. Ein Verdacht liegt dann vor, wenn eine der folgenden Voraussetzungen erfüllt ist:
- Klinische Symptome, die typisch für eine genetische Erkrankung sind.
- Pathologische Stoffwechselveränderungen, die typisch für eine genetische Erkrankung sind.
- Kombination von klinischen Symptomen, die zu einem genetischen Syndrom gehören.
- Therapeutische Maßnahmen, die nicht den erwarteten Erfolg bringen.
- Familiär gehäuftes Auftreten einer Erkrankung.
- Erkrankungen in auffallend jungen Lebensjahren.
- Nachweis einer genetischen Erkrankung bei Verwandten 1. oder 2. Grades, d. h. bei Eltern, Geschwistern oder Cousins und Cousinen.
- Ausschluss oder Bestätigung einer genetischen Veranlagung, wenn beim Partner eine Veranlagung für eine rezessive genetische Erkrankung bekannt ist und Kinderwunsch besteht.
- Abnormale Ultraschallbefunde während der Schwangerschaft, erhöhtes AFP im mütterlichen Serum, pathologischer *Triple-Test*.
- Zugehörigkeit zu einer ethnischen Gruppe, bei der eine bestimmte genetische Erkrankung häufig auftritt.

Die Veranlassung einer molekularen Diagnostik setzt neben der humangenetischen *Beratung* und dem *Einverständnis des Patienten* voraus, dass ein *Nutzen für den Patienten, seine Angehörigen sowie für den betreuenden Arzt* entsteht.
Dieser Nutzen kann in folgenden Punkten bestehen:
- Frühzeitige Bestätigung oder Ausschluss einer Verdachtsdiagnose.
- Risikoermittlung für Verwandte (Kinder, Geschwister, Eltern).
- Entscheidungshilfe für Familienplanung, wenn in der Familie eines oder beider Partner rezessive genetische Erkrankungen bekannt sind.
- Ermittlung der Genträgerschaft für rezessive genetische Erkrankungen zur Risikoermittlung bei Kinderwunsch.
- Intervention während der Schwangerschaft, auch pränatale therapeutische Maßnahmen.
- Grundlage für weiterführende genetische Beratung.
- Grundlage für präventive Maßnahmen.
- Gezielter und früher Einsatz therapeutischer Maßnahmen.

10.2
Klassische und molekulare Zytogenetik
Uwe Heinrich, Melanie Locher und Annett Wagner

Die Geburt der Zytogenetik des Menschen datiert auf das Jahr 1956, als H. Tijo und A. Levan zum ersten Mal die exakte Chromosomenzahl des Menschen mit 46 (22 *Autosomenpaare* sowie die geschlechtsdeterminierenden *Gonosomen* XX oder XY) bestimmen konnten. Aber erst mit der Entwicklung der verschiedenen *Bänderungstechniken* Anfang der 1970er Jahre, die eine eindeutige Identifizierung jedes einzelnen Chromosoms und deren Untersuchung auf strukturelle Integrität ermöglichten, gelang der Zytogenetik der Durchbruch als wichtiges Diagnosewerkzeug der Humangenetiker.

Im Folgenden werden die wichtigsten Indikationsbereiche der Zytogenetik abgehandelt.

10.2.1
Postnataldiagnostik

Die Postnataldiagnostik umfasst in erster Linie die Untersuchung von peripheren Blutlymphozyten und Abortgewebe. Bei bestimmten Fragestellungen sind auch Untersuchungen anderer Gewebe indiziert, meist werden Fibroblasten untersucht. Indikationen für eine Chromosomenanalyse aus Blut sind:
- Neugeborene mit angeborenen Fehlbildungen oder V. a. ein spezifisches chromosomales Syndrom wie z. B. Down-Syndrom oder Wolf-Hirschhorn-Syndrom (Deletion 4 p),
- Neugeborene mit Hypospadie oder intersexuellem Genitale,
- Kinder mit Entwicklungsretardierung und/oder Verhaltensauffälligkeiten,
- Frauen mit primärer oder sekundärer Amenorrhoe oder prämaturer Menopause,
- Männer mit Azoo- oder Oligospermie,
- Männer mit kleinen Testes und/oder Gynäkomastie,
- Paare mit unerfülltem Kinderwunsch,
- Paare mit zwei oder mehr Spontanaborten oder Totgeburten,
- Verwandte von Personen mit strukturellen Chromosomenanomalien oder ursächlich unklarer Behinderung

Die Untersuchung von Abortgewebe – es sollten neben Plazentagewebe auch fetales Gewebe wie z. B. Haut oder Fascia lata zum Ausschluss von Gewebemosaiken untersucht werden – dient vor allem der Abklärung der Abortursache und der Risikoeinschätzung für nachfolgende Schwangerschaften.

Generell ist eine Chromosomenanalyse aus jedem Gewebe möglich, das sich zur *Zellteilung* anregen lässt, da Chromosomen *nur im kondensierten Zustand* während der *Metaphase* analysierbar sind. Zur Anreicherung solcher Zellen wird das Spindelfasergift *Colchizin* zugegeben, das eine Arretierung des Zellzyklus in der

Metaphase bewirkt. Anschließend unterzieht man die Zellen einer bestimmten Behandlung (hypotoner Schock, Fixierung) und tropft die Zellsuspension auf Objektträger auf. Nach Färbung der Präparate (routinemäßig eine *Trypsin-Giemsa-Färbung*, s. Abb. 10.1) erfolgt die computerunterstützte Auswertung am Mikroskop. Je nach Fragestellung sollte eine "Auflösung" (Banden pro haploidem Chromosomensatz = bphs) von 450–550 bphs im Routinelabor erreicht werden. In der Pränataldiagnostik, wo es meist um den Ausschluss numerischer Chromosomenstörungen geht, genügt eine geringere Auflösung. Auch bei guter Bandenqualität liegt die lichtmikroskopische Auflösungsgrenze im Bereich von 4–10 Megabasenpaaren. *Kleinere Strukturveränderungen sind mit einer konventionellen Chromosomenanalyse nicht zu erfassen.*

Chromosomale Aberrationen sind für ca. 0,6 % aller angeborenen Fehlbildungen verantwortlich. Sie betreffen entweder die *Zahl* der Chromosomen (*numerische Aberrationen*) oder ihre *Struktur* (*strukturelle Aberrationen*). Findet man eine Chromosomenaberration in allen Körperzellen, spricht man von einer *konstitutionellen* Störung, sind nur bestimmte Körperzellen betroffen, von einer *somatischen* Störung (chromosomales Mosaik). Tabelle 10.2 gibt eine Übersicht über die Häufigkeit von konstitutionellen Chromosomenaberrationen als Ursache bestimmter Erkrankungen.

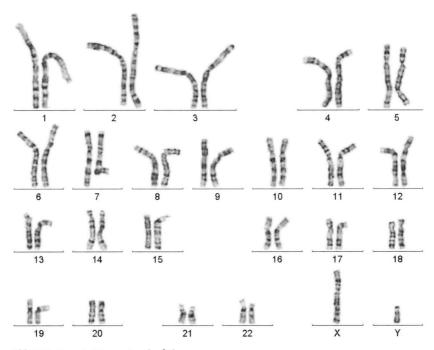

Abb. 10.1 Trypsin-Giemsa-Bandenfärbung.
Normaler männlicher Karyotyp (46,XY) (ca. 500 bphs).

Tab. 10.2 Relative Häufigkeiten von konstitutionellen Chromosomenaberrationen (modifiziert nach Hook, 1992).

Morbidität/Mortalität	Relative Häufigkeit
Fehlgeburten bis 6. SSW	60–80 %
Fehlgeburten 8.–11. SSW	50 %
Fehlgeburten 12.–15. SSW	40 %
Fehlgeburten 16.–19. SSW	20 %
Fehlgeburten > 19. SSW	5–10 %
Angeborene komplexe Fehlbildungen	4–8 %
Angeborene Herzfehler	13 %
Mentale Retardierung (IQ <70)	
IQ < 20	3–10 %
IQ 20–49	12–35 %
IQ 50–69	3 %
Infertilität	2 %
Azoospermie	15 %
Echter Hermaphroditismus	25 %
Primäre Ovarialinsuffizienz	65 %
Habituelle Aborte	2–5 %

Numerische Aberrationen untergliedert man in zwei große Gruppen: *Aneuploidien* mit der zahlenmäßigen Veränderung einzelner Chromosomen sowie *Polyploidien* mit der Vervielfachung eines kompletten Chromosomensatzes.

Aneuploidien der Autosomen sind für etwa 0,5–1 % aller Fehlbildungen verantwortlich und werden mit einer Inzidenz von ca. 1 : 700 Neugeborenen gefunden. In Tabelle 10.3 sind die drei häufigsten lebensfähigen autosomalen Trisomien aufgelistet. *Autosomale Monosomien* hingegen sind nicht mit dem Leben vereinbar.

Numerische Aberrationen der *Gonosomen* X bzw. Y findet man mit einer Inzidenz von ca. 0,25 % bei männlichen Neugeborenen bzw. 0,14 % bei weiblichen Neugeborenen. Tabelle 10.4 gibt einen Überblick über die vier wichtigsten gonosomalen Aneuploidien.

Aus der Gruppe der *Polyploidien* sind lediglich die *Triploidie* mit einem dreifachen Chromosomensatz (69 Chromosomen) und die *Tetraploidie* mit einem vierfachen Chromosomensatz (92 Chromosomen) von klinischer Relevanz.

Eine Triploidie findet man in 15–20 % aller chromosomal auffälligen Aborte. Gelegentliche Lebendgeburten sind charakterisiert durch eine schwere psychomotorische Retardierung, Syndaktylien und Plazentaauffälligkeiten; die Lebenserwartung liegt bei einigen Tagen.

Tetraploidien sind ursächlich für ca. 6 % aller chromosomal auffälligen Aborte. Die Mortalitätsrate liegt bei annähernd 100 %. Ursache für die Tetraploidie ist in

Tab. 10.3 Die häufigsten autosomalen Trisomien bei Lebendgeborenen.

	Trisomie 21 (Down-Syndrom)	Trisomie 18 (Edwards-Syndrom)	Trisomie 13 (Pätau-Syndrom)
Karyotyp	47,+21	47,+18	47,+13
Freie Trisomie	92%	80%	75%
Translokation	5%	10%	20%
Mosaik	3%	10%	5%
Inzidenz	1 : 650	1 : 3000 (w : m=4 : 1)	1–2 : 10.000 (w : m=4 : 3)
Symptomatik	1. Mentale Retardierung, Muskelhypotonie 2. Dysmorphiezeichen (z. B. Makroglossie, Ohrmuscheldysplasien, schräge Lidachsen, Epicanthus, Vierfingerfurche) 3. Organfehlbildungen (z. B. Herzfehler)	1. Starke psychomotorische Retardierung, Hypotonie, Kontrakturen 2. Dysmorphiezeichen (z. B. Mikrozephalie, "Faunenohr" 3. Organfehlbildungen (z. B. Herzfehler, LKG-Spalte, Hufeisenniere,)	1. Starke psychomotorische Retardierung 2. Dysmorphiezeichen (z. B. Mikrozephalie, Kolobome, Ohrmuscheldysplasien) 3. Organfehlbildungen (z. B. Herzfehler, Omphalozele, Hexadaktylie, Nierenzysten)
Prognose	Unterschiedlich gute kognitive Fähigkeiten und Förderbarkeit; Mädchen fertil, Jungen infertil; vorzeitige Alterung	Schlechte Prognose Kumulative Mortalität: 1. Monat: 30% 2. Monat: 50% 3. Monat: 96%	Sehr schlechte Prognose Kumulative Mortalität: 1. Monat: 50% 2. Monat: 70% 3. Monat: 90%

der Regel ein Ausfall der 1. mitotischen Zellteilung nach Durchlaufen der Synthesephase.

Strukturelle Chromosomenaberrationen entstehen durch einen oder mehrere Brüche und einer dadurch bedingten Neuorganisation entweder innerhalb eines Chromosoms *(intrachromosomal)* oder zwischen mehreren Chromosomen *(interchromosomal)*.

Der rearrangierte Chromosomensatz kann entweder *balanciert* – ohne Verlust und/oder Zugewinn von chromosomalen Material – oder *unbalanciert* sein – mit Verlust und /oder Zugewinn.

Während *balancierte Chromosomensätze* in der Regel *ohne klinische Symptomatik* sind, führen *unbalancierte Rearrangements* fast ausschließlich zum Bild eines chromosomalen Syndroms mit der *klassischen Symptomentrias psycho-motorische Retardierung, Dysmorphiezeichen und Fehlbildungen innerer Organe*. Die phänotypische Ausprägung und der Schweregrad sind hierbei sehr variabel und können von definierten Ausnahmen abgesehen nicht prognostiziert werden.

Tab. 10.4 Die vier häufigsten gonosomalen Chromosomenaberrationen.

	Ullrich-Turner-Syndrom	Triplo-X-Syndrom	Klinefelter-Syndrom	Diplo-Y-Syndrom
Karyotyp	45,X 55% Monosomie X 45% Mosaike oder Strukturanomalien	47,XXX 98% Triplo-X 2% Mosaike	47,XXY 80% XXY 20% andere X-Polysomien oder Mosaike	47,XYY Hauptsächlich 47,XYY, seltener X- oder Y-Polysomien
Inzidenz	1 : 100 Konzeptionen (Abortrate: 99%) 1 : 2500 weibl. Neugeborene	1 : 1000 weibl. Neugeborene	1 : 1000 männl. Neugeborene	1 : 1000 männl. Neugeborene
Symptomatik	Minderwuchs, primäre Amenorrhö, Stranggonaden, IQ normal	Sehr variabel (2/3 der Fälle ohne klaren Phänotyp), IQ im unteren Normbereich	Eunuchoider Hochwuchs, Gynäkomastie, Hypogonadismus, Aspermie, IQ im unteren Normbereich	Hochwuchs, normale Fertilität, IQ im Normbereich, evtl. emotionale Labilität
Prognose/Therapie	Substitution von Östrogen und gegebenenfalls Wachstumshormontherapie, bei X/XY-Mosaik prophylaktische Gonadektomie	I. d. R. keine spez. Therapie indiziert	Ev. psychiatrisch-pädagogische Betreuung im Kindesalter, Substitution von Testosteron	Psychologisch-pädagogische Betreuung bei Lernschwierigkeiten und zur Vorbeugung von Verhaltensstörungen

Die wichtigsten Strukturanomalien sind:
- *Reziproke Translokation*
Hierbei kommt es zu je einem Bruchereignis in 2 Chromosomen mit gegenseitigem Austausch der azentrischen Fragmente. Bei den Trägern balancierter Translokationen können in der Meiose je nach Auftrennung der Chromosomen Gameten mit unbalancierten Chromosomensätzen entstehen, wodurch ein Risiko für klinisch auffällige Nachkommen oder für Aborte besteht. Die Häufigkeit der balancierten Translokation bei Neugeborenen liegt bei ca. 0,25%.
- *Robertson'sche Translokation*
Bedingt durch je einen Bruch in 2 akrozentrischen Chromosomen (Chromosomen 13, 14, 15, 21 und 22) im Bereich der Zentromerregion verschmelzen die beiden zentrischen Fragmente der q-Arme, wohingegen die azentrischen p-Armfragmente, die genetisch redundante Informationen enthalten, verloren gehen (s. Abb. 10.2). Je nach Verteilung der Chromosomen in der Meiose können Gameten mit unbalancierten Chromosomensätzen entstehen, bei männlichen Translokationsträgern kann es zu Störungen in der Spermienbildung kommen. Die Häufigkeit der balancierten Form bei Geburt liegt bei ca. 0,1%.

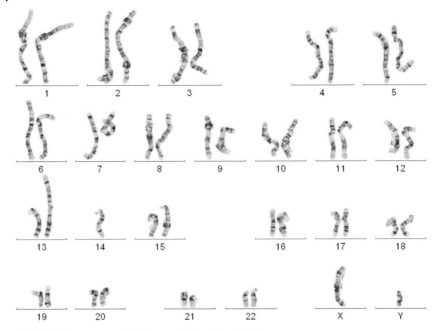

Abb. 10.2 Karyogramm mit Robertson'scher Translokation zwischen einem Chromosom 13 und einem Chromosom 14; Karyotyp: 45, XY, der(13;14)(q10;q10).

- *Deletion*
  Die Deletion ist charakterisiert durch den *Verlust eines Chromosomenfragments,* entweder am Ende *(terminale Deletion)* oder innerhalb eines Chromosoms *(interstitielle Deletion)*. Die bekanntesten Deletionssyndrome sind das *Cri-du-chat-Syndrom* (Deletion 5 p) und das *Wolf-Hirschhorn-Syndrom* (Deletion 4 p). Die Häufigkeit liegt bei ca. 0,9 : 10.000 Neugeborene.
- *Inversion*
  Eine Inversion entsteht durch *zwei Brüche in einem Chromosom* mit einer anschließenden *180°-Drehung* des Segmentes zwischen den Bruchstellen. Liegt das Zentromer innerhalb dieses Segmentes, spricht man von einer *perizentrischen,* im anderen Fall von einer *parazentrischen* Inversion. Bedingt durch Rekombinationsereignisse während der Meiose können im Falle einer perizentrischen Inversion Gameten mit unbalancierten Chromosomensätzen in Form einer Doppelsegmentimbalance (partielle Monosomie plus partielle Trisomie) entstehen. Die Häufigkeit liegt bei ca. 1,3 : 10.000 Neugeborene.
- *Insertion*
  Hierbei handelt es sich um den Einbau eines Chromosomenfragmentes an eine andere Stelle des gleichen oder eines anderen Chromosoms.
- *Duplikation*
  Verdopplung eines Chromosomenabschnittes.

- *Ringchromosom*
  Ringchromosomen entstehen durch den Verlust der Chromosomenenden und Fusion der beiden Bruchstellen.
- *Markerchromosomen und ESAC's (extra structurally abnormal chromosomes)*
  Diese Sonderformen sind definiert als zusätzliche, strukturell veränderte Chromosomen entweder unbekannter (Markerchromosomen) oder bekannter Herkunft (ESAC's). Sie stellen vor allem für die Pränataldiagnostik ein großes Problem dar, da Aussagen bezüglich des Risikos für eine klinische Symptomatik bei neu entstandenen Markerchromosomen nur eingeschränkt möglich sind. Die Häufigkeit beträgt bei Neugeborenen einschließlich der Mosaike ca. 3 : 10.000.

10.2.2
Pränataldiagnostik

Die wichtigsten Indikationen einer pränatalen Chromosomenanalyse sind:
- erhöhtes mütterliches Alter,
- ein Elternteil ist Träger einer balancierten Chromosomenaberration,
- Z. n. Geburt eines Kindes mit Chromosomenaberration,
- auffälliger Ultraschallbefund,
- auffälliger Serumscreeningtest.

Das pränataldiagnostische Methodenspektrum umfasst die *Chorionzottenbiopsie* (chorionic villus sampling = CVS), die Amniozentese (AC) und die Nabelschnurpunktion (Cordozentese). Die Wahl der eingesetzten Methode richtet sich nach der jeweiligen Fragestellung.

Eine Chorionzottenbiopsie wird üblicherweise zwischen der *11. und 13. SSW* durchgeführt. Hierbei werden vorzugsweise transabdominal, seltener transzervikal unter Ultraschallkontrolle 10–30 mg Chorionzottengewebe entnommen (ab der 13. SSW spricht man von einer Plazentapunktion). Mit diesem Gewebe werden sowohl eine Direktpräparation als auch eine Langzeitkultivierung durchgeführt. Die Direktpräparation wird ermöglicht durch die hohe Zellteilungsaktivität der sog. *Zytotrophoblastzellen*, die den mesodermalen Kernbereich der Chorionzotten umgibt; sie liefert spätestens am nächsten Tag einen vorläufigen Befund, der Endbefund wird nach Auswertung der etwa zweiwöchigen Langzeitkultur erstellt.

In der Langzeitkultur werden die *mesodermalen Fibroblasten* kultiviert, wobei die Chromosomenpräparate der Langzeitkultur im Gegensatz zu den Direktpräparaten auch eine strukturelle Begutachtung ermöglichen. Das Abortrisiko nach CVS liegt in erfahrenen Zentren bei 1 %.

Die *Amniozentese* als häufigste Methode der Pränataldiagnostik erfolgt als Frühamniozentese in der *13.–15. SSW* und als klassische Amniozentese in der *15–17. SSW*. Unter Ultraschallkontrolle werden transabdominal mit einer feinen Nadel 10–20 ml *Fruchtwasser* entnommen. Aus den Fruchtwasserzellen werden mehrere Langzeitkulturen angelegt, deren Auswertungsergebnis nach etwa 2 Wochen vorliegt. Das Abortrisiko liegt zwischen 0,3 und 0,5 %.

Die *Cordozentese* wird erst ab der *20. SSW* durchgeführt; das Ergebnis liegt spätestens nach einer Woche vor. Häufigste Indikation ist die Überprüfung eines auffälligen Amniozentesebefundes. Das Abortrisiko wird mit 0,5–1 % angegeben.

10.2.3
Tumorzytogenetik

Hämatologische Neoplasien weisen oft spezifische chromosomale Aberrationen auf. Zudem akkumulieren nach den initialen transformierenden genetischen Ereignissen oft weitere, sekundäre genetische Veränderungen im Rahmen der Tumorprogression bzw. als Folge einer Chemo- oder Strahlentherapie. Diese bekannten charakteristischen Chromosomenveränderungen, in Form von *Translokationen*, *Amplifikationen* oder auch *Deletionen*, helfen sowohl bei der Klassifizierung von z. B. *Leukämien* und *Lymphomen* als auch bei der frühen Rezidiverkennung und sind wichtiger Bestandteil der WHO-Klassifikation. Die zytogenetische Diagnostik dieser Tumorerkrankungen umfasst die *klassische Chromosomenanalyse* zusammen mit der *molekularzytogenetischen Analyse* (*Fluoreszenz in-situ-Hybridisierung*) von peripherem Blut und Knochenmark.

Indikationen für eine Chromosomenanalyse aus dem hämatopoetischen System sind:
- Myeloproliferatives Syndrom (MPS)
- Chronisch myeloische Leukämie (CML)
- Myelodysplastisches Syndrom (MDS)
- Akute myeloische Leukämie (AML)
- Akute lymphatische Leukämie (ALL)
- Chronisch lymphatische Leukämie (CLL)

Innerhalb der Gruppe der *myeloproliferativen Erkrankungen* ist die *chronisch myeloische Leukämie* zytogenetisch am besten untersucht. Das Vorliegen einer *Philadelphia-Translokation* grenzt die CML eindeutig gegenüber allen anderen myeloproliferativen Erkrankungen ab, denn bei diesen gibt es keine einheitliche zytogenetische Aberration, die eine Entität definiert.

Auf zytogenetischer Ebene liegt bei 90–95 % der Patienten mit *chronisch myeloischer Leukämie* und bei ca. 25 % der Patienten mit *akuter lymphatischer Leukämie* eine *balancierte Translokation* zwischen dem langen Arm eines *Chromosoms 9 (ABL-Tyrosinkinase)* und dem langen Arm eines *Chromosoms 22 (Breakpoint Cluster Region, BCR)* vor: t(9;22)(q34;11.2) (s. Abb. 10.3). Die übrigen Patienten weisen sog. variante Philadelphia-Translokationen oder einen unauffälligen Chromosomensatz auf.

Bei den varianten Philadelphia-Translokationen wird unterschieden zwischen
1. den einfachen *varianten* Philadelphia-Translokationen, bei denen der lange Arm des Chromosom 22 an ein anderes – nicht Chromosom 9 – transloziert ist, und

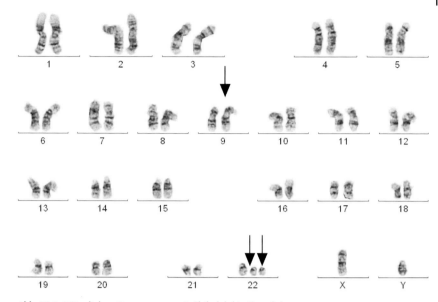

Abb. 10.3 Männliches Karyogramm mit Philadelphia-Translokation t(9;22)(q34;11.2), einem derivativen Chromosom 9 (rechts) und zwei derivativen Chromosomen 22 (zwei Philadelphia-Chromosomen, als Variante der einfachen Philadelphia-Translokation mit einem Philadelphia-Chromosom, siehe Pfeile).

2. den *komplexen varianten* Philadelphia-Translokationen, bei denen neben den Chromosomen 9 und 22 ein oder mehrere andere Chromosomen involviert sind.

Mit Hilfe der *Fluoreszenz-in-situ-Hybridisierung (FISH)* lässt sich das BCR-ABL-Fusionsgen, welches aus der Philadelphia-Translokation resultiert, in zytogenetisch balancierten und varianten Philadelphia-Translokationen nachweisen. Zusammen mit der RT-PCR kann die FISH auch hier ein BCR-ABL-Rearrangement nachweisen.

Im Gegensatz zur *chronisch myeloischen Leukämie (CML)* gibt es bei den anderen *myeloproliferativen Erkrankungen* keine pathogenomischen Chromosomenaberrationen. Chromosomenaberrationen werden bei etwa 35 % der Patienten mit *Polycythaemia vera* und bei 40 % der Patienten mit *Osteomyelofibrose* beobachtet. Nur selten lassen sich Karyotypveränderungen bei der essentiellen *Thrombozythämie* finden. Eine Deletion im langen Arm eines Chromosom 20, die Trisomien 8 und 9, eine Deletion im langen Arm eines Chromosom 13 sowie der Zugewinn von Material des langen Arms von Chromosom 1 stellen die häufigsten Karyotypveränderungen bei den anderen myeloproliferativen Syndromen dar. *Aus genetischer Sicht stellt der Nachweis bzw. Ausschluss eines BCR-ABL-Rearrangements den entscheidenden differentialdiagnostischen Parameter dar.*

Dies erfolgt heutzutage üblicherweise mittels Fluoreszenz-in-situ-Hybridisierung (FISH) oder RT-PCR. Beim Nachweis der klassischen hämatologischen

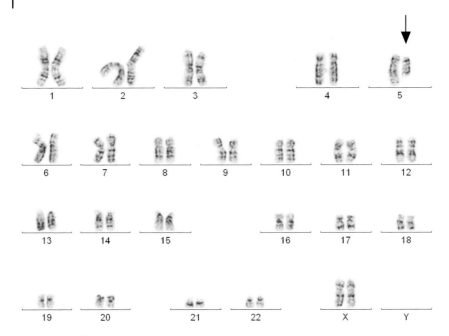

Abb. 10.4 Weibliches Karyogramm mit einer Deletion 5 q im Bereich q11 bis q13 (siehe Pfeil).

Veränderungen eines myeloproliferativen Syndroms führt der Nachweis des BCR-ABL-Rearrangements zur Diagnosestellung einer CML.

Etwa die Hälfte aller Patienten mit MDS weist *klonale Karyotypveränderungen* in den *Knochenmarkszellen* auf, wobei die Inzidenz von Chromosomenanomalien zwischen 30%–80% liegt. Es sind jedoch keine spezifischen Chromosomenanomalien bekannt. Die meisten chromosomalen Veränderungen kann man auch bei anderen hämatologischen Erkrankungen, insbesondere der AML, beobachten. Trotzdem gibt es zwischen beiden Entitäten substantielle Unterschiede:

Während ein großer Anteil der Patienten mit *de-novo*-AML balancierte Anomalien aufweist (z. B. t(8;21), inv(16), t(15;17)) sind bei Patienten mit MDS häufig Verluste genetischer Information in Form von partiellen oder kompletten Monosomien (z. B. -5/5q-, -7/7q-, -20/20q-) zu beobachten.

Anomalien der Chromosomen 5 (s. Abb. 10.4), 7 und 8 (Trisomie 8) machen zusammen bis zu 70% aller Karyotypveränderungen bei MDS aus. Hierbei ist wichtig, zu differenzieren, ob die jeweiligen Anomalien isoliert bzw. mit einer Zusatzanomalie oder als Bestandteil komplexer Anomalien auftreten, da 2 oder mehr Zusatzanomalien die Prognose signifikant verschlechtern.

Aberrationen mit besonderer prognostischer Relevanz sind die sog. *komplexen Anomalien*, d. h. eine Akkumulation *von 3 oder mehr* unterschiedlichen klonalen Chromosomenveränderungen, die bei 10–20% der Patienten beobachtet werden. Die Ausbildung dieses Phänomens ist vermutlich mit der MDS-inhärenten genetischen Instabilität zu erklären. Es ist davon auszugehen, dass es sich hierbei, im

Gegensatz zu den bereits erwähnten isolierten Veränderungen, um *Multigenerkrankungen* handelt.

Die oben genannten Veränderungen, wie Deletion 5 q oder Trisomie 8, lassen sich mittels FISH nicht nur an Chromosomen, sondern auch an Interphasezellkernen nachweisen und decken so auch kleine Populationen von klonalen Tumorzelllinien auf.

Beim Verdacht auf das Vorliegen einer *akuten myeloischen Leukämie* stützt der Nachweis spezifischer klonaler Chromosomenanomalien die Verdachtsdiagnose und kann Hinweise auf den Subtyp geben: Findet sich im Knochenmark des Patienten eine für die AML spezifische Translokation, wie z. B. t(8;21)(q22;q22), die parazentrische Inversion inv(3)(q21q26), eine Monosomie 5 oder 7 bzw. eine Trisomie 8, wird dadurch die mittels morphologischer und immunologischer Analysen gestellte Diagnose bestätigt.

Die *akute Promyelozytenleukämie* (FAB-Subtyp M3) zeichnet sich in 95 % der Fälle durch eine Translokation t(15;17)(q22;q21) aus; die Translokation t(8;21)(q22;q22) tritt vorwiegend bei der akuten Myeloblastenleukämie mit Ausreifung (FAB-Sybtyp M2) auf.

Bestimmte Karyotypabweichungen haben sich als *unabhängige Prognosefaktoren* bei der AML erwiesen: die Translokationen t(8;21) und t(15;17) und die Inversion eines Chromosom 16 – inv(16)(p13q22) – sind mit einer relativ guten Prognose verbunden, während partielle oder totale Monosomien 5 oder 7, die meisten Rearrangements, die die Bande 11q23 betreffen, und komplexe Chromosomenanomalien mit einer besonders schlechten Prognose einhergehen.

Hinsichtlich der *chronisch lymphatischen Leukämie (CLL)* können im Wesentlichen zwei Pathomechanismen unterschieden werden:

1. die *genomischen Aberrationen*, die als erworbene Veränderungen möglicherweise an Krankheitsentstehung und -verlauf beteiligt sind,
2. der *Mutationsstatus der variablen Anteile der Immunglobulinschwerkettengene* (VH), der als Hinweis auf den zellulären Ursprung der CLL diskutiert wird.

Mehr als bei anderen Neoplasien gibt bei der CLL neben der klassischen Chromosomenanalyse gerade die Fluoreszenz-in-situ-Hybridisierung (FISH) die Möglichkeit, genomische Aberrationen nicht nur an Metaphasechromosomen, sondern auch an *Interphasezellkernen*, also einer anderen, *nicht in Teilung* befindlichen Zellpopulation, darstellen zu können.

In interphasezytogenetischen Untersuchungen mittels FISH zeigte sich, dass die Inzidenz genomischer Aberrationen in Bänderungsuntersuchungen unterschätzt wurde und die FISH demnach eine höhere Sensitivität auswies. Zu diesen genomischen Aberrationen gehören insbesondere Deletionen der Banden 13q14 und 11q22-q23, während die Trisomie 12, die in zahlreichen Studien mittels Chromosomenanalyse als häufigste Aberration der CLL beschrieben war, sich jedoch in der FISH-Analyse nur als dritthäufigste Aberration fand. Insgesamt fanden sich in einer Studie an 325 CLL-Patienten bei mehr als 80 % aller Fälle genomische Aberrationen.

Bei der Hälfte aller CLL-Patienten können mit der klassischen Zytogenetik Chromosomenanomalien detektiert werden, die hauptsächlich die Chromosomen 12, 13 oder 14 betreffen. Mit Hilfe der FISH-Analyse lassen sich sogar bei bis zu 80% aller CLL-Patienten chromosomale Aberrationen mit folgender Häufigkeit nachweisen: 13q-(55% gesamt, 36% als einzige Aberration), 11q-(18%), +12 (16%), 17p- (7%) und 6q-(6%). Die Deletion 13q14 und die Deletion 6q21–23 korrelieren vermutlich mit einer guten Prognose, die Deletion11q22.3–23.1 und die Deletion 17p13 mit einer schlechten Prognose.

10.2.4
Molekulare Zytogenetik (Fluoreszenz-in-situ-Hybridisierung = FISH)

Lange Zeit herrschte zwischen dem Auflösungsvermögen der klassischen Zytogenetik mit 6–10 Mb und der Molekulargenetik mit 1 bp eine sehr große Lücke. Um diese Lücke zu überbrücken, wurde Mitte der 1980er Jahre die sog. *Fluoreszenz-in-situ-Hybridisierung (FISH)* entwickelt. Bei dieser Methode wird mit Hilfe Fluorochrom-markierter DNA-Fragmente (Sonden) in der Größenordnung von 70–200 kb direkt auf einem Mikroskoppräparat *(in situ)* die komplementäre chromosomale DNA-Sequenz nachgewiesen. Abbildung 10.5 zeigt das Prinzip der Fluoreszenz-in-situ-Hybridisierung (FISH). Das Prinzip basiert auf der Ende der 1960er Jahre entwickelten Methode der radioaktiven *in situ*-Hybridisierung (RISH), bei der radioaktiv markierte Sonden zur Detektion eingesetzt wurden; aufgrund der eingesetzten Radioaktivität fand diese Technik als Routinemethode zunächst keine Verbreitung.

Inzwischen gibt es eine ganze Palette verschiedenster, kommerziell erhältlicher FISH-Sonden, die je nach Fragestellung eingesetzt werden. (s. Tabelle 10.5). Eine besonders wichtige Krankheitsgruppe stellen in diesem Zusammenhang die Mi-

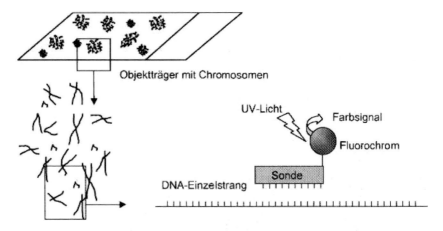

Abb. 10.5 Prinzip der Fluoreszenz-in-situ-Hybridisierung.

Tab. 10.5 FISH-Sonden und ihre Anwendungsgebiete.

Sondenart	Anwendung
Zentromer-Sonden	Nachweis numerischer Aberrationen
Chromosomal painting-Sonden	Nachweis struktureller Aberrationen mittels Chromosomen-spezifischer DNA-Bibliotheken
Subtelomer-Sonden	Nachweis kryptischer Rearrangements im Bereich der Subtelomere
single copy-Sonden	Nachweis von Deletionen und Amplifikationen

krodeletionssyndrome dar, wie z. B. das Williams-Beuren- oder das DiGeorge-Syndrom, die häufig nur mittels FISH-Technik nachgewiesen werden können.

Eine in den letzten Jahren in der Gruppe Patienten mit idiopathischer mentaler Retardierung immer wichtiger gewordene Technik ist die Subtelomerdiagnostik. Hierbei werden die genreichen Subtelomerbereiche aller Chromosomen auf ihre Integrität überprüft (s. Abb. 10.6). Zahlreiche Veröffentlichungen beschrieben Rearrangements dieser Bereiche in 5–8 % der Patienten mit der Symptomatik idiopathische mentale Retardierung plus Dysmorphiezeichen.

Im Bereich der Pränataldiagnostik ist der sog. FISH-Schnelltest von Bedeutung. Mittels FISH können innerhalb eines Tages unkultivierte Amniozyten auf numerische Aberrationen der Chromosomen 13, 18, 21, X und Y untersucht werden. Für die endgültige Befundung wird aber in der Regel das Ergebnis der konventionellen Chromosomenuntersuchung abgewartet.

Um zwei weitere Problemfelder der klassichen Zytogenetik – nämlich Derivativchromosomen unter Involvierung unbekannter Chromosomenbereiche sowie zusätzliche Chromosomen unbekannter Herkunft (Markerchromosomen) – wurden die Spezialtechniken des multiplex-FISH (M-FISH) und der Mikrodissektion ent-

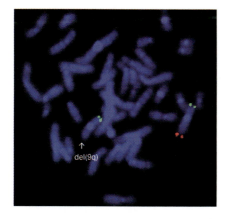

Abb. 10.6 Deletion im Subtelomerbereich 9 q (siehe Pfeil) bei einem Patienten mit ursprünglich unbekanntem Dysmorphiesyndrom.

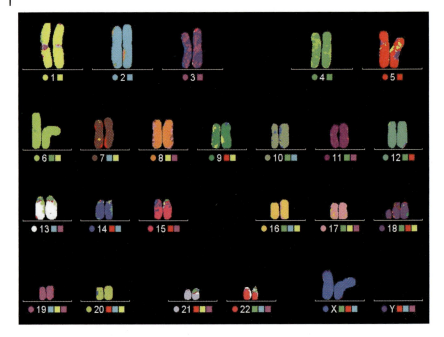

Abb. 10.7 M-FISH-Analyse eines Markerchromosoms und Identifizierung als Isochromosom 18 p.

wickelt. Im Falle der M-FISH-Technik wird ein kompletter *chromosomal painting*-Satz für alle Chromosomen auf Metaphasepräparate hybridisiert. Durch den Einsatz von 24 verschiedenen Kombinationen von 5 verschiedenen Fluorochromen und der Bearbeitung durch eine spezielle Software ist somit die gleichzeitige spezifische Anfärbung aller Chromosomen in einer Metaphase möglich (s. Abb. 10.7).

Die Technik der Mikrodissektion hingegen basiert darauf, dass mit Hilfe einer Mikropipette das Markerchromosom bzw. der Chromosomenbereich unbekannter Herkunft von einem Metaphasepräparat abgekratzt wird. Das abgekratzte Material wird anschließend amplifiziert sowie markiert und als FISH-Sonde auf ein Metaphasepräparat einer chromosomal unauffälligen Referenzperson hybridisiert (*reverse painting*).

Da *spezielle single copy-Sonden* wie z. B. im Fall der Mikrodeletionssyndrome nur bei gegebener Verdachtsindikation eingesetzt werden können, um Imbalancen einer definierten chromosomalen Region zu detektieren, wurde während der 1990er Jahre eine Methode entwickelt, das komplette Genom auf Imbalancen zu untersuchen. Bei dieser sog. komparativen *Genomhybridisierung (comparative genomic hybridization, CGH)* konkurrieren zwei mit unterschiedlichen Fluorochromen markierte Zellpopulationen – z. B. Tumor-DNA und normale Referenz-DNA – um die Bindung an die komplementären Sequenzen auf Chromosomenpräparaten einer normalen Referenzperson. Nach computergestützter Verarbeitung der Hybridisierungsbilder erscheinen deletierte Bereiche zur Fluorochromfarbe der Referenz-DNA bzw. amplifizierte Bereiche zur Fluorochromfarbe der Test-DNA hin verschoben. Nachteil dieser chromosomalen CGH war das geringe Auflösungsvermögen mit bestenfalls 3 Mb. Um diesen Nachteil wettzumachen, wurde die Technik der *Matrix-* oder *Array-*CGH entwickelt. Hierbei wird mit mehreren 1000 DNA-Sonden gearbeitet, die auf einem speziellen Objektträger (*Chip*) kovalent fixiert werden. Auf diesen Chip werden die wiederum unterschiedlich Fluorochrom-markierten Test- und Referenz-DNA-Populationen aufpipettiert und die Hybridisierungsergebnisse analog zur chromosomalen CGH computergestützt ausgewertet. Das Auflösungsvermögen liegt bei den Chips der neuesten Generation bei ca. 70 kb.

Im Zusammenhang mit der medizinischen Behandlung von unerfülltem Kinderwunsch durch *assistierte Reproduktionstechniken* (ART) wird die Fluoreszenz-in-situ-Hybridisierung in einer weiteren Untersuchung der sog. Polkörperdiagnostik angewandt. Die *Polkörperdiagnostik (PKD)* ist die *einzige mit dem Embryonenschutzgesetz vereinbare Möglichkeit einer Präimplantationsdiagnosik in Deutschland*. Die Polkörperdiagnostik wird zur Untersuchung von Chromosomenstörungen *vor* Eintreten einer Schwangerschaft herangezogen. Durch eine indirekte Diagnostik mit dem Untersuchungsmaterial "Polkörper" kann auf die genetische Konstitution der Eizelle geschlossen werden. Das männliche Erbmaterial (Samenzelle) liegt bei dieser Untersuchung nicht vor und wird somit nicht beurteilt. Als Voraussetzung für eine PKD gilt die Intracytoplasmatische Spermieninjektion (ICSI).

Die *häufigste Chromosomenstörung* beim Menschen ist eine *Trisomie*. Von den 0,6 % der Neugeborenen mit einer Chromosomenanomalie, besitzt die Hälfte statt eines normalen Chromosomensatzes 47 Chromosomen. In spontanen Aborten mit Chromosomenanomalien wurden ebenfalls in ca. 50 % Trisomien gefunden. Das überzählige Chromosom wird meistens von der Mutter vererbt. Die Ursache besteht in einer Fehlverteilung der Chromosomen bei der Reifung der Eizelle. Am häufigsten betroffen sind die Geschlechtschromosomen (z. B. *Turner-Syndrom*) sowie die Chromosomen 16, 15, 21 (*Down-Syndrom*), 22, 13 (*Pätau-Syndrom*) und 18 (*Edwards-Syndrom*). Mit zunehmendem Alter der Frau steigt die Wahrscheinlichkeit für das Auftreten von chromosomalen Veränderungen in der Eizelle.

Mittels FISH-Technik können an den Polkörpern Chromosomenfehlverteilungen erkannt werden – Aneuploidiediagnostik – und es kann zwischen balancierter bzw. unbalancierter Weitergabe einer Translokation – Translokationsdiagnostik – unterschieden werden.

Die Aneuploidiediagnostik erfolgt mit FISH-Sonden der Chromosomen 13, 16, 18, 21 und 22. Abbildung 10.8 zeigt die Signalverteilung im 1. bzw. 2. Polkörper am Beispiel zweier Chromosomen, links den Normalbefund und rechts die Fehlverteilung eines Chromosoms in der Meiose II, Abbildung 10.9 das Ergebnis einer FISH am 1. Polkörper, wodurch die Fehlverteilung eines Chromosoms 21 in der Meiose I festgestellt wurde.

Im Unterschied zum pränatalen FISH-Schnelltest, bei dem die Beurteilung nach Begutachtung von *ca. 50 Amniozyten* erfolgt, muss die Diagnose der PKD anhand einer Zelle erfolgen. Das Ergebnis ist deshalb statistisch nicht verifizierbar.

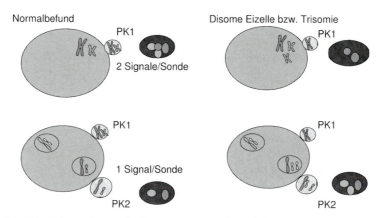

Abb. 10.8 Meiose mit normaler Chromosomenverteilung (links) und mit Fehlverteilung (rechts).

Steht eine zu geringe Anzahl von Eizellen (< 4) zur Untersuchung zur Verfügung, ist es möglich, dass nach der PKD kein Embryotransfer erfolgen kann.

Erste Ergebnisse zeigen, dass in der Patientengruppe der 40–45-Jährigen offenbar allein die Auswahl von euploiden Eizellen (für 5 Chromosomen) nicht ausreichend für einen positiven Ausgang der ICSI-Behandlung ist. Für die Patientengruppe der 35–39-Jährigen scheint die Anwendung der PKD Erfolg versprechender im Hinblick auf die Entstehung einer Schwangerschaft.

Eine prospektiv randomisierte multizentrische Studie für Frauen zwischen 35 und 39 Jahren in Deutschland soll den Vorteil einer Aneuploidiediagnostik nach Polkörperbiopsie bei künstlicher Befruchtung nachweisen.

Vielversprechend ist die Weiterentwicklung und Einführung einer neuen auf PCR-Technik basierenden Untersuchung aller 22 Autosomen und des X Chromosoms auf An- bzw. Abwesenheit in den Polkörpern, da mehrfach das Auftreten verschiedener Aneuploidien in einer Eizelle beschrieben wurde.

Auch in der *Tumorzytogenetik* stellt die Fluoreszenz-in-situ-Hybridisierung eine wichtige ergänzende Technik zum Nachweis der vielen verschiedenen chromosomalen Veränderungen in der Tumorgenese dar. Für die Aufdeckung von nume-

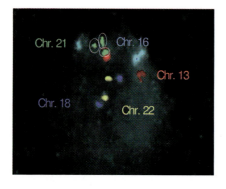

Abb. 10.9 FISH-Diagnostik an einem Polkörper mit 3 grünen Signalen für das Chromosom 21; daraus resultiert eine Monosomie 21 für die befruchtete Eizelle.

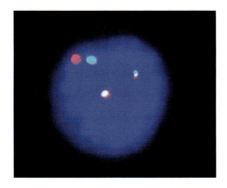

Abb. 10.10 Interphase (links) und Metaphase (rechts) mit 1 roten Signal (# 9), 1 grünen Signal (#22) und 2 rot/grünen Fusionssignalen der derivativen Chromosomen 9 und 22 bei der Philadelphia-Translokation t(9,22)(q34;q11.2).

rischen Aberrationen, wie der Trisomie 8 bei akuter myeloischer Leukämie (dritthäufigste Anomalie) oder strukturellen Aberrationen, wie die Philadelphia-Translokation t(9;22)(q34;q11.2) (s. Abb. 10.10) bei 95 % der Fälle mit chronisch myeloischer Leukämie, ist die FISH-Diagnostik unverzichtbar. Vor allem im Hinblick auf die oft sehr schlechte Chromosomenqualität ermöglicht der Einsatz von speziellen *Split-* bzw. *Break Apart*-Sonden auch eine Detektion der entsprechenden Translokationen an Interphasekernen (s. Tabelle. 10.6). Aber vor allem bei der chronisch lymphatischen Leukämie zeigt sich, dass mittels FISH-Analyse die Sensitivität durch die Analyse von Interphasen an Stelle von Metaphasen deutlich

Tab. 10.6 Auswahl an FISH-Sonden in der Routinediagnostik von Leukämien und Lymphomen.

Translokation/Deletion	Chrom. Lokalisation	Verdachtsdiagnose
BCR/ABL	t(9;22)(q34;q11.2)	CML, ALL o. AML (M1, M2)
del 9 q (ASS)	9q34	CML, ALL o. AML (alle FAB-Subtypen*)
MLL-Rearrangements	11q23	AML (M2, M3, M4, M5), ALL
del 5 q (EGR1)	5q31	AML (alle FAB-Subtypen), MDS
-7, del 7 (D7S522)	7q31	AML (alle FAB-Subtypen), MDS
PML/RARA	t(15;17)(q22;12.1)	AML (M3)
inv 16, t(16;16) (CBFB)	16p13	AML (M4)
del 20q	20q12	Myeloische Erkrankungen
MYC-Rearrangement	8q24	ALL, Myeloische Erkrankungen, Burkitt-Lymphom
CLL-Panel	del 13q14, del 11q22–23, del 17p13, del 6q21, + 8q24 und +12q13	CLL
IGH/BCL2	t(14;18)	B-Zell-Lymphom
IGH-Rearrangement	14q32	B-Zell-Malignome
del 13 q (D13S25, D13S1319, RB1)	13q14	Multiples Myelom
del 17 p (p53)	17p13.1	Multiples Myelom

* FAB = Französisch-Amerikanisch-Britische-Klassifizierung

gesteigert werden kann und die Inzidenz genomischer Aberrationen an Bänderungsuntersuchungen unterschätzt wurde.

Die M-FISH-Technik stellt eine weitere wichtige Methode in der molekularzytogenetischen Tumordiagnostik dar. Hiermit können hauptsächlich komplex aberrante Rearrangements mit unbekannten Partnern oder Markerchromosomen unbekannter Herkunft aufgedeckt werden.

10.3
Immungenetik – MHC-Komplex und HLA-System
Alois Wölpl und Aleksandra Simon

Die Entdeckung des *Haupthistokompatibilitätskomplexes (MHC)* hatte Mitte der 50er Jahre ihren Ursprung in der Spezifitätsbestimmung von Agglutinationsantikörpern, Anit-Mac und der Untersuchung von Seren von Mehrfachgebärenden. Wichtigste Triebkräfte waren jedoch die Anfänge der *Transplantationsmedizin*, vor allem der Nierentransplantation. Transplantiert man Gewebe von einem Individuum auf ein anderes, genetisch differentes Individuum derselben Spezies, wird das Transplantat vom Empfänger als fremd erkannt und zerstört. Beim Menschen wurde dieses System erstmals 1964 beschrieben und in den vergangenen 40 Jahren mit großer Anstrengung in 14 internationalen Workshops mit immunologischen und molekulargenetischen Verfahren charakterisiert. Die ersten 5 Workshops (1964 – 1974) beschäftigten sich mit *Lymphozytentoxizitätstests* sowie Familien- und Populationstypisierungen. In den darauffolgenden Workshops (1975 – 1985) wurde das *HLA-System* sowohl *serologisch*, wie auch *zellulär (MLC)* charakterisiert und der Begriff der *Kreuzreaktivität* sowie der *genetische Locus* definiert. Seit 1986 kamen Erkenntnisse aus der Biochemie, der Röntgenstrukturanalyse und der DNA-Sequenzierung hinzu. Die funktionelle Charakterisierung des Epitops und der Peptidpräsentation durch molekulargenetische Verfahren konnten die Hypothesen aus den biochemischen Untersuchungen bestätigen.

Die Gene des MHC–Locus werden *3 Klassen (I–III)* zugeordnet und befinden sich beim Menschen auf dem kurzen *Arm von Chromosom 6*. Der MHC–Locus beherbergt auch das *HLA (Humanes Leukozyten Antigen)*-System.

Der gesamte HLA-Komplex umfasst ca. 4000 Kilobasen (kb), wobei die HLA-Klasse I-Region (HLA-A,-B,-C) ca. 1800 kb und die HLA-Klasse II-Region (HLA-DR,-DQ,-DP) ca. 1000 kb umfassen. Die Klasse III enthält im wesentlichen Gene von Komplementproteinen und Zytokinen. Das HLA-System ist sehr *polymorph*, d.h. für die meisten Genorte existieren zahlreiche genetische Varianten oder Allele.

Die Genprodukte der "klassischen" HLA-A, -B, und -C-Gene (Klasse I) sind auf der Zellmembran lokalisierte *Glykoproteine*, die mit unterschiedlicher Quantität auf kernhaltigen somatischen Zellen exprimiert werden. Die Genprodukte der "klassischen" HLA-Klasse II-Gene bestehen aus zwei nichtkovalent assoziierten, membranverankerten Polypeptidketten.

Die HLA-DR-Subregion enthält ein monomorphes Gen für die α-Kette (DRA) und 9 Gene für die ß-Ketten (DRB1–DRB9), wobei die DRB1-Gene den polymorphen Anteil der bekannten HLA-DR-Spezifitäten enthalten. Die klassischen HLA-Klasse II-Moleküle sind auf antigenpräsentierenden Zellen wie peripheren B-Lymphozyten, Makrophagen, dendritischen Zellen oder aktivierten Lymphozyten nachweisbar.

Die zentrale immunbiologische Funktion der beiden HLA-Molekül-Klassen ist die *Antigenpräsentation* im Zusammenhang mit der *T-Zell-vermittelten Immunantwort*. Jedes HLA-Molekül ist in der Lage entsprechend seiner individuellen allelischen Variante ein bestimmtes Muster an antigenen Peptiden zu binden, um sie den T-Zellen zu präsentieren (s. Abb. 10.11).

Zytotoxische T-Zellen (Tc oder T8) erkennen im Wesentlichen HLA-Klasse I-Moleküle im Komplex mit dem in der Bindungsgrube befindlichen Peptid, T-Helfer-Lymphozyten (Th oder T4) den HLA-Klasse II-Peptid-Komplex. Der Polymorphismus des HLA-Systems erlaubt die Präsentation einer großen Menge von verschiedenen Peptiden unterschiedlichsten antigenen Ursprungs. Damit wird garantiert, dass eine Vielzahl von Individuen eine Immunantwort gegen ein infektiöses bzw. körperfremdes Agens entwickeln kann. Durch die Präsentation körpereigener Peptide lernt das Immunsystem die Erkennung "von selbst". Im Falle des Versagens dieser Erkennung kann der Organismus Autoimmunerkrankungen entwickeln.

10.3.1
Klinische Bedeutung der HLA-Typisierung

Heute liegt die klinische Bedeutung der HLA-Typisierung
1. in der Gewebetypisierung im Rahmen der Transplantations- und Transfusionsmedizin und
2. in der Assoziation definierter HLA-Allele mit bestimmten Erkrankungen.

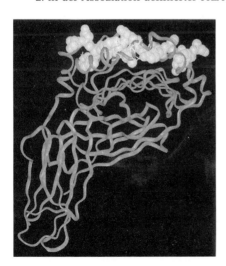

Abb. 10.11 HLA-Molekül mit gebundenem Peptid (Modell).

Tab. 10.7 HLA-assoziierte Erkrankungen.

Erkrankung	Merkmal	RR**
AGS late-onset-Form	B14	48,5
AGS Salzverlust-Form	B47	51,0
Akute vordere Uveitis	B27	8,2
Birdshot-Chorioretinopathie	A29	48
Dermatitis herpetiformis	B8/DR3/DR7	17,3
Diabetes mellitus Typ I (insulinabhängig)*	DR4/DQ3	3,6
	DR3/DQ2	3,3
Felty-Syndrom	DR4	76,0
Goodpasture-Syndrom	DR2	13,8
Gold-induzierte Nephropathie	B8/DR 3	15,0
Hashimoto-Thyreoiditis	DR5	3,2
Hausstaub-Allergie	B21	keine Angaben
Heuschnupfen	A19/B8	2,2
Hereditäre IgA-Defizienz	DR3	17,0
Idiopath. membran. Glomerulonephritis	DR3	12,0
Idiopathische Hämochromatose	A3	6,7
Insulin-Unverträglichkeit bei Diabetes	B7,B21	5,4
Juvenile chronische Arthritis	DR8	8,0
Kaposi-Sarkom	DR5	5,3
Latex-Allergie*	DR4,DQ3	2,4
Neonatale alloimmun. Thrombopenie	DR3	9,2
M. Addison (idiopathisch)	DR3	6,3
M. Basedow	DR3	3,7
M. Bechterew*(HLA-Subtypisierung)	B27	69,1
M. Behçet	B5	3,8
M. Reiter	B27	37,0
Multiple Sklerose*	DR2/DQ6	2,7
Myasthenia gravis	B8/DR3	3,3
Narkolepsie*	DR15/DQ6	129,8
Perniziöse Anämie	DR5	5,4
Pollen-Allergie	B7,27,22,42	keine Angaben
Postinfektiöse Arthritis	B27	40,0
Psoriasis vulgaris	Cw6	33,0
Rheumatoide Arthritis*	DR4	4,2
Sarkoidose*	DR2,DR14, DQ5,DQ6	keine Angaben
Sjögren-Syndrom	DR3	9,7
Sklerodermie	DR5	5,0
Sonnen-Allergie	B8	keine Angaben
Subakute Thyreoiditis de Quervain	B35	13,7
System. Lupus erythematodes	DR3	2,6
Zöliakie*	DR3/DR7/DQ2	52,0

* Molekulargenetische HLA-Subtypisierung zur besseren Charakterisierung empfehlenswert.
** RR = relatives Risiko – gibt an, um welchen Faktor die Krankheit bei einem Merkmalsträger häufiger auftritt als bei einem Nicht-Merkmalsträger.

Bei einer Organ- oder Gewebetransplantation müssen Spender und Empfänger eine möglichst vollständige Übereinstimmung der klassischen MHC–Loci aufweisen, um das Risiko einer *Abstoßungsreaktion* zu minimieren.

Steigt nach Transfusion von Thrombozyten bei thrombozytopenischen Patienten die Thrombozytenzahl nicht mehr an, da sich inzwischen anti-HLA-Antikörper gebildet haben, ist es sinnvoll, Thrombozyten von Spendern zu transfundieren, die mit dem Patienten HLA-kompatibel sind. In der Regel kommt es dann wieder zu dem gewünschten Anstieg der peripheren Thrombozyten.

Mehr als *30 Erkrankungen* weisen eine Assoziation mit HLA-Subtypen auf, woraus eine Disposition für diese Erkrankung abgeleitet werden kann. HLA-assoziierte Erkrankungen sind häufig Autoimmunerkrankungen (z. B. systemischer Lupus erythematodes (SLE), ankylosierende Spondylitis (M. Bechterew), multiple Sklerose (MS) oder insulinabhängiger Diabetes mellitus (IDDM) oder Erkrankungen des rheumatischen Formenkreises. Wie sich anhand von Zwillingsstudien gezeigt hat, spielen bei der Ausprägung dieser Erkrankungen *Umweltfaktoren* eine wichtige Rolle, sodass auch bei *genetisch prädisponierten Individuen die Erkrankungen häufig nur sporadisch auftreten*. So ist z. B. das Auftreten einer reaktiven Arthritis (*Reiter-Syndrom*) nach einer Darminfektion mit Gram-negativen Erregern (Shigellen, Salmonellen, Yersinien) in fast allen Fällen mit dem HLA-B27-Allel assoziiert, jedoch erkranken nicht alle HLA-B27-Träger an Reiter-Syndrom.

Sowohl zur Abschätzung der Prognose bei gesicherter *rheumatoider Arthritis* wie auch bei Diagnosestellung im Falle negativer Rheumaserologie kann die molekulargenetische HLA-Klasse II-DRB-Typisierung gegenüber immunologischen Verfahren wichtige zusätzliche Informationen liefern. So ist der Nachweis von bestimmten HLA-DRB1*04-Allelen (*0401,*0404,*0405,*0408) sowie HLA-DRB1*0101,*1001 und *1402 mit besonders schweren Krankheitsverläufen assoziiert. Etwa 90% aller Patienten mit *M. Bechterew* sind HLA-B27 positiv. Die molekulargenetische Feintypisierung des HLA-B*27-Merkmals ermöglicht die sichere Identifizierung von Individuen, die trotz positivem immunologischem Nachweis von HLA-B27 nur ein geringes Erkrankungsrisiko besitzen oder einen sehr milden und zeitlich verzögerten Krankheitsverlauf zeigen.

Weitere Beispiele sind *Narkolepsie* (Assoziation zu HLA-DQB1*0602) und vermehrte habituelle Aborte bei HLA Identität von maternalen und kindlichen HLA-Merkmalen.

Die genetische Information für *Killer-Zellen Immunglobulin-ähnliche Rezeptoren* (KIR) ist auf Chromosom 19q13.4 lokalisiert, gehört also nicht zum MHC–Locus.

KIRs werden einer Rezeptorfamilie zugeordnet, die auf Killer-Zellen (NK) und einigen T-Zellen exprimiert werden. Mittels KIRs erkennen NK-Zellen die HLA-Moleküle, wodurch ihre zytotoxische Aktivität reguliert wird. Bei der Stammzell- oder Knochenmarktransplantation spielt die Reaktivität der NK-Zellen für die *Graft-versus-Leukemia-Reaktion* (GvL) eine wichtige Rolle. Die genetische Grundlage der NK-Zell-Reaktivität kann durch die Genotypisierung des KIR-Locus abgeschätzt werden. So zeigen verschiedene Studien eine Aktivierung der NK Zellen, wenn der Transplantat-Empfänger nicht die HLA-Cw Merkmale besitzt, die einen KIR Liganden des Spenders inaktivieren könnten.

Eine besondere Bedeutung hat das HLA-System für die Auswahl von *Knochenmark- und Stammzellspendern*. Die *allogene* Transplantation von Knochenmark (KMT) oder peripheren Blutstammzellen (PBSCT) ist bei malignen Erkrankungen und Funktionsstörungen der blutbildenden Organe die Therapie der Wahl. Alternativen zur Blutstammzell- oder Knochenmarktransplantation ist die Nabelschnurvenenblut-Transplantation. Allgemein anerkannt ist als Voraussetzung für eine erfolgreiche Stammzelltransplantation die Gewebeverträglichkeit von Spender und Empfänger, d. h. die Übereinstimmung von HLA-A*, –B* und –Cw* sowie den HLA-DRB1* und DQB1*-Merkmalen. Die Transplantationsergebnisse zwischen genetisch HLA-identischen Geschwistern und nicht verwandten Knochenmarkspendern (Registerspendern) sind heute vergleichbar gut. Da aber nur ca. 35% der Patienten in Westeuropa über einen HLA-identischen Geschwisterspender verfügen, werden zunehmend die HLA-identischen Registerspender herangezogen. Im Konsensuspapier der Deutschen Transplantationsmediziner und Immungenetiker wurden die Auswahlkriterien für einen passenden Registerspender zur Stammzelltransplantation festgelegt. Unter den geltenden Auswahlbedingungen können derzeit für ca. 80% der Patienten mit hämatologischen Erkrankungen, die keinen verwandten Spender haben, Registerspender gefunden werden. Weltweit stehen derzeit ca. 9 Millionen freiwillige KM-Spender zur Verfügung, die anonym in nationalen (z. B. zentrales Knochenmarkregister Deutschland ZKRD, Ulm) oder anderen internationalen Registern gespeichert sind.

10.3.2
Methodische Aspekte der HLA-Typisierung

Die klassische Methode der *HLA-Klasse I*-Testung ist die *konventionelle Serologie*. Mit Hilfe des *Komplement-vermittelten Lymphozytotoxizitätstests (LCT)* werden im Regelfall nur Allelgruppen, d. h. Antigene (z. B. HLA-A2) bestimmt. Der Übergang zur routinemäßigen HLA-Klasse I-Typisierung mittels molekulargenetischer Verfahren, wodurch nicht nur Gruppen von Allelen, sondern Einzelallele bestimmt werden können, wurde in den vergangenen Jahren von einigen Labors bereits vollzogen.

Im Gegensatz zur HLA-Klasse I-Typisierung werden für die *HLA-Klasse II-Testung* schon seit mehreren Jahren *molekulargenetische Verfahren* eingesetzt. Zur molekulargenetischen HLA-Testung haben sich die Polymerase-Kettenreaktion (PCR) mit sequenzspezifischen Primern (PCR-SSP) bzw. sequenzspezifischen Oligonukleotid-Proben (PCR-SSOP) weitgehend durchgesetzt. Die Methode der DNA-Sequenzierung von HLA-Genen ergibt sowohl für HLA-Klasse I- als auch für HLA-Klasse II-Allele die zuverlässigsten Ergebnisse. Die serologisch definierten HLA-Antigene werden mit dem Buchstaben für den Genort und einer Nummer definiert, z. B. HLA-B8. Die molekulargenetisch definierten HLA-Allele werden mit einem Stern am Buchstaben für den Genort charakterisiert und die entsprechenden Allele mit zweistelligen oder vierstelligen Nummern bezeichnet (z. B. HLA-A*0101).

10.3.2.1 SSP-Methode

Die *sequenzspezifische Primer (SSP)-Methode* (s. Abb. 10.12) beruht auf dem Prinzip, dass nur Oligonukleotid-Primer, deren Sequenz vollständig komplementär zur Zielsequenz der Test-DNA ist, an diese DNA binden und in einer PCR ein sog. Amplikon erzeugen. Nicht komplementäre Primer hingegen hybridisieren nicht, es findet *keine* Amplifikation statt. Der Nachweis von spezifisch amplifizierter DNA erfolgt durch Agarose-Gelelektrophorese nach Anfärbung mit Ethidiumbromid. Die Auswertung des Bandenmusters erfolgt mittels einer Software auf der Grundlage von Primersequenzen, welche auf dem aktuellsten Stand der HLA-Nomenklatur sind. Neuere Auswerte-Software erlaubt darüber hinaus eine kontinuierliche Integration neuer Allele und ist daher stets auf dem aktuellsten Stand der HLA-Nomenklatur.

10.3.2.2 SSO-Methode

Ein weiteres Verfahren zur Differenzierung der polymorphen Sequenzmotive ist der Einsatz von *sequenzspezifischen Oligonukleotid (SSO)-Sonden*, deren Bindung nach einem vom Protein-ELISA abgeleiteten Prinzip nachgewiesen wird (s. Abb. 10.13). Mittels PCR mit Biotin-markierten Oligonukleotid-Primern werden die polymorphen Regionen der HLA-Gene amplifiziert und die denaturierten PCR-Produkte über Streptavidin an die Reaktionskammern einer Mikrotiterplatte gebunden. Dabei werden auf der Platte immobilisierte FITC-markierte SSO-Sonden gelöst, sodass gleichzeitig mit der Biotin-Streptavidin-Bindung der PCR-Produkte an die Platte die Hybridisierung erfolgen kann. Unspezifisch gebundene Sonden werden über mehrere Waschschritte entfernt. Die spezifisch gebundenen FITC-Sonden werden dann nach Antikörperhybridisierung und einer gekoppelten Farbreaktion in einem ELISA-Reader nachgewiesen. Der individuelle HLA-Genotyp eines Probanden wird durch ein spezifisches Farbmuster auf der Mikrotiter-

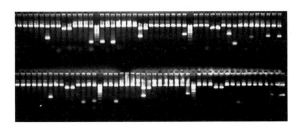

Abb. 10.12 HLA-B Locus, SSP-Amplifikate.
Die hochmolekularen Banden stellen die internen Kontrollen dar, die kleineren Banden jeweils spezifische PCR-Produkte.

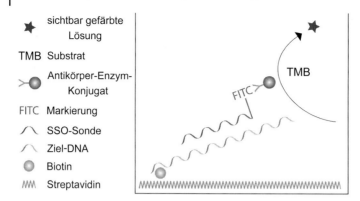

Abb. 10.13 Testprinzip SSO-ELPHA-System.
Kolorimetrischer Nachweis spezifischer Sondenhybridisierung an PCR-amplifizierter Test-DNA.

platte sichtbar. Durch den Einsatz spezieller Software erfolgt die Zuordnung von positiven Farbreaktionen mit definierten HLA-Allelen.

Eine Variante der SSO-Methode stellt die *reverse Dot-Blot-Hybridisierung* dar. Diese Methode wird ausführlich in Kapitel 5 erläutert (s. Abb. 5.5 a und 5.5 b).

10.3.2.3 Bead-Array-SSO

Die Luminex-Technologie verwendet sequenzspezifische Oligonukleotid-Sonden (SSO), die an fluoreszenzcodierte Mikrosphären (*Beads*) gebunden sind, um von der Proben-DNA codierte Allele zu identifizieren. Zuerst wird Ziel-DNA unter Verwendung eines gruppenspezifischen Primers (z. B. HLA-A) PCR-amplifiziert. Das PCR-Produkt ist biotinyliert und kann daher mit R-Phycoerythrin-konjugiertem Streptavidin durchflusszytometrisch nachgewiesen werden (s. Abb. 10.14).

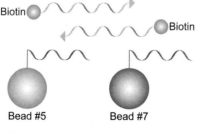
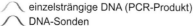

Abb. 10.14 Schematische Darstellung des Bead-Array-SSO-Verfahrens.

10.3.2.4 DNA-Sequenzanalyse

Die Methode mit der höchsten Auflösung ist die DNA-Sequenzanalyse (*Sequence Based Typing*, SBT). Zunächst wird die zu untersuchende polymorphe Region im MHC-Bereich (z. B. DRB1) mittels PCR möglichst allel- oder gruppenspezifisch amplifiziert. Die Sequenzierung erfolgt halbautomatisch mittels Kapillarsequenzierung (s. Kapitel 7).

Die Auswertung der Rohdaten erfolgt mit einer speziellen Auswertesoftware, die einen kontinuierlichen Sequenzabgleich mit der wichtigsten Datenbank (Steven Marsh, IMGT/HLA Database) ermöglicht. Die DNA-Sequenzanalyse ist die aufwendigste, aber auch die zuverlässigste Methode, um neue HLA-Allele *de novo* zu charakterisieren.

10.4 Prädispositionsdiagnostik
Paul Cullen

Durch die uns heute zur Verfügung stehenden Methoden ist es möglich, Information über Krankheitsanlagen schon zu einem Zeitpunkt zu gewinnen, der lange vor der klinischen Manifestation der Erkrankung liegt. Genetisch bedingten Erkrankungen können in allen Lebensabschnitten beginnen (s. Tabelle 10.8). Die molekulargenetische Diagnostik kann Polymorphismen und Mutationen im Erbgut eines Menschen erkennen, jedoch sind Aussagen über einen möglichen Ausbruch und Beginn einer Krankheit nur in begrenztem Umfang möglich.

Aus diesem Grund hat in Deutschland die Bundesärztekammer im Jahr 2003 Richtlinien zur prädiktiven genetischen Diagnostik verabschiedet, die die Grundlage ärztlichen Handelns auf diesem Gebiet bilden sollen. Diese Richtlinien sind angelehnt an die Richtlinien zur prädiktiven genetischen Diagnostik bei Krebserkrankungen, die fünf Jahre zuvor verabschiedet worden waren.

Tab. 10.8 Genetische Erkrankungen und deren zeitliche Manifestation.

Krankheit	Erstsymptom	Häufigster Zeitpunkt des Sichtbarwerdens der Erkrankung
Phenylketonurie	geistige Retardierung	1. Lebensjahr
polyzystische Nierenerkrankung (autosomal dominante Form)	multiple Nierenzysten	2. Lebensjahrzehnt
Chorea Huntington	psychische Auffälligkeiten	4. bis 5. Lebensjahrzehnt
Morbus Alzheimer (seltene familiäre Form)	Verlust des Kurzzeitgedächtnisses	6. Lebensjahrzehnt

Die Prädispositionsdiagnostik ist ein äußerst sensibler Bereich der Medizin. Sie kann von Sorgen befreien, kann aber auch Ängste hinsichtlich der gesundheitlichen Zukunft wecken. Informationen über genetische Dispositionen betreffen nicht nur die Privatsphäre, sondern können mit gravierenden Konsequenzen weitere Bereiche wie die Arbeitswelt oder das Versicherungswesen tangieren. Das Ergebnis einer genetischen Untersuchung erlaubt zudem nicht immer eine eindeutige Prognose.

Genetische Tests setzen ein besonderes Vertrauensverhältnis zwischen Patient und Arzt voraus. Somit sollten prädiktive genetische Untersuchungen am ehesten durch das Arzt-Patienten-Verhältnis begründet werden, einem hohen ethischen Standard entsprechen und die Autonomie des Patienten sichern (s. Abschnitt 10.2.) Die prozentualen Wahrscheinlichkeiten einer Manifestation bei Vorliegen eines "positiven" Befundes sind in Tabelle 10.9 wiedergegeben.

10.4.1
Prädispositionsdiagnostik für polygene Erkrankungen

Die meisten monogenen erblichen Erkrankungen kommen bei weniger als 1 von 5.000 Geburten vor (Tabelle 10.1). In den betroffenen Familien zeigen diese Erkrankungen in der Regel einen klassischen Mendel'schen oder geschlechtsgebundenen Erbgang. Auch viele der häufigsten, sog. "Volks-"Krankheiten, wie Arteriosklerose oder Typ 2 Diabetes mellitus zeigen eine familiäre Häufung, die sich allerdings nicht nach den Mendel'schen Gesetzen einordnen lässt. Das Auftreten dieser Erkrankungen wird durch die Wechselwirkung vieler Gene und Faktoren der Umwelt (die auch eine familiäre Häufung zeigen können; man denke nur an Ernährung und Zugehörigkeit zu einer bestimmten sozialen Schicht) bestimmt.

Tab. 10.9 Beispiele für Manifestationswahrscheinlichkeiten krankheitsrelevanter Mutationen.

Krankheit	Wahrscheinlich der Manifestation in %
Morbus Alzheimer bei heterozygoten APOE4-Trägern	6–13
Hämochromatose bei HFE-Mutationsträgern	10–50
Erblicher Eierstockkrebs bei BRCA1- oder BRCA2-Mutationsträgerinnen	30–40
Erblicher Brustkrebs bei BRCA1- oder BRCA2-Mutationsträgerinnen	40–80
Retinoblastom	90
Morbus Huntington	100

Tab. 10.10 Genetischer Anteil (Heritabilität) an einigen Volkskrankheiten und die Heritabilität für Körpergröße zum Vergleich. Es fällt auf, dass insbesondere Osteoporose eine mit der Körpergröße vergleichbare Heritabilität aufweist.

Erkrankung	Häufigkeit in der Gesamtbevölkerung (Prävalenz)	Heritabilität (Vererbbarkeit) in %
Arteriosklerose	ca. 7 % aller Männer in Deutschland zwischen 35 und 65 Jahre leiden an einer klinisch signifikanten Koronarsklerose	30 bis 50
Osteoporose	ca. 20 % aller Frauen und 5 % aller Männer über 65 Jahre	50 bis 80
Typ 2 Diabetes mellitus	ca. 8 % bei Personen über 20 Jahre	30 bis 50
Bluthochdruck	ca. 65 % ab dem 65. Lebensjahr	50 bis 80
Migräne	ca. 18 % bei Frauen, ca. 6 % bei Männern	40 bis 60
Körpergröße	–	50 bis 80

Das Ausmaß der genetischen Komponente an solchen Erkrankungen wird *Heritabilität* (= Vererbbarkeit) genannt, die in der Regel in Prozent ausgedrückt wird. Die Heritabilität polygener Erkrankungen wird klassischerweise in Zwillingsstudien, aber auch in aufwendigen Familienuntersuchungen ermittelt und ist ein statistischer Wert. In Tabelle 10.10 wird die Heritabilität verschiedener häufiger Erkrankungen gezeigt.

Eine der größten Herausforderungen der gegenwärtigen molekulargenetischen Forschung besteht darin, die an den häufigen Erkrankungen beteiligten Gene zu identifizieren.

Die große Schwierigkeit hierbei liegt in der großen genetischen Heterogenität von genetischen Erkrankungen.

Das heißt, dass in verschiedenen Familien oder Populationen *unterschiedliche Gene* an der Entstehung einer Erkrankung beteiligt sein können, oder der *genetische Anteil* an der Pathogenese der Erkrankung ist unterschiedlich.

Daher wurden Kriterien entwickelt, nach denen genetische Marker in der Prädispositionsdiagnostik nur angewendet werden sollen, wenn deren Assoziation mit einer bestimmten Krankheit, wie z. B. der Arteriosklerose, in mindestens zwei großen unabhängigen Kollektiven bestätigt wurde.

Unter Berücksichtigen dieser Kriterien sind von den vielen Hundert bisher untersuchten Polymorphismen nur einige Mutationen identifiziert worden, die mit einem klinisch relevanten Krankheitsrisiko assoziiert sind. In der Gerinnungsdiagnostik spielen hierbei der *Faktor V–Leiden* und der Polymorphismus G20210A im *Prothrombin (Faktor II)-Gen* schon heute in der Routinediagnostik eine bedeutende Rolle.

Außerdem, wenn auch in weit geringerem Maße, die C/T-Transition an Position 677 des Gens für die Methylentetrahydrofolatreduktase, die zu einer hitzelabilen Variante des Enzyms führt, das bis zu 70 % in seiner Aktivität vermindert ist.

Mutationen im HFE-Gen (C282Y/H63D) führen zu Eisenablagerungen in den Organen, die wiederum ursächlich für z. B. Leberzirrhosen oder Kardiomyopathien sind.

Darüber hinaus sind für einige sehr häufige Erkrankungen genetische Polymorphismen bekannt, die zwar allein für sich nur wenig Einfluss ausüben, in der Summe jedoch von klinischer Bedeutung sein können. Hier sind insbesondere genetische Risikofaktoren für die *Arteriosklerose* und *Osteoporose* zu nennen.

Mit zunehmenden Wissen aus der derzeit sehr intensiv betriebenen klinischen genetischen Forschung ist davon auszugehen, dass eine solche Diagnostik in den kommenden Jahren in ausgewählten Fällen zur klinischen Routine gehören wird.

Im folgenden werden einige Polymorphismen und Mutationen sowie deren klinische Bedeutung näher erläutert.

10.4.1.1 Faktor V–Leiden

Die jährliche Inzidenz für Venenthrombosen in deutschsprachigem Raum wird mit etwa 1 zu 1000 Personen angegeben. Für eine Venenthrombose existieren sowohl erworbene als auch vererbte Risikofaktoren.

Eine der häufigsten erblichen Risikofaktoren ist eine Resistenz gegenüber aktiviertem Protein C (APC). Aktiviertes Protein C hat die Funktion, die aktive Form der Gerinnungsfaktoren V und VIII zu spalten und somit die Gerinnung zu hemmen. Seit langer Zeit sind Patienten bekannt, die gegenüber aktiviertem Protein C resistent sind (APC-Resistenz). Vor etwa 10 Jahren konnte von der Arbeitsgruppe um Prof. Bertina in Leiden in den Niederlanden gezeigt werden, dass die APC-Resistenz in mehr als 95 % aller Fälle auf eine einzige Veränderung im Faktor V-Gen zurückzuführen ist. Bei dieser Variante, die nach der Stadt ihrer Entdeckung *Faktor V–Leiden* genannt wird, handelt es sich um eine Punktmutation an Position 1691 des Faktor V-Gens, die zu einem Aminosäureaustausch von Arginin durch Glutamin an Position 506 des Faktor V-Proteins führt.

Während Homozygotie für die Faktor V Leiden-Mutation sehr selten ist (etwa eine Person in 5000), sind etwa 4 % der europäischen Bevölkerung heterozygot. Träger dieser Mutation sind lebenslang einem erhöhten Thromboserisiko ausgesetzt. Der mutierte Faktor V kann nicht mehr effizient vom aktivierten Protein C gespalten und damit inaktiviert werden. Das physiologische Gleichgewicht ist daher in Richtung einer Thrombophilie verschoben. Es wird angenommen, dass etwa die *Hälfte aller Thrombosepatienten* heterozygot für die Faktor V–Leiden Mutation sind.

Heterozygote Mutationsträger weisen ein 5- bis 10-fach erhöhtes Risiko für Tiefenbeinvenenthrombosen auf. Bei zusätzlichen Risiken wie Schwangerschaft, Trauma, Operationen und Immobilisation kann es zur Bildung von Thrombosen und Embolien kommen, sodass in diesen Situationen eine ausreichende Thromboseprophylaxe durchgeführt werden sollte. Bei Patientinnen mit einer Heterozygotie für Faktor V Leiden, die orale Kontrazeptiva einnehmen oder bei denen eine Hormonsubstitution durchgeführt wird, ist das Thromboserisiko deutlich erhöht. Dieses Risiko wird durch weitere Faktoren wie Übergewicht oder das Rauchen weiter gesteigert.

Homozygote Träger der Faktor V–Leiden-Mutation weisen sogar ein 50- bis 100-fach erhöhtes Risiko für Tiefenbeinvenenthrombosen auf. Sind zusätzliche Risikofaktoren vorhanden, so wird dieses Risiko noch deutlich gesteigert, sodass die Bildung einer Thrombose oder einer Embolie unter manchen Umständen, wie eine ausgedehnte Bettlägerigkeit ohne Thromboseprophylaxe, wahrscheinlich wird. In diesen Situationen ist eine ausreichende Prophylaxe daher unerlässlich (s. Tabelle 10.11).

Seltene Varianten des Faktor V-Gens
Seit der Entdeckung der Faktor V Leiden-Mutation sind weitere Mutationen im Faktor V-Gen gefunden worden. Hiervon sind insbesondere Faktor V–Cambridge und Faktor V-Hong Kong zu nennen. Diese Varianten sind weitaus seltener als Faktor V–Leiden, scheinen jedoch eine ähnliche Wirkung zu haben. Aufgrund ihrer Seltenheit werden diese Varianten nicht routinemäßig erfasst.

10.4.1.2 Die G20120A-Mutation in Faktor II (Prothrombin)-Gen
Prothrombin ist die Vorstufe von Thrombin, das an der Umsetzung von Fibrinogen zu Fibrin beteiligt ist. Bei der Prothrombin-Mutation G20210A, die in *heterozygoter* Form bei ca. 2 % der europäischen Bevölkerung vorkommt, wird in der 3-nicht translatierten Region des Prothrombin-Gens ein Guanin (G) durch ein Adenin (A) ersetzt. Dies führt über einen bisher nicht geklärten Mechanismus zu einer erhöhten Prothrombin-Plasmakonzentration. Diese Zunahme der Prothrombinkonzentration führt zu einer Hyperkoagulabilität des Bluts, wodurch die Betroffenen ebenfalls einem lebenslang erhöhten Thromboserisiko ausgesetzt

Tab. 10.11 Empfehlungen zur Thromboseprophylaxe bei Faktor V–Leiden-Anlageträgern (Dt. Ärzteblatt 95, B1819, 1998).

Lokalisation und Häufigkeit der thrombotischen Ereignisse	Dauer der oralen Antikoagulation	
	Faktor V–Leiden Heterozygot	Faktor V–Leiden Homozygot
Kein thrombotisches Ereignis	Keine orale Antikoagulation	keine orale Antikoagulation
Erstmalig isolierte Beinvenenthrombose	bis zu 1 Jahr	auf Dauer
Bein-/Beckenvenenthrombose	bis zu 5 Jahren	auf Dauer
Thrombose mit Lungenembolie	bis zu 5 Jahren	auf Dauer
Zweitthrombose	auf Dauer	auf Dauer

sind. Im Gegensatz zu Faktor V–Leiden ist die Prothrombinmutation G20210A sowohl mit arteriellen als auch mit venösen Thrombosen assoziiert.

Das Thromboserisiko bei *heterozygoten* Trägern der Faktor II-Mutation ist gegenüber Personen ohne Mutation ca. 3-fach erhöht. Bei gleichzeitiger Einnahme oraler Kontrazeptiva steigt das Risiko jedoch bis um das 150-fache an. Bei zusätzlichen Risiken wie Schwangerschaft, Trauma, Operationen und Immobilisation kann es zur Bildung von Thrombosen und Embolien kommen, sodass in diesen Situationen eine ausreichende Thromboseprophylaxe durchgeführt werden sollte. Darüber hinaus haben junge Raucherinnen mit der Prothrombinmutation G20210A ein 4- bis 6-fach erhöhtes Risiko für Myokardinfarkte. In einer Studie wurde zudem ein erhöhtes Risiko für Komplikationen in der frühen Schwangerschaft bei Trägerinnen der Prothrombin-Mutation G20210A beobachtet.

10.4.1.3 C677T-Polymorphismus im Gen für Methylentetrahydrofolat-Reduktase (MTHFR)

Epidemiologische Studien haben gezeigt, dass erhöhte Serumkonzentrationen von Homocystein venöse Thrombose begünstigen. Das Enzym Methylentetrahydrofolat-Reduktase (MTHFR) ist zentral an der Verstoffwechselung des Homocysteins beteiligt.

Das Vorkommen eines Thymidins anstatt Cytosin an Position 677 des MTHFR-Gens führt zu einem Austausch der Aminosäure Alanin durch Valin an Position 222 des MTHFR-Proteins, die sich in der Folat-Bindungsstelle befindet. Die gebildete Variante ist thermolabil und führt bei einer Restaktivität von etwa 50 % zu einer erhöhten Plasma-Homocystein-Konzentration um ca. 25 %, besonders bei Patienten mit niedrigen Folat- oder Vitamin B6-Spiegeln. Niedrige Folatspiegel werden wiederum durch diese MTHFR Variante begünstigt. Etwa 45 % der deutschen Bevölkerung sind heterozygot für MTHFR-677T, 15 % sind homozygot.

Homozygote für die 677T MTHFR-Variante, insbesondere in Kombination mit niedrigen Folat-Konzentrationen, neigen verstärkt zu venösen Thrombosen. Außerdem weisen sie ein erhöhtes Risiko für eine Koronarsklerose auf. Sowohl die Homo- als auch die Heterozygotie für diese Variante geht darüber hinaus mit einem erhöhten Risiko für Neuralrohrdefekte (Spina bifida) einher. Trägerinnen dieser MTHFR-Variante sollten daher unbedingt eine Folsäuresubstitution während der Schwangerschaft erhalten.

10.4.1.4 4G/5G-Polymorphismus im Promoter des Plasminogen Aktivator Inhibitor 1-Gens

Das fibrinolytische System besteht aus dem inaktiven Proenzym Plasminogen, das zum aktiven Enzym, dem Plasmin, durch die Wirkung zweier Plasminogenaktivatoren (*tissue-type* PA und *urokinase-type* PA) konvertiert wird. Plasmin hat die Funktion, Fibrin zu spalten und somit dafür zu sorgen, dass das Blut in zirkulationsfähiger Form gehalten wird. Wie der Name sagt, besteht die Funktion des

Plasminogen Aktivator Inhibitors 1 (PAI-1) wiederum darin, die Aktivierung von Plasminogen zu Plasmin zu verhindern und somit die Fibrinolyse zu hemmen.

Die Deletion eines Guanosins an der Position –675 im Promoter des Gens für PAI-1, die in heterozygoter Form bei etwa 48 % der europäischen Bevölkerung vorkommt, führt zu einer Erhöhung des PAI-1-Spiegels im Blut. Eine Trägerschaft für das 4G-Allel ist mit einer leichten Erhöhung des Myokardinfarktrisikos assoziiert. Die Bedeutung einer alleinigen Hetero- oder Homozygotie des 4G-Allels für das Risiko einer Tiefenbeinvenenthrombose ist jedoch unklar. In einigen Studien war die Trägerschaft des 4G-Allels bei Frauen mit einem erhöhten Risiko für die Entwicklung einer Präeklampsie (Gestose) sowie mit anderen Komplikationen während der Schwangerschaft assoziiert. Bei Patienten nach schwerem Trauma war zudem das Vorhandensein einer Homozygotie für den PAI-1 4G-Allel mit einer deutlichen Verschlechterung der Überlebenswahrscheinlichkeit gegenüber Patienten mit dem 4G/5G- oder dem 5G/5G-Genotyp assoziiert.

Die eigentliche Bedeutung des 4G/5G-PAI-1-Polymorphismus in der Thrombophiliediagnostik besteht in seiner sog. *Modifier-Funktion*. So ist das Vorhandensein des 4G-Allels vor allem in Kombination mit anderen genetischen Risikofaktoren für Thrombophilie wie Faktor V–Leiden als zusätzlicher Risikofaktor zu werten.

Kombinationen von Thrombophilie-Polymorphismen
Aufgrund der Häufigkeit der verschiedenen Thrombophilie-Polymorphismen sind *Kombinationen ungünstiger Allele* keinesfalls selten. So weisen beispielsweise in Europa etwa 30 % der Thrombosepatienten mit einer Heterozygotie für Faktor V Leiden ebenfalls eine Heterozygotie für Faktor II G20210A auf. Es wird angenommen, dass diese Kombination mit einem sehr stark erhöhten Thromboserisiko assoziiert ist. In einer Studie, entwickelten 16 % solcher Doppel-Träger innerhalb eines Beobachtungszeitraums von 13 Jahren eine Thrombose. Darüber hinaus scheint diese Konstellation – insbesondere in Zusammenhang mit dem Vorhandensein des prothrombotischen 4G-Polymorphismus im Plasminogenaktivator-Inhibitor 1-Gen – das Risiko für Thrombose und Morbidität während der Schwangerschaft (Antiphospholipid-Syndrom) deutlich zu erhöhen.

10.4.1.5 Hämochromatose-Diagnostik

Das vom Körper aufgenommene Eisen kann weder über die Niere noch über die Leber ausgeschieden werden. Vielmehr kann es nur über den normalen Abbau von Haut- und Darmzellen aus dem Körper entfernt werden. Bei Frauen wird zusätzlich während der Menstruation Eisen ausgeschieden. Unter normalen Umständen wird die Aufnahme von Eisen über den Darm so reguliert, dass nur die Menge resorbiert wird, die tatsächlich gebraucht wird, um den physiologischen Verlust zu kompensieren.

Bei der *hereditären Hämochromatose* handelt es sich um eine autosomal rezessiv vererbte Störung der intestinalen Eisenresorption. Die Erkrankung kommt im deutschsprachigen Raum bei etwa einer Person unter 200 vor.

Unbehandelt kann die Hämochromatose auf Dauer zu *Eisenablagerungen in der Leber, der Bauchspeicheldrüse, dem Herzen, den Gonaden, den Gelenken und der Haut* führen. Neben einem Herzversagen, einer Leberzirrhose, einem Hyogonadismus sowie einer Arthritis kann es dann zur Entwicklung eines Diabetes mellitus und zur Hautpigmentierung kommen. Dies erklärt auch den Begriff *"Bronzediabetes"* der früher für diese Erkrankung verwendet wurde.

Vor etwa zehn Jahren ist ein Gen identifiziert worden, das ein Eiweiß codiert, das mit dem *Transferrin-Rezeptor* interagiert und damit an der Regulation der Eisenabsorption beteiligt ist. Dieses Eiweiß ähnelt in seiner Struktur den MHC-Klasse I Molekülen und wurde deshalb ursprünglich als HLA-H-Gen bezeichnet. Das Gen wird als *HFE-Gen* bezeichnet. Zwei Punktmutationen im HFE-Gen führen zur hereditären Hämochromatose. Der Austausch von G (Guanin) nach A (Adenin) an Position 845 resultiert im Protein in einem Wechsel von Cystein (C) nach Tyrosin (Y) an der Aminosäureposition 282 (*Mutation C282Y*). Durch eine Mutation an der Position 187 kommt es zu einem Austausch von C (Cytosin) nach G (Guanin). Im Protein führt dieses an der Position 63 zu einem Wechsel von Histidin (H) nach Asparaginsäure (D) (*Mutation H63D*).

Die deutliche Assoziation der C282Y Mutation mit der hereditären Hämochromatose wurde in zahlreichen Studien belegt. Diese Mutation kommt heterozygot bei etwa 5% der Gesamtbevölkerung vor. Über 90% der Hämochromatose-Patienten hingegen tragen homozygot das Allel C282Y.

Die Assoziation der Mutation H63D mit der hereditären Hämochromatose ist weniger klar. Das mutierte Allel kommt bei etwa 20% der Bevölkerung in heterozygotem Zustand vor. Die homozygot vorhandene Mutation H63D prädisponiert nicht für die hereditäre Hämochromatose. Hingegen sind die wenigen Hämochromatose Patienten, die heterozygot sind für die Mutation C282Y, signifikant häufig auch heterozygot für die Mutation H63D.

Aufgrund ihrer räumlichen Nähe im HFE-Gen wurden noch nie beide Mutationen auf einem Chromosom gleichzeitig gefunden. Das bedeutet, das Homozygote für die C282Y Mutation immer negativ sind für die H63D Mutation und umgekehrt.

Der Nachweis der spezifischen Mutationen im HFE-Gen ist insbesondere bei Familienuntersuchungen wichtig, da durch rechtzeitige therapeutische Maßnahmen wie z. B. der Aderlass, die hereditäre Hämochromatose zu keinerlei Einschränkung der Lebenserwartung führt.

10.4.1.6 Polymorphismusdiagnostik bei arteriosklerotischen Erkrankungen

In den letzten etwa 50 Jahren sind viele Risikofaktoren für die Entwicklung einer Arteriosklerose identifiziert worden. Hierzu gehören Umweltfaktoren wie das Rauchen, eine fettreiche Ernährung, sowie Bewegungsarmut. Wie bereits erwähnt, beträgt der Anteil solcher Umweltfaktoren an der Entwicklung der Arteriosklerose etwa 60%, während genetische Faktoren einen Anteil von etwa 40% ausmachen.

Die genetische Beteiligung an der Arteriosklerose ist außerordentlich komplex. Genetische Faktoren können die Arteriosklerose entweder unmittelbar oder mittelbar über ihren Einfluss auf Risikofaktoren wie Bluthochdruck beeinflussen. Außerdem können genetische Faktoren einen Einfluss darauf ausüben, welche Personen die Komplikationen der Arteriosklerose wie Herzinfarkt oder Schlaganfall erleiden, und welche davon verschont bleiben.

Der potentielle Nutzen der Polymorphismusdiagnostik bei arteriosklerotischen Erkrankungen liegt darin, Personen besser zu identifizieren, die aufgrund ihrer genetischen Disposition ein erhöhtes Risiko für einen Herzinfarkt oder Schlaganfall haben. Diese Art der Diagnostik steckt noch in den Kinderschuhen und stellt allenfalls eine Ergänzung der konventionellen Risikofaktoren da. Derzeit existiert kein Konsens darüber, ob und gegebenenfalls welche Allele sich für die Risikovorhersage am besten eignen. Dennoch haben einige Experten sich an dieses Problem herangewagt und haben als Diskussionsgrundlage die Liste an Polymorphismen vorgeschlagen, die in Tabelle 10.12 aufgeführt sind. Bei der Auswahl dieser Polymorphismen wurden die bereits am Anfang diesen Abschnitts erwähnten Kriterien zugrunde gelegt.

Einige der in der Tabelle aufgelisteten ungünstigen Genvarianten kommen sehr häufig vor, was die Frage aufwirft, ob Kombinationen dieser nicht allein durch Zufall auftreten können und somit ohne Aussagekraft sind. Mathematische Simulationen haben jedoch ergeben, dass unter Berücksichtigung aller möglichen Kombinationen der zehn Polymorphismen die Gesamtwahrscheinlichkeit, dass eine Person drei oder mehr ungünstige Varianten aufweist, 28 % beträgt. Die Wahrscheinlichkeit einer Trägerschaft für mindestens vier ungünstige Varianten beträgt 16 %, während die für mindestens fünf ungünstige Varianten 6 % beträgt. Aufgrund dieser Berechnungen hat die Expertengruppe, die diese Liste aufgestellt hat, vorgeschlagen, bei der Verwendung dieser Polymorphismen in Zusammenhang mit einem Herz-Risiko-Score ein *Cut-Off* bei mindestens vier ungünstigen Faktoren zu setzen.

Derzeit ist nicht bekannt, ob und wie diese Polymorphismen miteinander wechselwirken. Es ist möglich, dass einige Kombinationen eine additive oder sogar eine super-additive Wirkung ausüben, während andere sich gegenseitig in ihrer Wirkung aufheben. Da jedoch die aufgelisteten Allele unterschiedliche metabolische Wege beeinflussen, dürfen wir davon ausgehen, dass additive Interaktionen wahrscheinlicher sind als neutralisierende. Das Vorliegen von mehr als vier Allelen dieser Liste zusammen mit einem weiteren neuen Risikofaktor kann verwendet werden, um Patienten einer mittleren Risikogruppe in eine Hochrisikogruppe einzustufen.

10.4.1.7 Polymorphismusdiagnostik bei Osteoporose

Zu den Risikofaktoren für den Knochenschwund (Osteoporose) gehören neben einem hohen Alter und dem weiblichen Geschlecht ein Mangel an Östrogen, eine Unterfunktion der Hoden beim Mann, eine Kortisoneinnahme über längere Zeit, eine Mangelernährung, sowie Bewegungsarmut und Alkohol- und Nikotinmissbrauch. Aus Zwillingsstudien wissen wir jedoch, dass diese Umweltfaktoren das Auftreten der Osteoporose nur zu etwa 30 % erklären und, dass die genetische

Tab. 10.12 Genpolymorphismen, die mit der Entwicklung einer Arteriosklerose assoziiert sind.

	Polymorphismus und Gen	Häufigkeit des seltenen Allels/Haplotypen in der Allgemeinbevölkerung	Relatives Arterioskleroserisiko bei Trägern des seltenen Allels/Haplotypen
1.	G20210A-Polymorphismus im Faktor II (Prothrombin)-Gen (*FII*)	0,02	1,3
2.	Gly460Trp-Polymorphismus im α-Aducin-Gen (*ADD1*)	0,19	2,3 [a]
3.	Glu298Asp (G894T)-Polymorphism im Gen für die endotheliale Stickstoffoxidsynthase (*NOS3*)	0,35	1,3 [b]
4.	Cys112Arg, Arg158Cys Polymorphismen im Apolipoprotein E-Gen (*APOE*)	112arg, 158arg (E4): 0,17 ε3/4: 0,24; ε4/4: ,0,02	Vorhandensein eines ε4-Allels: 1,4
5.	Leu33Pro-Polymorphismus im Gen für die β3 Integrin Untereinheit (Thrombozyten-Glykoprotein IIIa, *ITGB3*)	0,15	1,2
6.	4G/5G-Polymorphismus im Gen für den Plasminogen-Aktivator Inhibitor 1 (*PAI1*)	0,47	1,3
7.	Val640Leu-Polymorphismus im Gen für P-Selektin (*SELP*)	0,11	1,6 [c]
8.	C582T-Polymorphismus im Gen für Interleukin 4 (*IL4*)	0,17	1,4 [c]
9.	HapA-Haplotyp im Gen für das 5-Lipoxygenase-aktivierende Protein (*ALOX5AP*)	0,10	1,8
10.	C677T Polymorphismus im Gen für Methylentetrahydrofolatreduktase (*MTHFR*)	0,35	1,2 [b]

a Bei Personen mit systolischem Blutdruck ≥ 140 mmHg und/oder diastolischem Blutdruck ≥ 95 mmHg
b Erhöhtes Risiko nur bei Homozygotie
c Relatives Risiko für thromboembolischen Schlaganfall

Komponente etwa 70 % beträgt, was deutlich höher ist als der genetische Anteil an der Entwicklung einer Arteriosklerose. So ist eine frühzeitige Osteoporose in der unmittelbaren Familie einer der wichtigsten Risikofaktoren für die Entwicklung dieser Erkrankung.

Derzeit sind wir weit davon entfernt, alle Gene zu kennen, die die Osteoporose beeinflussen. Dennoch sind, ähnlich wie bei der Arteriosklerose, einige genetische Varianten bereits bekannt, die in Zusammenhang mit den klassischen Risikofaktoren die Vorhersage einer Osteoporose verbessern können. Der Knochen in unserem Körper wird in etwa bis zu dem 30. Lebensjahr aufgebaut. Die Masse an Knochen, die zu diesem Zeitpunkt existiert, wird im Laufe unseres weiteren Lebens langsam wieder abgebaut. Anders als bei der Arteriosklerose existieren keine biochemischen Marker für ein erhöhtes Osteoporose-Risiko. Messungen der Knochendichte per Ultraschall oder Röntgenstrahl können nur eine bereits eingetretene Störung dokumentieren, sind bei Frauen und Männern mit Osteoporose-Risiko in jungen Jahren jedoch vollkommen normal. Daher könnten genetische Risikomarker gerade für Osteoporose eine klinische Bedeutung erlangen, da nur sie in der Lage sind, ein erhöhtes Risiko zu einem Zeitpunkt (also vor dem 30. Lebensjahr) zu identifizieren, wo der Knochenaufbau durch Maßnahmen wie Bewegung und eine kalziumreiche Ernährung gezielt unterstützt werden kann.

Derzeit existieren einige Polymorphismen, für die es gute Hinweise aus der Literatur gibt, dass sie zum Osteoporoserisiko beitragen.

Einige Experten haben geschätzt, dass die Polymorphismen im Kollagen-Gen und in den Genen für die Östrogen- und Vitamin D-Rezeptoren für ca. 20 % aller Frakturen bei Frauen nach der Menopause verantwortlich sind.

G- zu T-Polymorphismus in der Sp1-Bindungsstelle des ersten Introns des Kollagen Typ 1 alpha 1 (COL1A)-Gens

Das häufige S-Allel kommt bei etwa 80 % und das seltene s-Allel bei etwa 20 % aller Chromosomen vor. Trägerschaft für das s-Allel (30 % aller Frauen sind heterozygot, 3 % homozygot für das s-Allel) ist mit einer klinisch signifikanten Verminderung der Knochendichte verbunden. Das Risiko einer Wirbelfraktur ist bei Frauen nach der Menopause, die für das s-Allel heterozygot sind, um etwa 50 % und bei denen, die dieses Allel homozygot aufweisen, um etwa das Dreifache erhöht gegenüber Frauen, die homozygot sind für das S-Allel. Einige Berechnungen gehen davon aus, dass etwa 10 % aller Frakturen in der europäischen Bevölkerung auf diesen Polymorphismus zurückzuführen sind.

BsmI Restriktionsfragment-Längenpolymorphismus im Gen für den Vitamin D-Rezeptor

Viele Gene, die den Knochenaufbau beeinflussen, werden über den Vitamin D-Rezeptor gesteuert. Im Jahre 1994 wurde eine C zu T Transition im Intron 8, 283 Basenpaare 3 des 8. Exons des Vitamin D-Rezeptorgens gefunden, die eine Schnittstelle für das Restriktionsenzyme *Bsm*I schafft. Etwa 55 % aller Chromosomen tragen diese Schnittstelle nicht (B-Allel), während die restlichen 45 % aller Chromosomen die Schnittstelle besitzen (b-Allel). Trägerschaft für das B-Allel ist mit einer geringeren Knochendichte und einem vermehrten Frakturrisiko assoziiert, insbesondere dann, wenn andere Risikofaktoren wie Vitamin D- oder Kalziummangel oder insbesondere Überaktivität der Schilddrüse vorliegen. Dieser Polymorphismus interagiert auch mit den Polymorphismen im Kollagen- und Östrogen-Rezeptor-Gen, und erhöht so zusätzlich das Osteoporose-Risiko. Dieser

Polymorphismus kann auch helfen, die Therapie zu steuern, da angenommen wird, dass hetero- oder homozygote Trägerinnen des B-Allels besonders gut auf eine Anreicherung der Ernährung mit Vitamin D oder Kalzium ansprechen.

XbaI Restriktionsfragment-Längenpolymorphismus im Gen für den Östrogen-Rezeptor alpha

Dieser Polymorphismus ist auf eine G zu A Transition im ersten Intron des Gens 351 Basenpaare 3 des zweiten Exons zurückzuführen. Bei Europäern kommt das X-Allel (G-351int1A) bei etwa 33% aller Chromosomen und das x-Allel (A -351int1A) bei etwa 67% aller Chromosomen vor. Somit sind etwa 11% der Bevölkerung XX, 44% Xx und 45% xx an dieser Stelle. Homozygote Trägerinnen des X-Allels weisen ein geringeres Frakturrisiko auf. Dieser Polymorphismus zeigt auch eine Wechselwirkung mit den Polymorphismen in den Genen für Kollagen und den Vitamin D-Rezeptor: Patientinnen mit Kombinationen der ungünstigen Allele scheinen eine besonders niedrige Knochendichte und erhöhtes Frakturrisiko aufzuweisen.

PvuII Restriktionsfragment-Längenpolymorphismus im Gen für den Östrogen-Rezeptor alpha

Dieser Polymorphismus ist auf eine T zu C Transversion im Intron 1 397 Basenpaare 3 des zweiten Exons (T -397int1C) zurückzuführen. In der europäischen Bevölkerung besitzen 60% aller Chromosomen das häufigere P-Allel (T an Position -397 des ersten Introns), während 40% das seltenere p-Allel (C an Position -397 des ersten Introns) beisitzen. Somit weisen 36% der Bevölkerung den PP-Genotyp auf, während 47% und 17% den Pp- bzw. den pp-Genotyp aufweisen. Die Wirkung des *Pvu*II-Polymorphismus auf das Osteoporose-Risiko ist etwas geringer als für den *Xba*I-Polymorphismus. Auch dieser Polymorphismus interagiert mit den Polymorphismen in den Genen für Kollagen und den Vitamin D-Rezeptor.

ser37ala-Variante im Knochen morphogenetisches Protein 2 (*bone morphogenetic protein 2*, BMP2)

In einer genetischen Studie bei 207 großen isländischen Familien mit einem erhöhten Osteoporose-Risiko wurde kürzlich eine T zu G Transversion an Nukleotid 116 im zweiten Exon des BMP2-Gens gefunden, der zu einem Austausch von Serin durch Alanin an Position 37 des Proteins führt und mit einer geringeren Knochendichte und einer mehrfachen Erhöhung des Frakturrisikos assoziiert ist. Diese Assoziation wurde in einer unabhängigen Bevölkerung in Dänemark bestätigt.

G209A- und T245G-Polymorphismen im Osteoprotegerin-Gen

Im Jahre 1997 wurde ein Protein bei Mäusen entdeckt, das die Aktivität von Osteoklasten herunterreguliert und so gegen Osteoporose schützt. Dieses Protein wurde deshalb Osteoprotegerin (Lat. *os*, Knochen; *protegere*, bedecken) genannt. Bei Frauen korreliert der Blut Osteoprotegerin-Spiegel mit der Knochenmasse und dem Fraktur-Risiko. Zwei häufige Polymorphismen im Promoter des Osteoprotegerin-Gens (G zu A Transition an Position 209, T zu G Transversion and Position 245) sind beschrieben worden. Heterozygote zeigen eine Korrelation mit niedriger Knochendichte und Erhöhung des Frakturrisikos. Etwa 90 % der europäischen Bevölkerung sind homozygot für das 209G- bzw. für das 245T-Allel, während 10 % an diesen Positionen GA- bzw. TG-heterozygot sind. Nur etwa 5 von 1000 Personen sind homozygot für die seltenen Allele (209A, 245G). Heterozygoten für die seltenen Allele zeigen in beiden Fällen eine niedrigere Knochendichte und eine Erhöhung des Frakturrisikos, insbesondere bei Frauen nach der Menopause und wenn beide seltenen Allele als Haplotyp (mehrere Allele einer bestimmten Region, die nahe beieinanderliegen und deshalb gemeinsam weitervererbt werden) vorkommen.

10.4.1.8 -13910 C/T-Polymorphismus im Laktase-Gen

In den meisten Fällen ist eine Laktoseintoleranz auf einen Defekt im Enzym Laktase, das Laktose in Galaktose und Glukose umwandelt, zurückzuführen. Aufgrund ihrer Unfähigkeit, Milchzucker zu verdauen, treten bei diesen Personen Symptome wie Unwohlsein, Durchfall und Schlaflosigkeit auf. Patienten mit einer Laktoseintoleranz vermeiden häufig instinktiv Milchprodukte, was zu einem Mangel an Kalzium in der Ernährung und somit wiederum zu einer Erhöhung des Osteoporoserisikos führen kann.

Eine Laktoseintoleranz ist sehr häufig. Sie kommt bei ca. 25 % der deutschen Bevölkerung und sogar bei ca. 40 % der südeuropäischen Bevölkerung vor. Etwa 28 % der europäischen Bevölkerung ist homozygot für das häufige T-Allel (T an Position -13910 des Laktase-Gens), während 24 % homozygot für das etwas seltenere C-Allel (C an Position -13910) sind; 48 % der Bevölkerung sind Heterozygoten.

10.5
Pharmakogenetik
Birgit Busse und Marion Hirt

Die individuelle Reaktion von Personen auf Arzneistoffe und andere Fremdsubstanzen (Xenobiotika), die durch genetische Disposition bedingt wird, wird als *Pharmakogenetik* bezeichnet. Grundsätzlich wird in der Pharmakologie zwischen Einflüssen des Arzneimittels auf den Körper (*pharmakodynamische* Wechselwirkungen) und Einflüssen des Körpers auf das Arzneimittel (*pharmakokinetische*

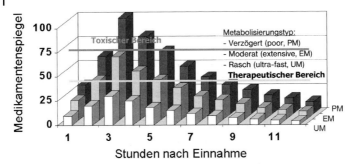

Abb. 10.15 Darstellung der verschiedenen Metabolisierungstypen.

Wechselwirkungen) unterschieden. Die Wirksamkeit und die Entstehung von Nebenwirkungen beruhen häufig auf genetischen Varianten (Polymorphismen [SNP *single nucleotide polymorphisms*] oder Mutationen) eines am Arzneimittel-Metabolismus beteiligten Stoffwechselenzyms, eines Transportproteins oder eines Rezeptors.

Die am häufigsten in der Praxis untersuchten Veränderungen sind Varianten in Genen für Enzyme, die für die Verstoffwechselung von Arzneistoffen verantwortlich sind. In den meisten Fällen bewirken sie eine Änderung der Enzymaktivität, sodass das Arzneimittel langsamer oder schneller als erwartet verstoffwechselt wird. Dadurch kommt es zu Unterschieden im Serumspiegel: werden Stoffe langsam metabolisiert, akkumulieren sie im Organismus, wo sie toxische Konzentrationen erreichen können. Bei zu schneller Umsatzrate werden Medikamente zu rasch aus dem Körper entfernt und erreichen so keinen therapeutisch wirksamen Spiegel. Therapieversagen ist die Folge (s. Abb. 10.15 und Tabelle 10.13).

Inzwischen geht man von mehreren hundert Genen bzw. Genprodukten aus, die die Wirkung von Arzneimitteln modifizieren können. Während der Körperpassage hat ein Arzneimittel Kontakt mit ca. 30–40 Proteinen. Daher spielt die Pharmakogenetik in verschiedenen Bereichen eine Rolle.

Tab. 10.13 Klassische Einteilung der Metabolisierungstypen.

Phänotyp	Molekulare Grundlagen	Kürzel
Langsamer Metabolisierer	Kein Wildtyp-Allel erhalten (homozygot variant), keine ausreichende Menge an funktionsfähigem Enzym.	PM
Extensiver Metabolisierer	Mindestens 1 Wildtyp-Allel erhalten (heterozygot variant), ausreichende Menge an funktionsfähigem Enzym.	EM
Ultra-schneller Metabolisierer	Duplikation eines Wildtyp-Allels, überschüssige Menge an funktionsfähigem Enzym.	UM

10.5.1
Verstoffwechselung von Arzneimitteln

Unterschiede in der Verstoffwechselung insbesondere von lipophilen Substanzen sind für die molekulargenetische Diagnostik interessant. Nach glomerulärer Filtration in der Niere werden lipophile Substanzen zum großen Teil rückresorbiert. Werden sie über die Galle ausgeschieden, können sie über den enterohepatischen Weg wieder in den Kreislauf gelangen. In der Leber erfolgt eine enzymatische Modifikation, wodurch die Substanzen wasserlöslich und damit leichter ausscheidbar werden. Dieser Detoxifikationsprozess erfolgt in zwei Phasen:

In *Phase I* werden die lipophilen Moleküle oxidativ, reduktiv oder hydrolytisch verändert. Von besonderer Bedeutung sind dabei Oxidationsreaktionen. Die oxidative Biotransformation von Arzneistoffen erfolgt hauptsächlich durch Monooxygenasen des mikrosomalen Cytochrom P-450-Systems. Dazu zählen u. a. Monooxygenasen, Esterasen und Dehydrogenasen.

Im anschließenden Detoxifikationsprozess werden viele der entstandenen Produkte in einer *Phase II*-Reaktion verstoffwechselt. Enzyme der Phase II-Reaktionen sind u. a. N-Acetyltransferasen, Glutathion-S-Transferase, UDP-Glucuronyltransferasen, Sulfotransferasen und Methyltransferasen.

Varianten in den Genen, die für die am Stoffwechsel beteiligten Enzyme codieren, können zu einer veränderten Enzymaktivität führen. Somit entstehen individuelle Unterschiede in der Serumkonzentration und der Halbwertszeit von Arzneistoffen, wodurch sich auch das Spektrum der erwünschten und unerwünschten Wirkungen (Nebenwirkungen) verändern kann. Besondere Bedeutung hat dies vor allem bei Wirkstoffen mit einer engen therapeutischen Breite (d. h. Medikamente, bei denen die toxische Dosis nur geringfügig höher liegt als die therapeutische Dosis). Zu solchen Medikamenten gehören insbesondere einige Psychopharmaka und Neuroleptika, einige Antiarrhythmika sowie verschiedene Chemotherapeutika.

10.5.1.1 Cytochrom P-450-Superfamilie

Die Enzyme aus der Superfamilie des *Cytochrom P-450-Systems* fungieren (vorwiegend) als hepatische Monooxygenasen und spielen eine wichtige Rolle in der Verstoffwechselung von endogenen Substraten, Umweltschadstoffen, kanzerogenen Stoffen und einer Vielzahl von Arzneistoffen (Xenobiotika-Detoxifikation). Veränderungen in der enzymatischen Aktivität beruhen häufig auf Varianten im entsprechenden Gen.

Wichtige Vertreter der Gruppe sind CYP2D6, CYP2C19, CYP2C9 und CYP1A1. Die Gene dieser Enzyme sind polymorph, wodurch durch eine veränderte Enzymaktivität die Verstoffwechselung von Substraten verlangsamt oder beschleunigt sein kann.

Eine regelmäßig aktualisierte Allel-Tabelle der verschiedenen Cytochrome findet sich auf der Homepage des Human Cytochrome P450 (*CYP*) Allele Nomenclature Committee unter http://www.inm.ki.se/cypalleles/

Innerhalb der CYP-450-Familie ist CYP2D6 von besonderer Bedeutung, da es in den Metabolismus von bis zu einem Drittel aller gebräuchlichen Arzneistoffe, davon ein großer Teil der Psychopharmaka und Neuroleptika, involviert ist. Zahlreiche Varianten in dem Gen sind bekannt, von denen einige zum verzögerten Abbau oder zur Umwandlung von Arzneimitteln und Xenobiotika in reaktive Zwischenprodukte führen (s. Tabellen 10.14–10.16).

Tab. 10.14 Wirkstoffe, deren Metabolismus vom CYP2D6-Genotyp abhängig ist.

Antiarrhythmika	Neuroleptika	Weitere Wirkstoffe
Encainid	Clozapin*	Amiflamin
Flecainid	Haloperidol*	Chlorpropamid
N-Propylajmalin	Remoxiprid	Codein
Mexiletin*	Perphenazin	*Debrisoquin*
Propafenon	Thioridazin	Dextromethorphan
Spartein	Trifluperidol*	Guanoxan
	Zuclopenthixol	Indoramin
		Maprotilin*
Betablocker	**Tricyclische Antidepressiva**	**Weitere Wirkstoffe**
Alprenolol	Amitriptylin	Minaprin*
Bufuralol	Clomipramin	Methoxyamphetamin
Metoprolol	Desipramin	Methoxyphenamin
Propranolol	Imipramin	Paroxetin
Timolol	Nortriptylin	Perhexilin
		Phenformin
		Tomoxetin

(modifiziert nach Eichelbaum, Dahl, Sindrup bzw. * nach Daly)
In der europäischen Bevölkerung lassen sich etwa 95 % der langsamen Metabolisierer folgenden Genotypen zuordnen: CYP2D6*3,*4*5,*6,*15 (alte Nomenklatur: CYP2D6A,B, D und T).

Tab. 10.15 Wirkstoffe, deren Metabolismus vom CYP2C19-Genotyp abhängig ist.

Antidepressiva	Tranquillanzien	Weitere Wirkstoffe
Amitriptylin	Diazepam	Omeprazol
Citalopram	Hexobarbital	Proguanil
Clomipramin	Mephobarbital	Propranolol
Imipramin		
Moclobemid		

Tab. 10.16 Wirkstoffe, mit z. T. geringer therapeutischer Breite, deren Metabolismus vom CYP2C9-Genotyp abhängig ist.

NSAR		Weitere Wirkstoffe
Diclofenac	Naproxen	Tolbutamid
Ibuprofen	Piroxicam	S-Warfarin
Mefenaminsäure	Tenoxicam	Phenytoin

10.5.1.2 Transferasen

N-Acetyltransferasen (NAT1 und NAT2)

Die Acetylierung verschiedener funktioneller Gruppen ist ein wichtiger Schritt im Stoffwechsel von Arzneistoffen und Xenobiotika. Diese Reaktion wird im menschlichen Organismus durch die N-Acetyltransferasen NAT1 und NAT2 katalysiert. Schon vor 40 Jahren wurden Unterschiede im Stoffwechsel des immer noch bedeutendsten Tuberkulostatikums Isoniazid beobachtet, weshalb zwischen schnellen und langsamen Acetylierern unterschieden wird. Individuelle, durch Varianten im NAT2-Gen bedingte Unterschiede in der Acetylierungskapazität können klinisch relevante unerwünschte Nebenwirkungen bei Medikamenteneinnahme hervorrufen und sind bei entsprechender Schadstoffexposition mit einem erhöhten Tumorrisiko assoziiert (s. Tabelle 10.17).

In Abhängigkeit vom ethnischen Ursprung findet man große Unterschiede im prozentualen Verhältnis von schnellen und langsamen Acetylierern. In Europa gehören 40–70 % zur Gruppe der langsamen Acetylierer, in Nordafrika ~90 %, in der orientalischen Bevölkerung hingegen nur ~10 %.

Tab. 10.17 Wirkstoffe, deren Metabolismus vom NAT2-Genotyp abhängig ist.

Aminoglutimid	Dapson	Nitrazepam (Metabolit)
Amrinon	Dipyron	Sulfamethazin
Clonazepam (Metabolit)	Endralazin	Sulfhapyridin
	Hydralazin	Sulfonamide
	Isoniazid	

Thiopurinmethyltransferase (TPMT)

Die Inaktivierung von Thiopurinen wie Azathioprin, 6-Mercaptopurin (6-MP) und 6-Thioguanin (6-TG) erfolgt über eine Methylierung durch das Enzym TPMT. Veränderungen im TPMT-Gen führen zu weniger aktiven oder inaktiven Proteinvarianten, wodurch der Abbau der Thiopurine beeinträchtigt ist. Bei TPMT-Defizienz können Thioguanin-Nukleotide im hämatopoetischen Gewebe akkumulieren, was zu Myelosuppression mit Todesfolge führen kann.

Etwa 90% aller Kaukasier besitzen eine normale TPMT-Aktivität. Bei etwa 10% aller Kaukasier findet sich jedoch eine reduzierte TPMT-Aktivität, für die eine Heterozygotie im TPMT-Gen verantwortlich ist. Bei ca. 1 von 300 Patienten liegt eine totale bis subtotale TPMT-Defizienz vor (Homozygotie für TPMT-Varianten). In diesen Fällen ist eine entsprechende Anpassung der Thiopurin-Dosis dringend erforderlich.

UDP-Glucuronyltranferase UGT1A1

UGT1A1 ist entscheidend am enzymatischen Abbau von Irinotecan (Topoisomerase I–Inhibitor) beteiligt. Durch Glucoronidierung wird der aktive Metabolit von Irinotecan, SN38, in das inaktive SN38G-Molekl überführt und kann so hepatobiliär bzw. renal ausgeschieden werden. Eine Dinukleotid-Expansion im Promotorbereich des UGT1A1-Gens senkt die Synthese des Enzyms auf ungefähr 30% des Normwerts. Dadurch kann der Detoxifikationsprozess für SN38 nur noch eingeschränkt stattfinden. Die Akkumulation von SN38 im Organismus führt zu schweren Nebenwirkungen, wie Myelosuppression und schlecht behandelbarer Diarrhoe, die den Tumorpatienten zusätzlich zu seiner Krankheit schwächen. Die Bestimmung des UGT1A1-Genotyps vor Therapiebeginn bietet für den Patienten den Vorteil einer individuellen Dosisanpassung von Irinotecan und die Vermeidung von unerwünschten Wirkungen.

10.5.1.3 Transportproteine

P-Glykoproteine (Multidrug-Resistenz)

Der Transport von Arzneimitteln zeigt häufig ausgeprägte Unterschiede zwischen verschiedenen Individuen oder Ethnien, deren Ursache genetische Variationen sind, wodurch Proteine mit unterschiedlicher Affinität zu ihren jeweiligen Substraten gebildet werden. Das MDR1-Gen codiert für das sog. P-Glykoprotein (PGP), welches integraler Bestandteil der Zellmembran ist und dessen Funktion der energieabhängige Transport von Substraten aus der Zelle ist. Viele Arzneistoffe sind PGP-Substrate, darunter Anthracycline, Clarithromycin, Cyclosporin A, Dexamethason, Digoxin, Itraconazol, Morphin, Ondansetron, Paclitaxel, Phenytoin, Rifampicin, Saquinavir, Talinolol, Verapamil und Vincalkaloide. Eine Sequenzvariation im MDR1-Gen (C/T-Polymorphismus an Nukleotidposition 3435 in Exon 26) korreliert mit der Expression des Gens und damit der Menge an PGP. So führt eine hohe Expression (C/C-Allel) im Intestinum zu einer niedrigeren Bioverfügbarkeit der betroffenen Pharmaka. Umgekehrt korreliert die niedrigere PGP-Expression der T/T-Variante mit einer höheren Resorption (s. Abb. 10.16).

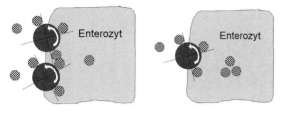

Abb. 10.16 Phänotyp des C/C- und T/T-Typs. Das C/C-Allel in Position 3435 des PGP-Gens (MDR1-Gen) ist mit einer höheren Expression des Genprodukts assoziiert, wodurch die Bioverfügbarkeit von bestimmten Medikamenten reduziert wird.

10.5.2
Drug-Targets: Rezeptoren

Auch Rezeptoren sind Zielstrukturen für Therapeutika. Varianten in Genen für Rezeptorproteine können das Bindungsverhalten der Wirkstoffe an den Rezeptor beeinflussen, wodurch die Wirksamkeit eines Medikaments und damit der Therapieerfolg interindividuell variieren kann.

β_2-Adrenozeptor (ADRB2)
Individuelle Unterschiede im Therapieerfolg von Asthmapatienten bei Gabe von β_2-Sympathomimetika können auf Variationen im ADRB2-Gen zurückführbar sein.

Der β_2-Adrenozeptor (ADRB2) wird u. a. auf der glatten Muskulatur der Bronchien exprimiert (s. Abb. 10.17) Im Rahmen einer Asthmatherapie ist dieser Rezeptor die Zielstruktur von β_2-Sympathomimetika. Die Bindung eines Agonisten wie Salbutamol (Albuterol) an den Rezeptor führt über eine Signalkette zur Relaxierung der Bronchialmuskulatur. Polymorphismen im β_2-Rezeptor-Gen scheinen einen Einfluss auf die Wirksamkeit von β_2-Sympathomimetika zu haben. Zwei Varianten (Arg16Gly und Gln27Glu) sind mit unterschiedlichem Ansprechen auf Salbutamol bzw. Formoterol assoziiert (s. Abb. 10.17).

10.5.3
Zusammenfassung

Die Untersuchung von Genvarianten im Zusammenhang mit Arzneimittelverträglichkeit und -wirksamkeit hat mittlerweile Eingang in die Routinediagnostik genetischer Laboratorien gefunden. Der prinzipielle Vorteil der Genotypisierung besteht darin, dass weder ein Referenz-Arzneistoff appliziert, noch Urin gesammelt werden muss, um Metaboliten nachzuweisen. Insbesondere bei Arzneistoffen mit geringer therapeutischer Breite sind toxische Nebenwirkungen keine

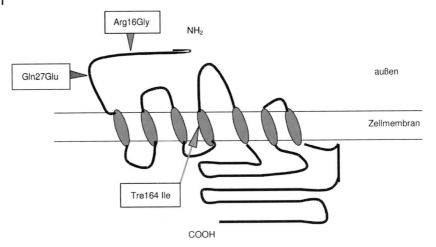

Abb. 10.17 Schematische Darstellung der β2-Adrenozeptor-Struktur mit bekannten Genvarianten.

Seltenheit. Wirkstoffe, die aufgrund bedenklicher Nebenwirkungen im Tierversuch oder in den klinischen Studien nicht zur Zulassung kamen, können möglicherweise bei einer Einschränkung der Anwendbarkeit im Zusammenhang mit bestimmten Genotypen doch noch zur Anwendung kommen.

10.5.3.1 Abschätzen von genetischen Risiken durch den Einsatz von Wissensdatenbanken

Seit einiger Zeit gibt es Datenbanken, die Arzneimittelinteraktionen oder auch den Zusammenhang genetischer Varianten mit dem Arzneimittelmetabolismus darstellen können. Mit solchen Systemen lässt sich schon bei der Verschreibung von Medikamenten prüfen, ob Unverträglichkeitsreaktionen auftreten können und damit mögliche Komplikationen abgeschätzt werden. So stellt die pharmakogenetische Datenbank Drug*Profiler* (IMGM Laboratories, Martinsried) den Zusammenhang zwischen Arzneimittel und Genetik her. Ein Kooperationsprojekt zwischen der Universitätsklinik Heidelberg und IMGM Laboratories ist die pharmakogenetische Arzneimittelinteraktions-Datenbank AID-Drug*Profiler* (aus der Arzneimittelinteraktionsdatenbank AID, Universitätsklinik Heidelberg und der pharmakogenetischen Datenbank Drug*Profiler*, IMGM, Martinsried). Sie kombiniert die wichtigen Anwendungen, die Arzneimittelinteraktion und den genetischen Hintergrund, sodass der Nutzer auf einer Plattform alle relevanten Informationen abrufen kann. Es ermöglicht dem behandelnden Arzt eine optimierte Therapie zusammenzustellen, die individuell auf den Patienten abgestimmt ist.

10.5.3.2 Pharmakogenetik in der Routinediagnostik

Der Einsatz von genetischen Polymorphismen in der Routinediagnostik ist der Beginn einer Entwicklung, durch die Diagnostik und Therapie in der Medizin ergänzt und erweitert werden können. Es existieren eine Reihe von genetischen Markern, deren Einsatz sinnvoll erscheint. Ziel ist es einerseits Risikopopulationen zu identifizieren, um krankheitsvorbeugende Maßnahmen einzuleiten, zum anderen bereits Erkrankte auf der Basis des Genotyps einer exakteren Diagnose zuzuführen und letztlich therapeutische Maßnahmen effizient auf die individuellen Bedürfnisse des Patienten abzustellen. So existieren bereits Dosisempfehlungen im Zusammenhang mit genetisch bedingten Veränderungen der Enzymaktivität in verschiedenen Enzymklassen, wie sich am Beispiel für CYP2D6 Substrate zeigen lässt.

Besonders im Bereich der Psychopharmaka, Neuroleptika und Chemotherapeutika sind Varianten in den Genen der am Stoffwechsel beteiligten Enzyme verantwortlich für das Auftreten von Überdosierungserscheinungen mit entsprechenden Symptomen bei Standarddosierung. Nur in 20–40 % der Fälle ist die Therapie optimal passend für den Patienten. Oftmals kann der Genotyp Aufschluss über die Ursache von adversen Arzneimittelreaktionen (ADRs) geben. Durch eine DNA-Analyse genetischer Dispositionsfaktoren kann die Therapie im Sinne einer individualisierten Medizin angepasst werden.

Die Pharmakogenetik kann darüber hinaus einen wichtigen Beitrag im Bereich der Pharmaforschung leisten. Eine möglichst frühzeitige Überprüfung der Wirksamkeit und der Unbedenklichkeit neuer Arzneistoffe ist im Hinblick auf die enormen Entwicklungskosten innovativer Arzneimittel ein wichtiger Aspekt.

Datenbanken wie AID-Drug*Profiler*, die das gesammelte Wissen von Arzneimittelinteraktion und Pharmakogenetik bereitstellen, können nicht nur den behandelnden Arzt bei der Therapiefindung unterstützen, sondern gleichzeitig einen Beitrag zur Optimierung von Arzneimittelentwicklung und Studien im Bereich der Pharmaforschung leisten.

IV
Qualität und Ethik

11
Qualitätssicherung in der Nukleinsäure-Diagnostik
Michael Neumaier und Paul Cullen

11.1
Gesetzliche Regelungen

Molekulargenetische Diagnostik ist ein in den vergangenen Jahren langsam aber stetig wachsendes Gebiet der medizinischen Naturwissenschaften. Aus einer Vielzahl von Gründen sind gesetzliche Regelungen für eine Indikation zur genetischen Untersuchung sowie zum Umgang mit genetischen Daten notwendig. Geeignete gesetzliche Regelungen müssen auch im Zusammenhang mit der Sicherung der Qualität der molekulargenetischen Untersuchungsmethoden und ihrer Ergebnisse geschaffen werden. Die molekulargenetische Diagnostik muss aufgrund der hohen Sensibilität genetischer Daten, ihres möglichen Stigmatisierungspotenzials sowie der Qualität eines Befundes als eine permanente individuelle Eigenschaft tatsächlich untrennbar mit gesetzlichen Regeln verbunden werden. Wie an anderer Stelle des Buchs näher erläutert, lassen sich die von der EU-Kommission beauftragten Qualitätssicherungsmaßnahmen in der genetischen Diagnostik selbst als eine ethische Tätigkeit auffassen. Dies zeigt, dass der hohe Stellenwert einer Qualitätssicherung erkannt wurde.

In Deutschland wird die Qualität von labormedizinischen Untersuchungen durch quasi-gesetzliche Normen im Rahmen der Richtlinien der Bundesärztekammer (RiliBÄK) geregelt. Die RiliBÄK beziehen sich auf quantitative Laboranalysen. Dies hat derzeit noch zur Folge, dass in Deutschland im Gegensatz zum Ausland wie Österreich oder der Schweiz qualitative molekulargenetische Untersuchungen wie die Genotypisierungen nicht erfasst sind.

Damit unterliegen diese in der Labormedizin/klinischen Chemie deutlich zunehmenden Untersuchungen somit formal keiner Kontrolle. Ein hierfür zuständiges "Gesetz über genetische Untersuchungen bei Menschen (Gendiagnostikgesetz-GenDG)" ist seit einigen Jahren angekündigt worden, trat bisher aber nicht in Kraft.

Demgegenüber gibt es für quantitative molekulargenetische Untersuchungen im Rahmen des Transfusionsgesetzes gesetzliche Regeln, welche die Qualität der

Leitfaden Molekulare Diagnostik. Herausgegeben von Frank Thiemann, Paul M. Cullen und Hanns-Georg Klein
Copyright © 2006 WILEY-VCH Verlag GmbH & Co. KGaA, Weinheim
ISBN: 3-527-31471-7

molekularer Analysen zum Nachweis von Krankheitserregern wie HIV und HCV betreffen.

11.2
Qualitätssicherung

In der modernen Medizin sind rund 30.000 unterschiedliche Krankheitsentitäten bekannt, von denen ungefähr 4000 auf die Störung eines einzelnen Gens zurückzuführen sind.

Demgegenüber liegen den wesentlich häufigeren Erkrankungen des Herz-Kreislauf-Systems oder den Krebserkrankungen Störungen einiger oder gar vieler Gene zugrunde.

Die hierauf gerichtete molekulare Diagnostik hat sich in den letzten Jahren deutlich weiterentwickelt und gehört in einigen Feldern der Laboratoriumsdiagnostik heute in den Bereich der krankenversorgerischen Routinediagnostik. Tatsächlich ist der Begriff "molekular" mehrdeutig, und es sollte statt dessen richtiger von Nukleinsäurediagnostik gesprochen werden, wie dies auch im angelsächsischen Sprachgebrauch als *nucleic acids testing*" (NAT) zunehmend der Fall ist.

Die Nutzung der NAT in der Diagnostik erfordert geeignete Maßnahmen zur Qualitätskontrolle und Qualitätssicherung, die aufgrund der komplexen Untersuchungsschritte in verschiedene Abschnitte aufgeteilt werden können.

Zunächst lassen sich generelle Untersuchungsschritte definieren, welche den meisten, wenn nicht allen molekularen Testverfahren, unabhängig vom Einsatzgebiet, gemeinsam sind. Hierzu zählen:
- Qualitätsüberprüfung der Reagenzien,
- DNA-Präparation aus EDTA-Vollblut,
- photometrische oder fluorometrische Messung der Nukleinsäure-Konzentration,
- DNA-Amplifikationsreaktion,
- übliche *Read-out*-Verfahren wie Agarose-Gelelektrophorese oder reverse *Dotblot*-Hybridisierung sowie
- Methoden der Ergebnisinterpretation.

Umgekehrt sind, abhängig von Fragestellung oder spezifischer Methodik bzw. Untersuchungsgang innerhalb einzelner medizinisch-diagnostischer Fachgebiete, die jeweils zu wählenden Maßnahmen für eine geeignete Qualitätssicherung anzupassen. Beispielsweise erfordert der quantitative, hochsensitive Erregernachweis in einer Blutspende eine andere analytische Sensitivität als ein PCR-Assay zur einfachen Genotypisierung von Einzelnukleotidpolymorphismen (*single nucleotide polymorphisms*, SNPs) aus Leukozyten-DNA oder Mundschleimhautzellen. Hier wäre im ersten, aber nicht notwendigerweise im zweiten Fall die Sicherung der Amplifikationseffizienz eine wesentliche Frage bei der Qualitätskontrolle.

Schließlich zeigen die langjährigen Erfahrungen aus den molekularen Ringversuchsprogrammen der Deutschen Gesellschaft für Klinische Chemie und

Laboratoriumsmedizin (DGKL), dass die rein technische Qualitätssicherung nur ein Einzelaspekt bei der Gesamtabsicherung des Untersuchungsganges darstellt. Die korrekte Interpretation von primären Analysedaten ist bei der notwendigen Interpretationstiefe speziell molekulargenetischer Befunde als "eine eigene Dimension" stets unabhängig sicherzustellen (*Proficiency testing*).

11.2.1
Laborinterne Qualitätskontrollen

Als interne Qualitätskontrollen sind alle Testkomponenten in regelmäßigen Abständen durch geeignete Positiv- und Negativkontrolle zu kontrollieren:

11.2.1.1 Negativkontrolle
Negativkontrollen dienen der Kontaminationskontrolle und haben in allen Amplifikationstechniken einen zentralen Stellenwert für die Analytik.
- *Kontaminationsfreiheit der verwendeten Reagenzien.* Gemeint ist hierbei besonders die sog."Wasserkontrolle", bei der, parallel zu den Untersuchungsproben, ein Amplifikationsansatz ohne Template-DNA mitgeführt wird. Dieser muss alle sonstigen Reagenzien der Untersuchungsproben enthalten. Diese Kontrolle erfasst die gefürchteten Kontaminationen mit PCR-Fragmenten aus früher durchgeführten Untersuchungen. Wird eine Kontamination festgestellt, ist es ratsam, alle Reagenzien – also nicht nur Nukleotide, Wasser und Puffer – neu anzusetzen. Auch Enzymröhrchen oder *Primer*-Verdünnungen sind zu prüfen. Kommerziell erhältlich sind Systeme, welche für die PCR als zusätzliches Nukleotid UTP einsetzen und folglich zu Uracil-haltigen PCR-Produkten führen. Ein Uracil-haltiges kontaminierendes PCR-Fragment kann durch Inkubation mit Uracil-N-Glycosylase (UNG) im PCR-Ansatz unmittelbar vor Start des *Cyclings* beseitigt werden. Die zu untersuchende native DNA ist durch den zusätzlichen Enzymschritt nicht betroffen, da sie kein Uracil enthält – somit wird wirklich nur die *Template*-DNA amplifiziert. Man sollte jedoch hierbei nicht vergessen, dass mit diesem an sich sinnvollen UNG-Schritt eine scheinbare Sicherheit vorgetäuscht werden kann, weil dieses System nicht gegen native kontaminierende DNA schützen kann.
- *Kontrollreaktionen.* Sehr sinnvoll ist die Mitnahme einer sog. "Mockkontrolle". Dabei handelt es sich um ein Röhrchen, welches kein Untersuchungsgut enthält, jedoch vom ersten Schritt der DNA-Präparation im Untersuchungsgang mitgeführt wird. Eine "Mockkontrolle" stellt eine, über die reine Reagenzien-/Wasserkontrolle hinausgehende "Vorgangs-Kontrolle" dar.

Negativkontrollen sind zum Ausschluss von PCR-Kontaminationen unverzichtbar und besonders bedeutsam in Testsystemen, für die hohe Sensitivitäten notwendig sind, und die daher mit hohen Zykluszahlen operieren bzw. auf *nested*-PCR Protokollen beruhen.

11.2.1.2 Positivkontrolle

Positivkontrollen sind für die Überprüfung der Funktionsfähigkeit bei PCR-Assays unerlässlich. Bei Berücksichtigung der Zahl der Schritte, die das Endergebnis bedingen, ist klar, dass unterschiedliche Positivkontrollen möglich und notwendig sind, um sowohl zu testende Analyten auf Eignung als auch Reaktionskomponenten auf Intaktheit zu überprüfen. Der Aufwand für die Qualitätssicherung richtet sich an den methodischen Anforderungen des Tests aus. So ist eine Sensitivitätskontrolle im geeigneten Konzentrationsbereich des nachzuweisenden Analyten unerlässlich für hochsensitive Testverfahren, jedoch in der Regel für einfache und robuste Assays z. B. der Genotypisierung nicht zwingend notwendig.

- Mitunter ist die *Kontrolle der Integrität der zu untersuchenden Nukleinsäuren* notwendig. Dies besonders, wenn es Diskrepanzen zwischen Amplifikationseffizienz und vorgeblicher Nukleinsäuremenge im Test gibt. Als Kontrolle reicht die photometrische Messung des Nukleinsäuregehaltes aus, wenngleich dies keine Aussage über die Qualität der DNA zulässt. Hierzu wäre eine gelelektrophoretische Größenbestimmung genomischer DNA notwendig, wenn eine erhebliche Degradation vermutet wird. Wo im weiteren Verlauf der Untersuchung PCR-Verfahren eingesetzt werden, ist jedoch eine besonders hohe Integrität der hochmolekularen DNA für die Amplifizierbarkeit nicht einmal notwendig. Im Falle der RNA-Analyse wird der Nachweis der Unversehrtheit der 18S und 8S ribosomalen RNAs im Agarosegel notwendig.
- Neben der fehlenden Integrität der Nukleinsäuren kann auch das Vorliegen von *Inhibitoren in der Präparation* für nachgeschaltete Analyseschritte wie Restriktion oder Amplifikation nachteilig sein. So inhibieren z. B. Phenole, Eisen, Chelatoren wie EDTA oder Enzyminhibitoren wie Häm über verschiedene Mechanismen die Amplifkation eines PCR-Produktes. Entsprechende Kontrollen mit einem bekannten geeigneten *Template* können den Verdacht auf einen Inhibitor in der Probe lenken.
- Während DNA in der Regel eher stabil ist, zeichnet sich mRNA durch eine große Empfindlichkeit aus. Daher sollte bei Durchführung von RT-PCR-Assays zunächst die *Intaktheit der mRNA* überprüft werden.

  Zwar ist die Problematik der Präanalytik der labilen mRNA-Moleküle seit der Einführung chaotroper Reagenzien, wie 5 mol/l Guanidinium-Isothiocyanats (GITC), zur mRNA Stabilisierung auch bei Raumtemperatur zweifellos in ihrer ursprünglichen Brisanz entschärft. Es sind einige kommerzielle Systeme für eine standardisierte, routinefähige Aufarbeitung der mRNA verfügbar. Häufig wird jedoch vergessen, dass mRNA vor bzw. zum Zeitpunkt der reversen Transkription in wässriger Lösung vorliegt und bis zur Synthese der cDNA "schließlich doch ungeschützt" ist. Eine Kontamination von Reagenzien mit ubiquitären RNAsen kann zu einer sekundenschnellen Zerstörung des Analyten und zu falsch-negativen Befunden führen.
- *Weitere Kontrollen betreffen die Unversehrtheit einzelner Reaktionskomponenten* wie Nukleosidtriphosphate, Enzymaktivität oder Amplifikationsprimer. Es gibt immer wieder Hinweise, dass manche Oligonukleotide weniger stabil sind als andere, wenngleich Ursachen hierfür selten gefunden werden. Die separate

Lagerung von Oligoprimer Stock- und Arbeitslösungen und der regelmäßige Neuansatz der Arbeitslösung aus dem Stock ist eine Möglichkeit, die Intaktheit von Reagenzien zu gewährleisten.
- Wird ein *Chargenwechsel* bei Primern oder Polymerasen ins Auge gefasst, ist es mitunter ratsam eine überlappende Analyseserie zur Kontrolle der alten und neuen Reagenzien durchzuführen, um die Funktion aller Reagenzien zu überprüfen und mögliche Änderungen in *Assay Performance* usw. frühzeitig zu erfassen.

11.3 Ringversuche

Wie eingangs dargelegt, existiert keine Verpflichtung für Laboratorien, welche molekulare Diagnostik durchführen, an externen Qualitätssicherungsmaßnahmen in Form von Ringversuchen teilzunehmen. Dennoch ist zu beobachten, dass Labore zunehmend die Gelegenheit nutzen, sich an Ringversuchen zu beteiligen. So hat die Deutsche Gesellschaft für Klinische Chemie seit 1997 ein Programm aufgebaut, welches zum einen methodologische und zum anderen diagnostisch-applikative Ausrichtung hat. Der Erfolg gerade des letztgenannten Ringversuchsmoduls zeigt sich daran, dass die Zahl der Teilnehmer von ursprünglich 42 auf 239 Laboratorien – zu einem guten Teil aus dem europäischen Ausland – gestiegen ist. Im Folgenden sollen einige Schlüsselaspekte von Ringversuchskonzepten dargestellt werden, wie sie für die Qualitätssicherung bei molekulargenetischen Untersuchungen notwendig sind.

11.3.1 Methodologische Ringversuche

Die methodologischen Ringversuche zielen auf die Prüfung der Untersuchungsschritte:
- Eignung einer Nukleinsäurepräparation,
- Beurteilung der PCR-Effizienz,
- Eignung von Schritten der Weiterverarbeitung von PCR-Fragmenten vor der Charakterisierung (z. B. Abreicherungsmethoden nicht inkorporierter Primer oder Nukleotide vor einer DNA-Sequenzierung),
- Charakterisierung des erhaltenen Amplifikats durch
    - Größenbestimmung in der Elektrophorese,
    - Laufverhalten in der PAGE-Elektrophorese (z. B. Mutations-Screening durch *single strand polymorphism* (SSCP)-Analyse oder Heteroduplexanalyse,
    - Restriktion,
    - Hybridisierung,
    - Sequenzierung oder

– Quantifizierung (durch *real-time*-Verfahren im Falle quantitativer Ringversuche),
- Qualität der Dokumentation des Ergebnisses.

Einige methodologische Ringversuche wurden in der Vergangenheit einmalig angeboten (Braun CCLM, Neumaier CCLM, Raggi CC). Im Rahmen europäischer Harmonisierung und Standardisierung wurde von 2004–2005 ein erstes EU-weites Ringversuchsprogramm (EQUAL) durchgeführt, welches aus drei Modulen bestand:
- EQUALqual   Genotypisierung und *Reporting*
- EQUALquant   quantitative RT-PCR Analytik der (9 : 22) bcr / abl Translokation bei chronisch myeloischer Leukämie durch Taqman-Technologie
- EQUALseq   DNA-Sequenzanalytik klonierter Gene und klinischer PCR-Produkte und Reporting

Details dieses ersten Programms sowie Ergebnisse und Folgeaktivitäten sind unter http://www.ec-4.org/equal/ abrufbar. Die Ringversuchs-Ergebnisse werden zum Ende 2005 vollständig vorliegen und veröffentlicht werden. Generell lässt sich aber bereits für alle drei EQUAL Teilprogramme festhalten, dass eine Optimierung molekularbiologischer Techniken für die Diagnostik sowohl von analytischer als auch postanalytischer (Interpretation und Reporting) Seite verbesserungsfähig ist.

Entsprechend ist wünschenswert, regelmäßige methodologische Programme aufzulegen und für Laboratorien in der Nukleinsäurediagnostik vorzuhalten.

11.3.2
Diagnostik-bezogene Ringversuche

Ringversuche in diesem Bereich lassen sich in drei wesentliche Kategorien einteilen.
- Humangenetische Ringversuche   Nachweis spezifischer Genmutationen bei monogenen Erkrankungen
- SNP-Ringversuche   genetische Varianten mit Assoziation zu multifaktoriellen Erkrankungen
- Mikrobiologisch/virologische Ringversuche   Nachweis und Quantifizierung von Krankheitserregern

11.3.2.1 Ringversuche für humangenetische Fragestellungen
Diese werden meist durch besonders spezialisierte Laboratorien angeboten, die selbst häufig Teile eines humangenetischen Netzwerks sind. Es erscheint aufgrund der teilweise extremen Seltenheit vieler Erbkrankheiten sinnvoll, die ent-

sprechende Diagnostik in nur wenigen Zentren mit prüfbarer Analysequalität vorzuhalten. Danben stehen etablierte humangenetische Ringversuchsnetze wie das in Großbritannien lokalisierte EMQN *(European Molecular Genetics Quality Network)* (http://www1.emqn.org/index.html) zur Verfügung: EMQN ist das Ringversuchsnetzwerk mit dem umfangreichsten Programm zur Qualitätskontrolle hereditärer Erkrankungen. Methodisch orientieren sich die Programme an den für die jeweilige diagnostische Fragestellung gängigen Verfahren. Die Teilnahme an Ringversuchen erfordert eine detaillierte online Registrierung und ist gebührenpflichtig.

Ringversuche für molekulargenetisch-diagnostische Fragestellungen in der klinischen Chemie werden für eine steigende Anzahl Krankheits-assoziierter genetischer Polymorphismen angeboten. In der Laboratoriumsmedizin ist die Bedeutung eines genetischen Befundes häufig erst in der Zusammenschau mit klinisch-chemischen Kenngrößen und Befundkombinationen zu beurteilen. Seine isolierte Betrachtung besitzt häufig wenig Bedeutung. Insofern werden molekulargenetische Befunde, die z. B. über den Genotyp eines Enzyms oder eines Strukturproteins Auskunft geben, als eine Ergänzung zum biochemischen Phänotyp betrachtet (siehe auch unten). Im Gegensatz zum humangenetischen Aufgabengebiet wird in der Klinischen Chemie/Laboratoriumsmedizin ein "humangenetisches *Counseling*" (= Beratung) im Rahmen der Befundung nicht als Teil der ärztlichen Tätigkeit durchgeführt und entsprechend im Rahmen des *Proficiency-testings* nicht erfasst. In Deutschland und dem europäischen Ausland wird das umfangreichste Ringversuchsprogramm zur molekulargenetischen Qualitätssicherung über das Referenzinstitut für Bioanalytik (RfB) der Deutschen Gesellschaft für Klinische Chemie und Laboratoriumsmedizin (DGKL) angeboten http://www.dgkl-rfb.de . 1997 mit einem Ringversuch zu Faktor V (Leiden) gestartet, lässt sich dort 6-monatlich an Ringversuchen zu aktuell 13 Parametern teilnehmen (Tabelle 9.1), deren Auswahl sich an biochemischen Fragestellungen und Indikationen im klinisch-biochemischen Labor orientiert. Die Methoden zur Genotypisierung sind freigestellt; verwendet werden durch die rund 230 teilnehmenden Laboratorien entweder einfache Nachweise durch allelspezifische Amplifikate, die allelspezifische Hybridisierungstechnik z. B. mittels kommerziell erhältlicher *reverse dotblot*-Verfahren oder allelspezifische Restriktionsmuster. Auch aufwendigere Ausleseformate wie DNA-Sequenzierungsverfahren mittels Sanger-Technik oder *Pyrosequencing* werden eingesetzt (s. Tabelle 11.1).

In den bisher durchgeführten Ringversuchen zeigt sich die Genotypisierung als eine überaus robuste Anwendung in der Nukleinsäureanalytik; regelmäßig werden zwischen 2 und 8% Fehlbestimmungen für die einfachen (Faktor V) bzw. die komplexeren Ringversuchsparameter (Cyp 2D6) gefunden.

11.3.2.2 Ringversuche für mikrobiologische/infektiologische Fragestellungen

Für die infektiologisch-molekularbiologische Diagnostik ist die gesetzliche Situation anders als bisher besprochen. So schreibt das deutsche Transfusionsgesetz die quantitative Testung für die blutübertragbaren Infektionserreger Hepatitis C Virus

Tab. 11.1 Derzeitig verfügbare Parameter im molekulardiagnostischen Ringversuchsprogramm der Vereinten Deutschen Gesellschaft für Klinische Chemie und Laboratoriumsmedizin.

Genetischer Polymorphismus (SNP)	Diagnostische Fragestellung	Korrespondierender biochemischer Phänotyp
Faktor V (Leiden)	Thrombophilie	APC-Resistenz
Faktor II 20210A	Thrombophilie	erhöhte Prothrombinspiegel
Faktor XIII	Hämorrhagische Diathese	erniedrigter Faktor XIII
PAI-1	erniedrigte Fibrinolyse	PAI-I Aktivität/Konzentration
ApoE	Atherosklerose	erhöhte Serumlipide
ApoB100	Atherosklerose	erhöhte Serumlipide
CETP	Atherosklerose	erhöhte Serumlipide
MTHFR	Atherosklerose	Homozysteinkonzentration
HFE	Hämochromatose	Eisenstoffwechsel
Proteinaseinhibitor 1	Lungenfibrose	Elastasemangel
TPMT	Intoxikation	Azathioprinunverträglichkeit
Cyp2D6	Intoxikation	Debrisoquin/Sparteinspiegel
UGT-1A	Morbus Meulengracht	unkonjugiertes Bilirubin

Abkürzungen: ApoB100: Apolipoprotein B 100; ApoE: Apolipoprotein E; CETP: Cholesterinester Transferprotein; Cyp2D6: Cytochrom 2D6; Faktor: Gerinnungsfaktor; HFE: Hämochromatose-Gen; PAI-1: Plasminogen Aktivator-Inhibitor 1; TPMT: Thiopurin S-Methyltransferase; UGT 1A: UDP-Glucuronosyl-Transferase 1A.

(HCV) und HIV für jede Blutspende vor. Auch im Rahmen des Therapiemonitoring wird HCV quantitativ untersucht beziehungweise werden genetische Varianten des HIV Virus charakterisiert. Die Verpflichtung zur Durchführung dieser Untersuchungen hat nicht wie zunächst befürchtet die Diagnostik behindert oder gar eine zeitnahe Erledigung unmöglich gemacht. Im Gegenteil hat sich ein erheblicher Technologieschub gezeigt, von welchem die klinische Labordiagnostik insgesamt und auch unmittelbar profitiert hat. Die Ringversuche zur Qualitätssicherung der virologischen Diagnostik werden von der deutschen Vereinigung zur Bekämpfung von Viruserkrankungen e.V. (DVV) in Kooperation mit der Gesellschaft für Virologie (GfV) angeboten und über http://www.instand-ev.de/ vertrieben. Dort finden sich auch Ringversuche für weitere molekularbiologisch-mikrobiologische Fragestellungen.

11.3.3
Zusammenfassende Beurteilung des Stellenwerts molekulargenetischer interner und externer (Ringversuche) Qualitätssicherung

Es besteht kein Zweifel, dass sowohl die interne als auch die externe Qualitätssicherung der Nukleinsäureanalytik unerlässlich ist. Die Etablierung geeigneter interner Kontrollmechanismen ist eine in der Verantwortung der Laborleitungen durchzuführende Maßnahme.

Die Situation an den deutschen klinischen Laboratorien ist aufgrund der mit Ausnahme des Transfusionsgesetzes fehlenden gesetzlichen Verpflichtung unübersichtlich und die Verpflichtung zur regelmäßigen Teilnahme nicht gegeben. Daher ist der Trend der Laboratorien, aus eigener Initiative zunehmend Angebote zur externen Qualitätskontrolle wahrzunehmen, sehr zu begrüßen.

Eine besondere ethische Situation ergibt sich einerseits bei humangenetischen Fragestellungen und andererseits bei labormedizinischer Molekulargenetik, die in Zusammenhang mit klassischer Labordiagnostik die Frage einer prädisponierenden Krankheitsassoziation betrachtet.

Es ist eine Tatsache, dass die Zahl der möglichen bestimmbaren genetischen Parameter gerade im labormedizinischen Bereich aufgrund

1. der einfach durchführbaren molekularen Methoden und
2. der niedrigen diagnostischen *Power* einzelner Krankheits-assoziierter SNPs

sehr viel schneller steigen wird, als die korrespondierende Zahl der Parameter in den Ringversuchsprogrammen. An dieser Stelle soll daher nochmals darauf hingewiesen werden, dass zum derzeitigen Stand der Wissenschaft

- die unselektive Ausweitung molekulargenetischer Untersuchungen und Erhebung genetischer Daten zunächst kostenintensiv ist
- eine Bestimmung von SNPs ohne Indikation nach den Empfehlungen der EU als unethisch zu interpretieren ist. Entsprechend ist die Biochemie, d.h. der Phänotyp, eine wesentliche Voraussetzung für eine rationale Indikationsstellung zur genetischen Untersuchung von möglichen Krankheits-assoziierten SNPs bei multifaktoriellen Erkrankungen. Die schwierige Kopplung von Genotyp und Phänotyp bei den häufigen multifaktoriellen Erkrankungen erfordert möglicherweise "die genetisch-biochemische Zusammenschau" zur korrekten Interpretation der Untersuchungsergebnisse, die durch den Laborarzt durchgeführt werden muss (genetische Biochemie).
- eine allgemeine Beobachtung aus vielen bisherigen Ringversuchen zeigt, dass häufig die primären Daten fehlerfrei, das Reporting bzw. die Interpretation Verbesserung bedürfen.
- entsprechend dem oben gesagten zukünftige molekulare Ringversuche für Genotypisierungen auf eine stärkere Betonung bei der Überprüfung der Befundungskompetenz (sog. *Proficiency testing*) ausgerichtet sein sollten.

12
Bioethische Aspekte in der molekularen Diagnostik
Roger J. Busch

12.1
Einleitung

Wie die Beiträge dieses Buches zeigen, ist die molekulare Diagnostik vielfältig. Sie könnte als Forschung in den Blick genommen werden. Sie könnte als auf Anwendung ausgerichtete Expertise Gegenstand der Reflexion werden. Einzelne Verfahren könnten in Abgrenzung zu anderen untersucht werden. Die Fülle der Aspekte böte Stoff für eine mutmaßlich voluminöse "Ethik der molekularen Diagnostik". Im folgenden Beitrag wird ein vergleichsweise bescheidener Versuch in diese Richtung unternommen. Zunächst ist der gesellschaftliche Kontext der Diskussion über molekulare Diagnostik bewusst zu machen. Sodann sind Rahmenkriterien für eine ethische Bewertung des Gesamtzusammenhangs der Anwendung gentechnischer Verfahren in der Humanmedizin zu erheben, die im Blick auf die molekulare Diagnostik zu entfalten sind.

Wir starten mit einer gar nicht so trivialen Ausgangsfrage:

12.2
Bioethik – Wozu, wenn die Technik funktioniert?

"Trust me. I'm a scientist" – Leuchtend rote Ansteckbuttons wurden in den 80er Jahren in den Vereinigten Staaten an Studierende und Wissenschaftler verteilt und von diesen jahrelang an den Universitäten und in der Öffentlichkeit getragen. Dies geschah zu einer Zeit, da in den USA die Welt der Akzeptanz von Forschung und Entwicklung in der Gesellschaft noch weitgehend in Ordnung zu sein schien. In Europa war dies schon damals und ist dies noch heute auf weiten Feldern nicht mehr der Fall. Der Wissenschaftler wird verdächtigt, nicht an reiner Erkenntnis interessiert zu sein, sondern an persönlichem Profit, und soziale Wertvorstellungen auszuklammern, die in der Gesellschaft Geltung beanspruchen. Jeder

Leitfaden Molekulare Diagnostik. Herausgegeben von Frank Thiemann, Paul M. Cullen und Hanns-Georg Klein
Copyright © 2006 WILEY-VCH Verlag GmbH & Co. KGaA, Weinheim
ISBN: 3-527-31471-7

einzelne Fall wissenschaftlichen Fehlverhaltens – von denen es in den zurück liegenden Jahren eine ganze Reihe gab – leitete Wasser auf die Mühlen derer, die dem wissenschaftlichen Prozess mit fundamentaler Skepsis begegnen, und wurde in den Medien entsprechend thematisiert.

Doch warum entsteht der Vorbehalt derer, die nicht im Kontext der Wissenschaft arbeiten, gegen diejenigen, die es tun? Hier wäre ein kompliziertes Geflecht von Faktoren zu entwirren. Konzentrieren wir uns auf zwei für unser Thema der molekularen Diagnostik besonders wichtige Aspekte.

1. Das Wissen der Bürger Europas über technologische und naturwissenschaftliche Zusammenhänge ist – nach eigenem Bekunden – überwiegend rudimentär und/oder schlecht. Im Rahmen der Eurobarometer-Studie 2002 gaben 75 % der Befragten an, hier über (zu) wenig Kenntnis zu verfügen. Was ein Mensch unserer Gesellschaften nicht versteht, ordnet er in der Regel intuitiv nach Sachverhalten, die ihn betreffen können, und solchen, die ihn mutmaßlich nicht betreffen werden. Sachverhalten, die ihn betreffen können, wird er wegen seiner mangelnden (naturwissenschaftlichen) Bewertungsfähigkeit einer Innovation zunächst interessiert, aber in Teilbereichen auch skeptisch begegnen. Bei den anderen Sachverhalten wird er sich auf ein flüchtiges Zur-Kenntnis-Nehmen beschränken. Alles, was im Bereich der medizinischen Diagnostik geschieht, gehört in die erste Kategorie.

2. Verständlicher Weise fragt der Bürger angesichts einer medizinisch-diagnostischen Innovation zunächst nach dem daraus erwachsenden Vorteil für ihn selbst. Kann ein solcher seitens der Forschung namhaft gemacht werden, so könnte dies zur Akzeptanz durch den Bürger führen – wenn die Diskussion in der Gesellschaft dies zuließe. Doch eben dies tut sie häufig nicht. Die Saat des Misstrauens in forschende Unternehmen und in die Politik ist längst gesät und keimt mit Macht. Eine laut geführte, kritische Debatte in der Öffentlichkeit, inszeniert in den Medien, verunsichert den Bürger und führt dazu, dass sein persönliches Kosten-Nutzen-Kalkül ein stilles bleibt und nicht oder nur zögerlich in die öffentliche Diskussion Eingang findet.

Wissenschaft und forschende Unternehmen haben über viele Jahre die Strategie verfolgt, die Bürger sachlich aufzuklären. Doch ihre "Aufklärungsdiskurse", konzipiert nach dem Muster "Fachleute informieren – Laien fragen nach", führten weder zu einer erkennbaren Verbesserung naturwissenschaftlicher Kenntnisse in der breiteren Bevölkerung, noch zur Veränderung von Akzeptanzmustern. Wissenschaftliche Meinungen konnten Nicht-Wissenschaftler nicht überzeugen, weil mutmaßlich ein Defizit an sozialem Vertrauen die Verarbeitung von wissenschaftlichen Darstellungen blockierte. Seit über einem Jahrzehnt wird in der bundesdeutschen Gesellschaft über einen Teilbereich der Biotechnologie – die gentechnische Veränderung von Kulturpflanzen – gestritten. Dabei handelt es sich um einen Streit besonderer Prägung. Denn in der Regel sind es zunächst nicht Mehrheiten der Bürgerinnen und Bürger selbst, die sich engagiert zu Wort melden, sondern profilierte Befürworter oder Kritiker der immer noch neuen Technologie, die spezifische Risikoverständnisse artikulieren.

Die öffentliche Kontroverse stellt einen Teilbereich der biopolitischen Diskussion in Deutschland dar. Diese ist insgesamt geprägt durch relativ feste "weltanschauliche Lager", die einander gegenseitig unter Ideologie-Verdacht stellen. Im Unterschied zu anderen europäischen Regionen (z. B. Skandinavien, Spanien) lässt sich bei vielen Akteuren in der deutschen Debatte erheblich weniger Bereitschaft erkennen, auf die Argumente der jeweils anderen zu hören oder zumindest spielerisch alternative Perspektiven einzunehmen.

Das Fazit ist klar: Es bedarf einer neuen Diskursform, die diesen Umstand reflektiert und methodisch berücksichtigt.

Dabei sind wissenschaftliche Daten von ihren Deutungen zu unterscheiden. Denn erst durch Deutung werden jene zu Informationen, die der Bürger benötigt, um Orientierung zu finden. Deutungen werden ihm viele angeboten. Und diejenigen, die vorgeblich uneigennützig kritische Deutungen anbieten, genießen zunächst einmal eine bessere Reputation als diejenigen, die mit einer medizinisch-diagnostischen Innovation letztendlich auch Geld verdienen möchten.

Alle Akteure im Bereich von Medizin und Forschung müssen wahrnehmen, dass die Technologien und Verfahren, die sie (weiter)entwickeln, als Artefakte in einen sozialen Raum eingebracht werden sollen. Dort begegnen die Artefakte einem nur schwer auf den Begriff zu bringenden wechselwirkenden Zusammenhang von Wertvorstellungen. Passen sie schon bei intuitiver Wahrnehmung nicht hierzu, so ist der Konflikt vorprogrammiert.

Die Bioethik befasst sich mit eben diesem Zusammenhang. Ihre Aufgabe ist es, relevante Wertvorstellungen zu identifizieren, zu systematisieren und dadurch zu einer konsensfähigen Bewertung und Gestaltung eines Verfahrens, einer Technologie beizutragen. Die Bioethik ist eine analytische Disziplin. Sie eignet sich im konkreten Konflikt nur selten als Legitimationsinstanz. Denn sie kommt naturgemäß (?) meistens zu spät: dann nämlich, wenn ein Konflikt bereits manifest geworden ist und profilierte Akteure mit spezifischen (und selten ausdrücklich dokumentierten) Interessen aktiv sind.

12.3
Das Kleine erkennen. Das Kleine verändern? Vom Problem der Erweiterung der Erkenntnis- und Handlungsräume

Laien nutzen für ihre persönliche Einschätzung von Wahrscheinlichkeiten häufig Heuristiken, d. h. vereinfachende mentale Strategien, die es gestatten, Wahrscheinlichkeiten mit geringem kognitiven Aufwand und ohne umfassende Informationssuche abzuschätzen. Sie schätzen z. B. die Wahrscheinlichkeit von Ereignissen umso höher ein, je leichter sie sich diese oder ähnliche Ereignisse vorstellen oder sich an sie erinnern können, je leichter diese also kognitiv verfügbar sind. Diese Ereignisse werden mit bestimmten Signalbegriffen verbunden. Und diese wiederum sind häufig mit spezifischen Deutungen konnotiert: "Gen" z. B. mit "Manipulation". Die breiten gesellschaftlichen Auseinandersetzungsprozesse um die "Gen-Forschung" sind wohl jedem gegenwärtig. Die Heftigkeit der Auseinandersetzung betraf zumindest zu Beginn auch die medizinische Nutzung neuer Erkenntnisse über die Gene und das Genom. Heute ist es verstärkt die Nutzung solchen Wissens in der Pflanzen- und (allmählich aufkommend) Tierzucht. Es ist die Fähigkeit der Fachleute, in die "Bausteine des Lebens" (Ernst-Ludwig Winnacker) einzugreifen, die verbreitet auf gesellschaftliche Vorbehalte stößt und Verunsicherung erzeugt.

Betrachtet man den medizinischen Bereich, so kann man feststellen, dass die Grundfrage, ob wir die "Bausteine des Lebens" überhaupt verändern dürfen sollen, kaum noch diskutiert wird. Es sind eher solche Fragen, die die Folgen eines Eingriffs zum Gegenstand haben. Die *Teilhabe*-Rechte des Einzelnen – z. B. eines Patienten, der voll Hoffnung auf einen Durchbruch der Forschung wartet, der sein Leben retten könnte – finden nur gelegentlich betonte Aufmerksamkeit in der medial gelenkten Diskussion. Die *Abwehr*-Rechte des Einzelnen – oder, sozialisiert, der Gesellschaft als solcher – sind es, die in der ethischen Diskussion der molekularen Diagnostik besonders virulent sind. Der Umfang der Abwehrrechte wiederum hat einen unmittelbaren Einfluss auf die Definition von grundsätzlich akzeptierten Teilhabe- bzw. Gestaltungsrechten. Für die Gestaltungsrechte (etwa im Sinne des Erhalts von Freiräumen für die Forschung) einzutreten, macht also nur Sinn, wenn derjenige, der sie reklamiert, nachweisen kann, dass die Abwehrrechte Dritter nicht notwendig beeinträchtigt werden.

In diesem Zusammenhang und vor allem mit Blick auf die öffentliche Kommunikation ist festzuhalten: Selbst wenn die Isolierung von Nukleinsäuren oder ihre Amplifikation, die Detektion von PCR-Produkten oder die Herstellung und Nutzung von DNA Mikroarrays als solche jeweils selten den Grad gesellschaftlicher Aufmerksamkeit erlangen dürften, der sie zu Konfliktthemen öffentlicher Diskussionen werden ließe, so muss sich doch auch der Detaillist des Umstandes bewusst sein, dass er in einem allgemein kritisch beäugten Kontext arbeitet. Was für ihn *selbst*verständlich ist, ist für andere häufig noch nicht einmal ansatzweise verständlich.

Spezialisierte Akteure im Bereich der molekularen Diagnostik müssen also ihrerseits plausibel machen können, dass – unbeschadet allen potenziellen Nutzens ihrer Arbeit – ihr Tun nicht mit grundlegenden Werten ihrer jeweiligen Gesellschaft kollidiert. Sich in diesem Zusammenhang auf die hoffentlich selbstverständliche Einhaltung geltender Gesetze zu berufen, greift zu kurz. Denn Gesetze werden geändert, wenn sich mehrheitlich geteilte Gerechtigkeitsauffassungen geändert haben. Und in dieser Hinsicht scheint gegenwärtig in der Tat manches im Fluss zu sein. Es erscheint folglich dienlich, nach ethischen Kriterien zu fragen, die auf das Feld der molekularen Diagnostik anwendbar sind, und diese Kriterien in der Kommunikation des eigenen Tuns namhaft zu machen.

12.4
Auf der Suche nach relevanten ethischen Kriterien zum Bereich der molekularen Diagnostik

Es wäre angemessen, jeden Teilbereich der molekularen Diagnostik einer eigenen, ausführlichen ethischen Bewertung zu unterziehen. Nachvollziehbarer Weise ist dies hier nicht zu leisten. Doch das ändert nichts an der grundsätzlichen Einsicht, dass eine komplexe Technologie nie als solche, sondern stets nur fallweise der Formulierung einer ethischen Bewertung zugänglich ist.

Die Basis einer solchen, auf den Einzelfall bezogenen Beurteilung bilden Grundelemente eines allgemeinen, öffentlichen, kulturellen und ethischen Konsenses, die als Rahmenkriterien tragfähig sind. Diese Rahmenkriterien wiederum müssen auf konkrete Problemstellung anwendbar gemacht werden. Dies geht nicht ohne das Hinzuziehen weiterer, spezifischer Kriterien. Das gestufte Verfahren ermöglicht, kommunikativ und intuitiv wirksame, individuelle Deutungen an objektivierbare Kriterien zurück zu binden und auf diese Weise Ad-hoc-Einschätzungen als das zu markieren, was sie sind: nicht verallgemeinerbare und deshalb für Dritte nicht verbindliche, individuelle Bewertungen.

12.5
Rahmenkriterien einer ethischen Bewertung der Gentechnik am Menschen

Die im Rahmen des sog. Eskalationsmodells zur ethischen Bewertung gentechnischer Verfahren in der Humanmedizin am Institut TTN beschriebenen Rahmenkriterien gelten auch im Blick auf die molekulare Diagnostik.

"Konkrete ethische Urteilsbildung muss sich an Voraussetzungen orientieren, die als Grundelemente eines allgemeinen, öffentlichen, kulturellen und ethischen Konsenses in Anspruch genommen werden."

Selbstverständlich kann und muss auch darüber diskutiert und mit Argumenten gestritten werden, welche Elemente diesen Status haben. Es gibt nicht nur einen Weg der ethischen Theorie, wie überhaupt die als Wissenschaft betriebene Ethik in sich überaus komplex ist. Sie kennt eine Vielfalt von Zugängen und unterliegt unterschiedlichen Vorverständnissen. Die Ethik verfährt nach divergierenden Methoden und diskutiert widersprüchliche Konzepte, über die hier nicht im Einzelnen zu informieren ist.

Die Orientierung am Berufsethos der Medizin, die den Ausgangspunkt für die folgenden Grundelemente bildet, erlaubt es jedoch, einige wenige Kriterien zu verwenden, die im Prinzip als konsensfähig gelten können, auch wenn in der Praxis immer wieder Fragen ihrer Anwendung auftreten. Die Reihung der angeführten Kriterien ist hier nicht in wertender Absicht im Sinne einer Rangordnung zu verstehen. Das Berufsethos des Arztes dient als Ausgangspunkt, weil es für biomedizinische und damit eben auch für medizinethische Fragestellungen den unmittelbaren Handlungsrahmen vorgibt, in dem die verbleibenden Kriterien anzuwenden sind.

12.5.1
Das ärztliche Berufsethos

Das Berufsethos des Mediziners als Arzt besagt, dass ärztliches Handeln der Krankheit und Heilung von individuellen Personen gilt. Auch der Mediziner als Forscher bleibt in der Förderung und Anwendung von Forschung den Standards des ärztlichen Berufes verpflichtet, die durch Forschungsinteressen nicht außer Kraft gesetzt werden dürfen.

Dieses Grundelement des ärztlichen Ethos ist keine statische Größe. Es muss vielmehr in der Sensibilität für Wandlungen der ärztlichen Tätigkeit wach gehalten werden und sich immer neu bewähren. Solche Wandlungen werden vor allem durch veränderte technische Möglichkeiten hervorgerufen. Durch gesteigerte Erwartungen von Patienten an das ärztliche Handeln werden diese Wandlungsprozesse verstärkt. Im Umgang mit neuer Technik und gesteigerten Erwartungen muss die Eigenständigkeit des ärztlichen Handelns bewusst gehalten werden und gesichert bleiben.

Entsprechendes gilt für die am Menschen praktizierte Forschung, die über den individuellen therapeutischen Zweck hinausgreift. Sie hat sich ihrer Zielrichtung nach am therapeutischen Auftrag des ärztlichen Berufs zu orientieren. Auch in dieser Hinsicht muss die Verantwortbarkeit in Relation zum ärztlichen Auftrag klar bestimmt bleiben.

12.5.2
Menschenwürde

Das ethische Richtmaß jeglicher wissenschaftlicher Forschung am Menschen und jeglicher Anwendung wissenschaftlicher Erkenntnisse auf den Menschen liegt in der Unbedingtheit des Anspruchs menschlicher Personenwürde. Diese Personenwürde gilt allem, was Menschenantlitz trägt. Als solche erstreckt sie sich auch auf jene, die gegebenenfalls bewusster personaler Lebensvollzüge noch nicht, nicht mehr oder nur in eingeschränktem Maße mächtig und fähig sind. Darum kann es keinen wissenschaftlichen Fortschritt und seine Anwendung geben ohne Wahrung des Prinzips der Menschenwürde. Dieses gebietet die grundsätzliche Achtung jedes Menschen (positiver Aspekt) und untersagt seine vollständige Instrumentalisierung (negativer Aspekt). Eben deshalb kann es aber auch keinen wissenschaftlichen Fortschritt und seine Anwendung auf den Menschen ohne offene Beteiligung derer geben, auf die und für die sie angewandt wird. Das bedeutet im medizinischen Bereich konkret die Zustimmung der Patienten bzw. ihrer gesetzlichen Vertreter zu Eingriffen und Behandlungsformen, inklusive der im Rahmen der Abhängigkeit und des nötigen Vertrauens gebotenen Aufklärung.

Mit diesem Kriterium der Zustimmung der Betroffenen sind zwar in der Praxis viele Probleme verbunden, die aber hier nicht im Einzelnen zu erörtern sind. Die Neigung, die Aufklärungspflicht zu relativieren und die mit ihr gestellten Anforderungen an das ärztliche Handeln zu minimieren, gehört ebenso dazu wie die konkreten Grenzen der Selbstbestimmung des Einzelnen angesichts komplexer medizinischer Verfahren und des Verständnisses der damit verbundenen Sachverhalte. Doch heben solche Probleme die generelle Bedeutung des letztlich auf dem Anspruch der Menschenwürde beruhenden Kriteriums nicht auf. Sie sind im Gegenteil Anlass, dem Prinzip der menschlichen Personenwürde auch in empirisch nicht eindeutigen Situationen Rechnung zu tragen.

12.5.3
Krankheit

Ärztliches Handeln ist auf Krankheit bezogen. Das schließt die medizinische Vorsorge ein. In dieser Hinsicht wirft der Fortschritt wissenschaftlicher Forschung und Diagnostik Probleme auf, die aus einer Veränderung des Krankheitsverständnisses resultieren. Aber auch unter solchen sich verändernden Bedingungen des Krankheitsbildes bleibt Krankheit als Kriterium ärztlichen Handelns in Geltung. Legitimes ärztliches Handeln bezieht sich auf das, was als Krankheit bekannt und anerkannt ist. Daraus ergibt sich die Notwendigkeit einer öffentlichen Diskussion um das Verständnis von Krankheit und damit ein nötiger Dialog von Medizin/ Wissenschaft und Gesellschaft.

12.5.4
Öffentlichkeit der Wissenschaft

Wissenschaft, die aus ihr resultierende Forschung und ihre Anwendungsmöglichkeiten müssen öffentlich vertreten und gerechtfertigt werden. Die Kontrollierbarkeit wissenschaftlicher Erkenntnisse (z. B. durch die Wiederholbarkeit der Experimente durch andere oder die zu fordernde öffentliche Zugänglichkeit der Forschung) ist gegen alle Nutzungsinteressen ein grundlegendes ethisches Kriterium des Fortschritts. Darin ist die Offenheit für Kritik und Dialog als Bestandteil des Ethos der Wissenschaft generell und so auch je konkret begründet. Das gilt insbesondere hinsichtlich solcher "Neuartigkeit", wie sie mit der Gentechnik zweifelsohne verbunden ist. Eine von der Öffentlichkeit abgeschnittene Wissenschaft würde sich zwangsläufig der Rückkopplung des ihr innewohnenden Ethos mit den für einen allgemeinen Konsens notwendigen Elementen berauben."

Die skizzierten Rahmenkriterien werden im oben genannten ethischen Bewertungsmodell des Instituts TTN, verbunden mit einer Identifikation jeweils unterschiedlicher Eingriffstiefen medizinischen Handelns am Patienten, auf Fallbeispiele angewendet. Auf diese Weise kommt das Modell zur Abgrenzung ethisch zulässiger von unzulässigen Eingriffen.

12.6
Die Bedeutung der vier Rahmenkriterien für die ethische Bewertung molekularer Diagnostik in Forschung und Anwendung

Hier sei die Frage leitend, was denn die Rahmenkriterien für das im Folgenden als Beispiel zu bewertende Verfahren bedeuten. Komplizierend muss berücksichtigt werden, dass die genannten Rahmenkriterien in Wechselwirkung zueinander stehen. Das Berufsethos des Arztes etwa ist – im Blick auf den Patienten – eng verbunden mit dem Rahmenkriterium der Menschenwürde und dem jeweils wirksamen Verständnis dessen, was als Krankheit zu gelten hat und wie sie zu behandeln sei.

Akteure auf unterschiedlichen Ebenen sind zu unterscheiden: Forschende, behandelnde Ärzte und solche Diagnostiker, die den behandelnden Ärzten besondere Expertise zur Verfügung stellen können.

Ihnen stehen Patienten und deren soziales Umfeld, sowie ggf. gesellschaftliche Erwartungen bzw. Befürchtungen gegenüber.

Wir erkennen also unterschiedliche Bezugsfelder des Handelns und damit interferierende Anspruchs- bzw. Abwehrhaltungen. In diesen Bezugsfeldern ergeben sich unterschiedlich ausgedehnte Verantwortungsbereiche, für deren Gestaltung der Einzelne zuständig ist, die jedoch auch Grenzen haben.

Im Folgenden wollen wir anhand von zwei Fallbeispielen knapp skizziert zeigen, welche Orientierungsleistung die Rahmenkriterien im Rahmen einer ethischen Bewertung erbringen.

12.6.1
Fallbeispiel 1: Gentests und Versicherungsschutz

Ausgangslage: Genetische Diagnostik als prädiktive Diagnostik ermöglicht hinsichtlich monogen erblicher Erkrankungen die Spezifizierung von Risikovoraussagen. Diese Form der Diagnostik wird in Zukunft sowohl qualitativ als auch quantitativ ein deutlich höheres Gewicht als bisher haben.

Versicherungsunternehmen könnten mit Hilfe entsprechender Gentests ihre Risikokalkulation optimieren, um einer ungleichen Verteilung von guten und schlechten Risiken (Phänomen der Antiselektion) vorzubeugen. Sie bauen dabei auf das Prinzip der Informations-Symmetrie, demzufolge die Geschäftspartner (Versicherer und Versicherungsnehmer) einander über die Geschäftsgrundlage (hier: den Gesundheitsstatus des künftigen Versicherungsnehmers) in Kenntnis setzen.

Überlegungen zur ethischen Bewertung: Die *Öffentlichkeit* ist in diesem Falle in mehrfacher Hinsicht hergestellt. Zum einen wird über die Potenziale der prädiktiven Diagnostik breit informiert. Zum andern sind Versicherungsverträge und die Leitlinien der Versicherer öffentlich zugänglich. Auch das *Berufsethos des Mediziners* ist hier nicht unmittelbar negativ berührt. Der Diagnostiker leistet über die Diagnostik einen wichtigen Beitrag zur individuellen Risikovorsorge des (künftigen) Patienten. Die Frage, ob einem Patienten eine Diagnose auch dann offenbart werden soll, wenn ihm keine entsprechende Therapie angeboten werden kann, darf in diesem Zusammenhang unbeantwortet bleiben. Berücksichtigt man das *Krankheitsverständnis*, so ergeben sich nun allerdings stärkere Anfragen: Dieses Rahmenkriterium betont nämlich aus philosophischer Perspektive den Umstand, dass der Mensch prinzipiell nicht auf seine Gene reduzierbar ist. Die Prozesse im menschlichen Körper sind zu komplex, als dass man redlicher Weise behaupten dürfte, menschliche Eigenschaften vollständig aus genetischen Dispositionen ablesen und ggf. vorhersagen zu können. Eine genetische Disposition signalisiert Wahrscheinlichkeiten – und in der Regel liegt deren Eintritt nicht bei 100 %. Gegenüber dem Kriterium der *Menschenwürde* müsste nun begründet werden, in welcher Weise Versicherungsschutz aufgrund genetischer Dispositionen versagt werden dürfte. Menschenwürde – obgleich eine generelle Zuschreibung mit individueller Bedeutung – entfaltet ihre Wirksamkeit in der Diskussion der Gesellschaft. Darf man Menschen mit z. B. monogen erblichen Krankheitsdispositionen einen Versicherungsschutz versagen? Darf man Menschen mit der Wahrscheinlichkeit einer solchen Disposition (etwa über die Familienanamnese) zwingen, sich einem prädiktiven Gentest zu unterziehen?

Ethisch begründete Bewertung: Ein Einforderungsrecht von Gentests durch Versicherer ist abzulehnen. Ob auch ein Nachfragerecht (zur Reduzierung der o.g. Antiselektion) abzulehnen ist, kann nicht abschließend beantwortet werden, weil die Diskussionen hierzu noch andauern. Doch kann in diesem Zusammenhang schon heute auf die besondere Schutzbedürftigkeit von Menschen mit genetischen Risiken, die Gefahr eines Verzichts auf sinnvolle Diagnostik aus Angst vor nachfolgender Diskriminierung, die mögliche Zunahme anonymer Tests und auf die schnelle Wandelbarkeit der Interpretation genetischer Befunde (insbesondere bei multifaktoriellen Störungen) verwiesen werden. Ein Nachfragerecht des Versicherers ist also eher abzulehnen.

Als eine geeignete *Lösung* bietet sich an, eine Art Basisversicherung zu schaffen, die ohne jede gesundheitliche Prüfung sowie ohne Nachfrage nach Erkrankungen in der Familie oder nach durchgeführten genetischen Tests für jeden angeboten wird. Dabei wäre jedoch das Problem zu lösen, ob eine solche Basisversicherung von den privaten Versicherern vorgehalten werden sollte oder durch die Solidargemeinschaft aller Versicherten zu tragen wäre. Die Logik der Basisversicherung spräche für Letzteres.

12.6.2
Fallbeispiel 2: Prä-Implantationsdiagnostik

Ausgangslage: Die Präimplantationsdiagnostik (PID, engl. PGD) ist ein bereits etabliertes medizinisches Verfahren und wird in weltweit über 30 Zentren durchgeführt, nicht aber in Deutschland. Sie ist nur ein im weiteren Sinn pränatalmedizinisches Verfahren, denn es handelt sich um eine genetische Diagnostik, die *vor* der Implantation des Embryos in die Gebärmutter stattfindet. Dieses diagnostische Verfahren erfolgt an ein bis zwei Zellen, die einem durch IVF (*in vitro*-Fertilisation) erzeugten Embryo entnommen werden, wenn dieser ein Entwicklungsstadium von acht oder mehr Zellen (in der Fachsprache Blastomeren genannt) erreicht hat. Wird die Diagnostik zu einem späteren als dem Achtzellstadium vorgenommen, so sind die entnommenen Blastomeren nicht mehr totipotent, also für sich genommen keine entwicklungsfähigen menschlichen Embryonen. An ein oder zwei durch Biopsie gewonnenen Blastomeren wird mittels Polymerase-Kettenreaktion (PCR) oder Fluoreszenz-in-situ-Hybridisierung (FISH) eine molekulargenetische Untersuchung vorgenommen. Das Ergebnis der Diagnostik liegt nach drei bis acht Stunden vor, sodass für den Restembryo keine Kryokonservierung, also kein Einfrieren nötig ist. Diese Untersuchung zu diagnostischen Zwecken gibt Auskunft über bestimmte genetische Aberrationen und Mutationen. Die Diagnose gibt Anhaltspunkte für die Lebenserwartung und gewisse Lebenschancen des Embryos.

Überlegungen zur ethischen Bewertung: Die Diagnose stellt vor die Frage, ob es ethisch zulässig sein kann, einen menschlichen Embryo, der sich noch in einem so frühen Stadium befindet, dass sich kein Primitivstreifen ausgebildet, mithin keine endgültige Individuation vollzogen ist, zu verwerfen, wenn seine genetische Konstitution zu Krankheiten veranlagt bzw. von vornherein eine krankhafte Entwicklung steuert.

Die im ersten Fallbeispiel bereits verhandelten Rahmenkriterien Öffentlichkeit der Forschung, Berufsethos des Arztes und Krankheitsverständnis finden angesichts des zweiten Fallbeispiels analog Anwendung. Im Blick auf die PID jedoch gewinnt das Rahmenkriterium der *Menschenwürde* besondere Bedeutung. Zwei grundlegende Deutungen sind zu unterscheiden:

(a) Bereits dem frühen Embryo, also mindestens einer entwicklungsfähigen totipotenten menschlichen Zelle, wird Menschenwürde zugeschrieben, gleichgültig wie er entstanden ist. Insofern darf auch der Embryo als menschliche Person nicht verworfen, für Experimente verbraucht oder so behandelt werden, dass er sein Personsein verliert (sog. personale Option).

(b) Dem frühen Embryo kommt der moralische Status einer Person noch nicht zu. Dies geschieht – vorzugsweise – erst nach der Einnistung in die Gebärmutter (sog. nichtpersonale Option).

Vertreter der Option (a) lehnen die PID ab. Unter ihnen gibt es jedoch auch solche, die dem Schwangerschaftsabbruch nach vorausgegangener Pränataldiagnostik zustimmen. Vertreter der Option (b) treten für eine Zulassung der PID ein.

Beide Optionen werfen schwer wiegende philosophische Fragen auf, die zumindest aktuell durch medizinische Erkenntnisse kaum zu lösen sind. Im Folgenden seien hierbei wichtige Aspekte lediglich skizziert:
- Lässt es sich moralisch rechtfertigen, einen absehbar schwer erbgeschädigten Embryo einer Mutter einpflanzen zu lassen?
- Lässt sich aus der moralischen Pflicht, mit behinderten Menschen so umzugehen, dass sie ihrer Menschenwürde im sozialen Miteinander versichert werden, ableiten, das Zur-Welt-Kommen behinderten Lebens *nicht* verhindern zu dürfen?
- Wäre es nicht konsequenter und sachgemäßer, der Option (a) zu folgen und kompromisslos auch jede Form von Schwangerschaftsabbruch zu untersagen?

12.6.2.1 Ethisch-rechtliche Bewertung (als Skizze)

Sofern künftige medizinisch-diagnostische Verfahren es ermöglichen sollten, erbgeschädigte Embryonen ohne Verwerfung des Embryos therapieren zu können, würde die Entscheidung leichter fallen – zumal nicht zu erwarten ist, dass sich aus den genannten Optionen eine dritte entwickelt, der alle Beteiligten zustimmen könnten. Die bereits heute beteiligten Akteure haben sich an einschlägige Auslegungen des Rechts zu halten. Doch auch diese sind nicht eindeutig!

Ist die PID mit dem Embryonen-Schutzgesetz (EschG) vereinbar? Die Beantwortung dieser Frage ist auch unter Juristen umstritten. Würde die Diagnostik an totipotenten Zellen, also etwa im Vierzellstadium erfolgen, dann würde die PID gegen § 2 EschG in Verbindung mit § 8 EschG verstoßen, weil die totipotente Zelle selbst eine befruchtete, entwicklungsfähige Zelle ist, aus der sich ein menschliches Individuum entwickeln kann, mithin als früher Embryo verstanden werden kann. Diese Zelle würde bei der Diagnostik zu einem anderen Zweck verwendet als zur Implantation in die Gebärmutter einer Frau. Erfolgt die Diagnostik jedoch zu einem späteren Zeitpunkt an einer nicht mehr totipotenten Zelle, dann ist diese Zelle nicht nach § 8 EschG geschützt. Damit liegt kein Verstoß gegen § 2 EschG vor, solange der Restembryo implantiert wird.

Das eigentliche juristische Problem entsteht, wenn der Restembryo genetisch auffällig ist, sodass die Mutter eine Implantation als nicht zumutbar empfindet. Nach § 1 Abs. 1 S. 2 EschG ist es strafbar, eine Eizelle zu einem anderen Zweck künstlich zu befruchten, als eine Schwangerschaft herbeizuführen. Wenn die Frau also die Implantation ablehnt, ist die künstliche Befruchtung dann zu einem anderen Zweck geschehen als zur Implantation? Zur Klärung dieser Frage ist wichtig zu wissen, dass bei jeder IVF der nachfolgende Transfer in die Gebärmutter von Bedingungen wie der physischen und psychischen Verfassung der Frau, pathologischen Veränderungen am Embryo, die keine Nidation erwarten lassen oder wohl zu einer Fehlgeburt führen, abhängig ist. Nimmt man hinzu, dass der Entschluss zur IVF mit dem Ziel einer Schwangerschaft trotz einer schwer belastenden Anamnese der betroffenen Eltern nach einer eingehenden humangenetischen Beratung erfolgt und der Verzicht auf die Implantation eines genetisch auffälligen Embryos ebenfalls nach eingehender Beratung auf Grund von Nichtzumutbarkeit für die Frau gefasst wird, dann ist davon auszugehen, dass die PID mit dem ESchG rechtlich vereinbar ist.

Außerdem bleiben nach wie vor die Schwangerschaft und die Geburt eines nicht mit einem bestimmten Gendefekt belasteten Kindes Ziel des Unternehmens.

Zudem wird die Verletzung des embryonalen und fetalen menschlichen Lebens nicht mit der Verletzung eines geborenen Menschen gleichgesetzt, so dass das werdende menschliche Leben umso mehr Schutz erfährt, je näher es an die Geburt herankommt. Außerdem tritt in diesem Fall der Aspekt der betroffenen Frau und ihres Rechts auf Selbstbestimmung hinzu. Es ist nach dem Urteil des Bundesverfassungsgerichts vom 28. Mai 1993 die Unzumutbarkeit für die Mutter, die es erlaubt, den Menschenwürdeschutz, der auch dem Embryo zusteht, nicht konsequent einzufordern, sondern diese Unzumutbarkeit höher zu gewichten. Es wird hier berücksichtigt, "dass der Nasziturus physisch Teil der Mutter ist (...), sein Grundrecht im Verhältnis zur Mutter daher von vornherein Beschränkungen unterliegt, wie das gegenüber Dritten nicht der Fall ist". Dies sollte auch auf die Frau Anwendung finden, die sich gegen die Implantation wendet, um zu vermeiden, dass der Nasziturus physisch ihr Teil wird. Die Menschenwürde des Kindes wird also insgesamt nicht berührt, vielmehr soll durch die PID lediglich ein spezieller Krankheitsverdacht ausgeräumt und ein Wertungswiderspruch mit sonstigen Möglichkeiten des Abbruchs einer Schwangerschaft vermieden werden. Allerdings müssen die Grundvoraussetzungen der PID wegen des Gesetzesvorbehalts in Art 2 Abs. 2 Satz 3 GG nach Auffassung der Bioethik-Kommission des Landes Rheinland-Pfalz (1999, 58) durch förmliches Gesetz gesichert werden. Dazu gehören die Klärung des Begriffs des hohen genetischen Risikos, die Notwendigkeit der Beratung des Paares über Chancen, Risiken und Alternativen durch den Arzt und die Einwilligung des Paares. Modalitäten und Details könnten Richtlinien der Bundesärztekammer regeln.

12.7
Impulse für den Dialog mit der Öffentlichkeit

Die Fallbeispiele zeigen, dass auch solche Themen, die in der publizistischen Öffentlichkeit zuweilen Gegenstand intensiver Dispute sind, Tiefenschichten des zu Untersuchenden aufweisen, die ein hohes Maß an intellektueller Aufmerksamkeit fordern. Manche Dinge sind eben nicht so klar und einfach wie sie scheinen (wollen).

Auch in Zukunft wird die molekulare Diagnostik durch den Dialog mit der Öffentlichkeit herausgefordert werden. Mutmaßlich werden es folgende Themenfelder sein, die deren Aufmerksamkeit binden:
- die Kartierung des menschlichen Genoms,
- unterschiedliche Verfahren der Klonierung;
- die Identifikation von Genen, die Erbkrankheiten verursachen,
- die Diagnose von genetisch bedingten Krankheiten,

- die molekulare Krebsdiagnostik und
- die Diagnose von Infektionskrankheiten.

Alle diese Themenfelder bergen in sich einen potenziell hohen Nutzen für Patienten. Gleichwohl sind sie in der gesellschaftlichen Diskussion mit Zusatzaspekten verbunden, die in der Diskussion ein "Eigenleben" entwickeln können. So kann es z. B. sein, dass die Forderung nach dem informationellen Selbstbestimmungsrecht und dem Schutz der Privatsphäre die Erfolge der Entwicklung einer molekularen Diagnostik in der Wahrnehmung der Öffentlichkeit relativiert. Diejenigen, die in der molekularen Diagnostik tätig sind, müssen zwischen dem Wert ihrer Arbeit für das potenziell betroffene Individuum und dem Wert für eine Gesellschaft, die ihrerseits um tragfähige Systeme von Wertorientierungen ringt, unterscheiden lernen. Dies impliziert eine nicht gering zu veranschlagende Reflexions- und eine Kommunikationsherausforderung.

Unterstützung finden Interessierte z. B. über das Internet-Portal www.ethik-net.de, auf dem alle führenden Ethikinstitute des deutschsprachigen Raumes versammelt sind.

Anhang: Gesetze und Normen zur Regelung der molekularen Labordiagnostik im deutschsprachigen Raum

Paul Cullen und Michael Neumaier

Im deutschsprachigen Raum wird die Durchführung der molekularen Diagnostik durch verschiedene Gesetze und Normen geregelt. Diese sind teilweise auf nationaler Ebene, teilweise auf europäischer Ebene entstanden. Als relativ neues Fach ist die Qualitätskontrolle der Molekulardiagnostik noch im Entstehen begriffen. Diese wird ausführlich im Kapitel 11 dieses Buchs besprochen und deshalb hier nicht weiterbehandelt.

Die gesetzliche Regelung der Molekulardiagnostik verfolgt zwei Ziele: Erstens soll die Qualität der Diagnostik gesichert werden und zweitens soll der Umgang mit sensiblen genetischen Daten im Sinne eines Schutzes der Persönlichkeitsrechte der Patienten gewahrt werden.

Die wesentlichen derzeit vorliegenden Normen und Gesetze sind folgende:

EU-Richtlinie 98/79/EG über in-vitro-Diagnostik

Mit der EU-Richtlinie über in-vitro-Diagnostika wurde eine einheitliche Regelung zur Qualitätssicherung in Europa gefunden, die auch für die Herstellung von Gendiagnostika gültig ist. Seit dem 7. Dezember 2003 dürfen nur solche neuen in-vitro-Diagnostika auf den Markt gebracht werden, die den Erfordernissen der Richtlinie 98/79/EG entsprechen und somit das CE (Communautés Européennes)-Zeichen tragen dürfen. Produkte, die vor dem 7. Dezember 2003 erstmals in den Verkehr gebracht wurden, dürfen bis zum Ablaufen der Übergangsfrist am 7. Dezember 2005 weiterhin verkauft werden.

Die in-vitro-Diagnostika-Richtlinie markiert eine grundsätzliche Veränderung in der Sicherheitsphilosophie in Deutschland, die insbesondere für den Bereich der molekularen Diagnostik von Relevanz ist. Bisher wurde für Sicherheit dadurch gesorgt, dass eine externe Institution, beispielsweise das Paul-Ehrlich-Institut, für in-vitro-Diagnostika ein Prüfzertifikat erteilte, das die Sicherheit des Testsystems attestierte. Somit fand mindestens teilweise eine Verlagerung der Verantwortlichkeit für das Funktionieren des Testsystems von dem Hersteller zur Behörde statt.

Bei der in-vitro-Diagnostika-Richtlinie liegt dagegen die Verantwortung für das korrekte Funktionieren des Testsystems im viel größerem Maße als bisher bei dem Hersteller. In-vitro-Diagnostika im Sinne der Richtlinie sind nicht nur die Testreagenzien, sondern zusätzlich alle Kalibratoren sowie sämtliche Gerätschaften einschließlich aller hierzu notwendigen Software und Schnittstellen. Darüber hinaus ist der Hersteller nicht nur für die Herstellung *per se* verantwortlich, sondern muss auch dafür Sorge tragen, dass eine effektive Überwachung seiner Produkte nach deren Verkauf gewährleistet ist.

Von der Richtlinie ausgenommen sind Instrumente und Materialien, die zu Forschungszwecken eingesetzt werden. Auch zertifizierte internationale Referenzmaterialien und Materialien, die für externe Qualitätsbewertungsprogramme verwendet werden, fallen nicht unter die Richtlinie. Kalibriersubstanzen oder -vorrichtungen sowie Kontrollmaterialien, die benötigt werden, um die Leistung von Produkten zu ermitteln bzw. zu prüfen, sind dagegen in-vitro-Diagnostika.

Die IvD-Richtlinie differenziert drei Risikostufen. Bei der niedrigsten Risikostufe muss der Hersteller eine umfassende technische Dokumentation des Produktes erstellen. Darüber hinaus reicht es aus, wenn der Hersteller ein ausreichend dokumentiertes System zur Qualitätssicherung sowie zur Produktüberwachung vorweisen kann. Bei den zwei höheren Risikostufen muss zusätzlich zur Gewährleistung der Konformität mit der Richtlinie eine Prüfung durch eine sog. "benannte Stelle" durchgeführt werden.

In-vitro-Diagnostika der mittleren Stufen sind solche
- zur Feststellung der untergeordneten Blutgruppen n1nDuffy und Kidd sowie zur Bestimmung irregulärer Anti-Erythrozyten-Antikörper
- zur Feststellung angeborener Infektionen (Rubella, Toxoplasmose)
- zum Nachweis von Zytomegalie- oder Chlamydien-Infektionen
- zum Nachweis von HLA-Gewebetypen: DR, A und B
- zum Nachweis des Prostata-spezifischen Antigens
- zur Schätzung des Risikos für Trisomie 21
- zur Blutzucker-Eigenbestimmung.

In-vitro-Diagnostika der höchsten Risikostufe sind solche
- zur Bestimmung der Blutgruppen des A, B, Null, Rhesus (C, c, D, E, e) und des Kell-Systems
- zum Nachweis von HIV1 und 2, HTLV 1und 2 sowie von Hepatitis B, C und D.

Bei Produkten der höchsten Risikostufe müssen der benannten Stelle zusätzlich Chargenfreigabezertifikate sowie Proben der Produktchargen zur Verfügung gestellt werden. Bei diesen Produkten sind darüber hinaus gemeinsame technische Spezifikationen einzuhalten, die von der Europäischen Kommission verbindlich festgelegt wurden (Entscheidung der EU-Kommission vom 7. Mai 2002 über Gemeinsame Technische Spezifikationen für in-vitro-Diagnostika Aktenzeichen K(2002) 1344, Dokument 2002/364/EG).

Besondere Bedeutung der EU-Richtlinie für die Molekulardiagnostik

Hersteller müssen den zuständigen Behörden das Inverkehrbringen neuer Produkte melden. In der EU-Richtlinie wird erwähnt, dass diese Pflicht insbesondere für DNA-Sonden höherer Dichte ("Mikrochips") zum genetischen Screening gilt.

Regelung von Nukleinsäure-Amplifikationstechniken (NAT) bei der Diagnose von Infektionskrankheiten

Die Anforderungen an qualitative und quantitative Nukleinsäure-Amplifikationstechniken werden in folgenden Dokumenten festgehalten:
- *International Conference on Harmonization* (ICH) Topic Q2A: *"Validation of analytical methods: definition and terminology"* vom November 1994, *Committee for Proprietary Medicinal Products* (CPMP)/ICH/381/95, in Anlehnung an die die EU-Richtlinie 75/318/EEC (Arzneimittelprüfrichtlinie)
- ICH Topic Q2B: *"Validation of analytical methods: methodology"* vom Juni 1994, CPMP/ICH/281/95

Bei diesen beiden Dokumenten geht es um die Standardisierung von Methoden, um folgende Testcharakteristika zu beschreiben: Richtigkeit, Präzision, Wiederholbarkeit, Spezifität, Nachweisgrenze, Messgrenze, Linearität, Messbereich. Zusätzlich kommen folgende Normen und Standards zur Anwendung:
- DIN-Norm 58967–60: Polymerase-Kettenreaktion
- DIN-Norm 58969–61: Polymerase-Kettenreaktion (PCR); HIV1 und HIV2
- DIN-Norm 58969–62: Mycobacterium tuberculosis Komplex
- MiQ: Qualitätsstandards in der mikrobiologisch-infektiologischen Diagnostik; Heft 1/97: Nukleinsäure-Amplifikationstechniken; im Auftrag der Deutschen Gesellschaft für Hygiene und Mikrobiologie, Gustav Fischer Verlag ISBN 3-437-41571-9

Das deutsche Gendiagnostikgesetz

In Deutschland existiert derzeit keine umfassende gesetzliche Regelung zur Gendiagnostik, wie dies in anderen Ländern wie Österreich und der Schweiz der Fall ist. Zur Zeit des Verfassens dieses Artikels (September 2005) wird ein Gendiagnostikgesetz für Deutschland vorbereitet und liegt als Entwurf vor. Überragendes Ziel des Gesetzes ist es, die Bürger vor Schäden, die aus genetischen Untersuchungen resultieren könnten, zu schützen.

Ein grundlegendes Problem des Gesetzentwurfes liegt darin, dass es äußerst schwer ist, das Besondere an genetischen gegenüber anderen medizinischen Untersuchungen zu definieren. Die entsprechende Empfehlung der Europäischen Union stellt fest, dass es keinen objektiven Grund für die Annahme gibt, genetische Daten grundsätzlich anders zu behandeln als die mit biochemischen oder immunologischen Methoden erhobenen medizinischen Befunde. Dies trifft in sehr nahe liegender Weise für vererbte Merkmale zu, die entweder mittels molekularbiologischer oder mittels klassischer biochemischer Methoden nachgewiesen werden können.

Im Entwurf zum deutschen Gendiagnostikgesetz werden zwei Arten von genetischen Untersuchungen definiert:
- diagnostische genetische Untersuchungen
- prädiktive genetische Untersuchungen.

Die Definition einer diagnostischen genetischen Untersuchung ist jedoch so breit, dass sie beinahe jede medizinische Untersuchung umfasst, da fast jede medizinische Diagnose auf eine erbliche Prädisposition – und sei sie auch noch so klein – schließen lässt.

Eine prädiktive genetische Untersuchung wird definiert als "eine genetische Untersuchung, die der Feststellung dient, ob die betroffene Person genetische Eigenschaften hat, die für die Erkrankung oder gesundheitliche Störung, die *ohne maßgeblichen Einfluss äußerer Faktoren oder Fremdstoffe* erst zukünftig bei ihr oder einer vor ihr abstammenden zukünftigen Person auftreten kann, ursächlich oder mitursächlich sind." Bei fast jeder genetischen Erkrankung ist es jedoch so, dass (oft nur teilweise bekannte) äußere Faktoren oder Fremdstoffe einen erheblichen Einfluss darauf ausüben, ob, wann und in welcher Ausprägung die Erkrankung auftreten wird.

Es ist nach oben Gesagtem offensichtlich, dass die Empfehlungen der EU vom Mai 2004 und die Sichtweise in einigen nationalen gesetzlichen Regelungen (und so auch im deutschen Entwurf, der sich sehr stark an diesen orientiert) durchaus kontrovers sind.

Diese verschiedenen Standpunkte erklären sich aus den Perspektiven, welche die Humangenetik einerseits und die allgemeine Labordiagnostik andererseits zu einer Gendiagnostik beziehen.

Die Humangenetik ist im Wesentlichen mit der Bestimmung seltener genetischer Keimbahndefekte befasst, deren Vererbung sehr häufig (hohe Penetranz) zu schweren gesundheitlichen Schäden bzw. einem stark auffälligen Phänotyp führen können. Da häufig keine Behandlungsmöglichkeit bestehen, erklärt sich hieraus die hohe medizinische Verantwortung der humangenetischen Diagnostik im Sinne einer präventiven Beratung (genetische Beratung, Counseling).

Genau umgekehrt ist die Situation bei den als Einzelnukleotidpolymorphismen (*single nucleotide polymorphisms*, SNPs) bekannten genetischen Varianten, die in der Bevölkerung relativ häufig sind. Ihr isoliertes Auftreten ist nur relativ locker mit einem Phänotyp verbunden, und das relative Erkrankungsrisiko ist häufig nur schwach statistisch nachweisbar (sog. "niedrige diagnostische Power"). Viele zusätzliche Faktoren wie die Kombination SNPs oder genetisch nicht fassbare Umstände wie Lebensführungsstil usw. können schließlich zu einem Krankheitsgeschehen beitragen. Wegen der Vielzahl der nicht genetischen Einflüsse (multifaktorielle Erkrankungsgenese) wird daher nicht eine humangenetische, sondern eher eine labormedizinische Beratung benötigt, welche nicht genetische Befunde zur Diagnostik der häufigen Erkrankungen (z. B. Volkskrankheiten) einschließt. Die EU Empfehlung trägt beiden Formen genetischer Veränderungen für die Diagnostik Rechnung.

Ob und in welcher Form das Gendiagnostikgesetz in Deutschland verabschiedet wird, ist deshalb heute nicht absehbar.

Weiterführende Literatur

Kapitel 1

Alberts, B., Johnson, A., Lewis, J., Raff, M., Roberts, K., Walter, P. (Hrsg.), **2004**, *Molekularbiologie der Zelle*, Wiley-VCH, 4. Aufl., Weinheim.
Ganten, D., Ruckpaul, K. (Hrsg.), **1997**, *Molekular- und Zellbiologische Grundlagen*, Bd. 1, Springer, Berlin, Heidelberg.
Passarge, E. (Hrsg.), **2004**, *Taschenatlas der Genetik*, 2. Aufl., Thieme, Stuttgart.
Thiemann, F., **2002**, *Molekularbiologische Diagnostik*, MTA-Praxis, Hoppenstedt Bonnier Zeitschriften GmbH, Darmstadt.

Kapitel 2

Thomas, L., **1991**, Blutentnahme und Probentransport. Wichtige präanalytische Teilschritte zum Laborbefund, *Dt. Ärztebl.* 88: B2226–B2232.
Narayanan, S., Guder, W. G., **2002**, Pre-analytical variables and their impact on the quality of laboratory results, *J. Lab. Med.* 26: 263–266.

Kapitel 3

Sambrook, J., Fritsch, E. F., Maniatis, T. (eds.), **1989**, *Molecular Cloning, a Laboratory Manual.* Cold Spring Harbor Laboratory Press, 2. edn., Cold Spring Harbor.
Benecke, M., **2005**, *Collection and handling of forensic DNA samples.* In: *Enzyklopedia of Diagnostic Genomics and Proteomics* (Fuchs, J., Podda, M. eds.), Dekker, New York.
Qiagen Bench Guide. *Protocols, hints, and tips for molecular biology labs.* http://www.qiagen.com/literature/litrequest.asp
Boom, R. et al., **1990**, Rapid and simple method for purification of nucleic acids, *J. Clin. Microbiol.* 28(3): 495–503.
Qiagen Product Guide **2005**. http://www.qiagen.com
Marktübersicht RNA Technologien, 2004, *BIOspektrum* 10: 786–793. http://www.biospektrum.de/inhalt.php?heft_id=200406

Leitfaden Molekulare Diagnostik. Herausgegeben von Frank Thiemann, Paul M. Cullen und Hanns-Georg Klein
Copyright © 2006 WILEY-VCH Verlag GmbH & Co. KGaA, Weinheim
ISBN: 3-527-31471-7

Wells, D., Herron, L. L., Majors, R. E. (eds.), **2002**, *Automation of sample preparation for genomics.* LC•GC Europe Chester UK, 2–7.

Espy, M. J. et al., **2001**, Detection of Herpes simplex virus DNA in genital and dermal specimens by LightCycler PCR after extraction using the IsoQuick, MagNA Pure, and BioRobot 9604 Methods, *J. Clin. Microbiol.* 39(6): 2233–2236.

Knepp, J. H. et al., **2003**, Comparison of automated and manual nucleic acid extraction methods for detection of enterovirus RNA, *J. Clin. Microbiol.* 41(8): 3532–3536.

Xu, M. et al., **2003**, Automated procedure in improving the RNA isolation step in viral load testing for Human Immunodeficiency Virus, *J. Clin. Microbiol.* 42(1): 439–440.

Grissom, S. F., Lobenhofer, E. K., Tucker, C. J., **2005**, A qualitative assessment of direct-labeled cDNA products prior to microarray analysis, *BMC Genomics* 6: 36.
http://www.biomedcentral.com/1471–2164/6/36.

Adamovicz, J., Gause, W. C., **1995**, *RNA purification.* In: *PCR Primer, a Laboratory Manual* (Dieffenbach, C. W. , Dveksler, G. S. eds.), Cold Spring Harbor Laboratory Press, Cold Spring Harbor.

Kapitel 4

Kleppe, K., Ohtsuka, E., Kleppe, R., Molineux, I., Khorana, H. G., **1971**, Studies on polynucleotides. XCVI. Repair replications of short synthetic DNA's as catalyzed by DNA polymerases, *Journal of Molecular Biology* 56(2): 341–361.

Lorkowski, S., Cullen, P. (eds.), **2002**, *Analysing Gene Expression. A Handbook of Methods – Possibilities and Pitfalls*, Wiley-VCH, Weinheim.

Lottspeich, F., Zorbas, H., **1998**, *Bioanalytik*, Spektrum, Heidelberg.

McPherson, M. J., Quirke, P., Taylor, G., **2002**, *PCR 1: A Practical Approach*, Oxford University Press, Oxford.

McPherson, M. J., Taylor, G., Hames, B. D., **1995**, *PCR 2: A Practical Approach*, Oxford University Press, Oxford.

Müller, H.-J., **2001**, *PCR – Polymerase-Kettenreaktion*, Spektrum, Heidelberg.

Mullis, K., Faloona, F., Scharf, S., Saiki, R., Horn, G., Erlich, H., **1986**, *Specific enzymatic amplification of DNA in vitro: the polymerase chain reaction*, Cold Spring Harbor Symposia on Quantitative Biology; 51 Part 1: 263–273.

The Royal Swedish Academy of Sciences, **1993**, *Information about the Nobel Prize in Chemistry*. http://nobelprize.org/chemistry/laureates/1993/press.html.

Viljoen, G. J., Nel, L. H., Crowther, J. R., **2005**, *Molecular Diagnostic PCR Handbook*, Kluwer, Heidelberg, New York.

Thiemann, F., **2002**, *Molekularbiologische Diagnostik, MTA-Praxis*, Hoppenstedt Bonnier Zeitschriften GmbH, Darmstadt.

Kapitel 5

Bruns, D. E., LO, Y. M. D., Wittwer, C. T., **2002**, *Molecular Testing in Laboratory Medicine, Selection from Clinical Chemistry*, 1998–2001, AACC Press, Washington.

Butler, J. M., **2003**, *Forensic DNA Testing*, Academic Press, Snd. Printing, London, San Diego.

Bartlett, J. M. S., Stirling, D., 2003, *Methods in Molecular Biology*, PCR Protocols Vol. 226, Humana, Totowa.
Carracedo, A., **2005**, *Methods in Molecular Biology*, Forensic DNA Typing Protocols Vol. 297, Humana Press, Totowa.
Meuer, S., Wittwer, C. T., Nakagawara, K., **2001**, *Rapid Cycler real time PCR, Methods and Applications*, Springer-Verlag, Berlin, Heidelberg, New York.
http://molecularbiology.forums.biotechniques.com/forums/index.php
http://www.horizonpress.com/gateway/protocols.html
http://www.molecular-beacons.org
http://www.pcr.at

Kapitel 6

Lorkowski, S., Cullen, P. (eds.), **2002**, *Analysing Gene Expression. A Handbook of Methods – Possibilities and Pitfalls*, Wiley-VCH, Weinheim.
Cullen, P., Lorkowksi, S., **2001**, Anwendungen der DNA-Arraytechnologie in der Laboratoriumsmedizin, *Laboratoriumsmedizin*, 25: 469–476.
Cullen, P., Lorkowski, S., **2001**, Biochips – Diagnostik in der Streichholzschachtel, *mta Dialog* 2: 4–8.

Kapitel 7

Mertes, G. (Hrsg.) et al., **1997** *Automatische genetische Analytik*, Wiley-VCH, Weinheim.
Marziali, A., Akeson, M., **2001**, New DNA Sequencing Methods, *Annu. Rev. Biomed. Eng.* 3: 195–223.

Kapitel 8

Berger, A., **2004**, *HBV-Quantification*. In: *Encyclopedia of Diagnostic Genomics and Proteomics*, DOI: 10.1081/E-EDGP 120027607 Marcel Dekker.
Berger, A., **2005**, Virologische Labordiagnostik der Hepatitis C., *J. Lab. Med.* 29(1): 28–32.
Berger, A., Preiser, W., **2002**, Viral genome quantification as a tool for improving patient management: the example of HIV, HBV, HCV and CMV, *J. Antimicrob. Chemother.* 49(5): 713–721 Review.
Doerr, H. W., Gerlich, W. H. (Hrsg.), **2002**, *Medizinische Virologie*, Thieme, Kap. 47: 409–427, Stuttgart.
Mertens, Th., Haller, O., Klenk, H. D.(Hrsg.), **2004**, *Diagnostik und Therapie von Viruskrankheiten*, 2. Aufl., Elsevier, München.
Preiser, W., Rabenau, H. F., Doerr, H. W., **2002**, *Viren –Viruserkrankungen – Synopsis der Klinik, Diagnostik und Therapie viraler Erkrankungen*, 1–228, Zett, Steinen.
Stürmer, M., Berger A, Preiser W , **2004**, HIV-1 genotyping: comparison of two commercially available assays, *Expert. Rev. Mol. Diagn.* 4(3): 281–91.

Kapitel 9

Ausführliche Literaturangaben finden Sie in Tabelle 9.1 und 9.2.

Kapitel 10

Scriver, C. R., Beaudet, A. L., Valle, D., Sly, W. S. (eds.), **2001**, *The Metabolic & Molecular Bases of Inherited Disease*, McGraw-Hill, New York.
Thompson, M. W., McInnes, R. R., Willard, H. F. (eds.), **2004**, *Genetics in Medicine*, Saunders, Philadelphia.
Witkowski, R., Prokop, O., Ullrich, E., Thiel, G. (Hrsg.), **2003**, *Lexikon der Syndrome und Fehlbildungen*, Springer, Berlin.
Tariverdian, G., Paul, M. (Hrsg.), **1999**, *Genetische Diagnostik in Geburtshilfe und Gynäkologie*, Springer, Berlin.
Strachan, T., Read, A. P. (Hrsg.), **2005**, *Molekulare Humangenetik*, Elsevier, München.
Passarge, E. (Hrsg.), *Taschenatlas der Genetik*, **2003**, Thieme, Stuttgart.
Trent, R. J. (Hrsg.) **1994**, *Molekulare Medizin – Eine Einführung*, Spektrum, Heidelberg.
McKinlay Gardner, R. J., Sutherland, G. R. (eds.), **2004**, *Chromosome Abnormalities and Genetic Counseling*, Oxford University Press, New York.
Schinzel, A. (ed.), **2001**, *Catalogue of Unbalanced Chromosome Aberrations in Man*, De Gruyter, Berlin.
Swansbury, J. (ed.), **2003**, *Cancer Cytogenetics – Methods and Protocols*, Human Press, New Jersey.
Wagner, C. (Hrsg.), **1999**, *Molekulare Onkologie – Entstehung und Progression maligner Tumoren*, Thieme, Stuttgart.
Ganten, D., Ruckpaul, K. (Hrsg.), **2002**, *Molekularmedizinische Grundlagen von nicht-hereditären Tumorerkrankungen*, Springer, Berlin.
Rost, I., Klein, H.-G., **2005**, Genetische Diagnostik bei mentaler Retardierung, *J. Lab. Med.* 29(3): 152–161.
Mayer, K., Marschall, Ch. **2005**, Molekulargenetische Diagnostik von Bindegewebserkrankungen, *J. Lab. Med.* 29(3): 176–193.
http://www.drugprofiler.com
http://www.haidelberg.org

Kapitel 11

Deutsche Norm: *Qualitätssicherung in der Laboratoriumsmedizin*, **1989**. DIN 50936 Teil 1.
Bundesärztekammer: *Richtlinie der Bundesärztekammer zur Qualitätssicherung in medizinischen Laboratorien* **2001**. Dt. Ärztebl. 98: A2747–A2759.

Kapitel 12

Bartram, C. R. et. al., **2000**, *Humangenetische Diagnostik. Wissenschaftliche Grundlagen und gesellschaftliche Konsequenzen*, Springer, Berlin.
Busch, R. J. (Hrsg.), **2001**, Forum TTN 5: Themenheft *"Gentests und Versicherungen"*. München.
Dingermann, Th., **1999**, *Gentechnik. Biotechnik. Lehrbuch und Kompendium für Studium und Praxis*. Wissenschaftliche Verlagsgesellschaft, Stuttgart.
Knoepffler, N., Haniel, A., Simon, J., **2000**, *Präimplantationsdiagnostik und therapeutisches Klonen. Was ist verantwortbar?* In: Busch, R. J. (Hrsg.), *Forum TTN 4*, S. 20–40, München.
Knoepffler, N., **2004**, *Menschenwürde in der Bioethik*, Berlin.
Roser, T., Haniel, A., **2003**, *Abschlussbericht AK Gendiagnostik am TTN*. In: Busch, R. J. (Hrsg.), *Forum TTN 10* S. 33–46, München.
Winnacker, E.-L., **1996**, *Das Genom. Möglichkeiten und Grenzen der Genforschung*, Utz, Frankfurt/Main.
Winnacker, E.-L. et. al., **2002**, *Gentechnik: Eingriffe am Menschen. Ein Eskalationsmodell zur ethischen Bewertung*, 4. vollständig überarbeitete Aufl. In: Busch, R. J. (Hrsg.), *Reihe Akzente* Bd. 7, München.

Sachverzeichnis

a

Aberration
- chromosomal 198 ff.
- genomisch 207 ff.

Abetalipoproteinämie 186
Abstoßungsreaktion 217
Acetylierung 237
N-Acetyltransferase (NAT) 237
Achondrogenesie 186
Achondroplasie 186
ADBR2, *siehe* β-Adrenozeptor
Adenovirus 147
Adrenogenitales Syndrom 186
β-Adrenozeptor (ADBR2) 239
AID, *siehe* Arzneimittelinteraktionsdatenbank
Alpha-1-Antitrypsinmangel 186
Aminoacyl-tRNA-Synthetase 21
Amniozentese 203
Amplifikation 61 ff.
- branched amplification multimer 88
- Effizienz 42, 104
- exponentiell 66
- Nucleic Acid Sequence Based Amplification (NASBA) 80 ff.
- Signal 80
- Transcription-mediated (TMA) 80 ff.
- Zielsequenz 79

Amplikon 114
AMV, *siehe* Avian Myoblastosis Virus
Aneuploidie 199, 211
Anionenaustauscher-Säule 43
Anlagerung (Annealing) 62 ff.
Anomalie
- komplexe 206

Antigenpräsentation 215
APC, *siehe* Protein C
Aplasie
- congenitale bilaterale Aplasie des Vas deferens 187

Arachnodactylie
- congenitale kontrakturelle 187

Array-CGH 211
ART, *siehe* Reproduktionstechnik
Arteriosklerose 223 ff.
Arzneimittel
- Interaktionsdatenbank (AID) 241
- Prüfrichtlinie 271
- Reaktion (ADR) 241

Astrovirus 148
Ataxie 186
- Friedreich 186
- spinocerebelläre 186 ff.

Atrophie
- dentato-rubrale Pallido-luysische 188
- spinobulbäre Muskelatrophie 189

Autoimmunerkrankung 217
Autosom 10, 199, 212
autosomale Monosomie
Avian Myoblastosis Virus (AMV) 76
Azoospermie 186

b

Bakterien 175
BCR-ABL-Rearrangement 205
Bead-Array SSO 220
Berufsethos 260
- ärztliches 260 ff.

Bioethik 257
Bioverfügbarkeit 239
Blut
- getrocknet 36
- Hochdruck 223
- Probe 28, 36
- Vollblut 36

BMP (bone morphogenetic protein), *siehe* Knochen morphogenetisches Protein
Bordetella pertussis 183

Leitfaden Molekulare Diagnostik. Herausgegeben von Frank Thiemann, Paul M. Cullen und Hanns-Georg Klein
Copyright © 2006 WILEY-VCH Verlag GmbH & Co. KGaA, Weinheim
ISBN: 3-527-31471-7

Borna Virus 148
BRCA (breast cancer) 140
Brugada-Syndrom 187
Brustkrebs
– familiäre Frühform 187
Buffy Coat 36
Bunyaviridae 153

c
Calciviridae 165
5'-Cap-Struktur 14
capture probe 88, 92 ff.
cerebrospinale Flüssigkeit 36
CGH, *siehe* komparative Genomhybridisierung
chaotropes Salz 31, 42
Chaperon 25
Chargenfreigabezertifikat 270
Chemolumineszenz 88
Chemotherapeutikum 235
Chip-Elektrophorese 91
Chlamydia trachomatis 80
Chorea Huntington 187, 221
Chorionzottenbiopsie 203
Chromosom 10, 197
– ESAC (extra structurally abnormal chromosome) 203
– Marker 203 ff.
– Trisomie 200, 211
Chromosomenaberration
– gonosomal 201
– interchromosomal 200
– intrachromosomal 200
– numerisch 198
– strukturell 198 ff.
Chromosomensatz 198 ff.
– balanciert 200
– unbalanciert 200
CMV, *siehe* Zytomegalievirus
Creutzfeld-Jakob Erkrankung 187
Crigler-Najjar-Syndrom 187
Cystische Fibrose (Mukoviszidose) 188
C_T, *siehe* threshold cycle

d
Datenbank
– Arzneimittelinteraktion 241
– MGT/HLA Database 221
Deltavirus 156
Deletion 124, 202
Denaturierungsphase (Schmelzen) 62
Denguevirus 150
Desoxyribonukleotidtriphosphat 70
Detoxifikation 235

Diabetes
– Bronzediabetes 228
– mellitus 223
Deutsche Vereinigung zur Bekämpfung von Viruserkrankungen (DVV) 252
Diplo-Y-Syndrom 201
DNA
– Amplifikation 61 ff.
– Aufbau 3 ff.
– Aufbewahrung 32, 57
– automatisierte Extraktionssysteme 47 ff.
– branched (bDNA) 80 ff.
– Chip 110
– Fragmentanalyse 123, 133 ff.
– Isolierung 30, 35 ff., 47 ff.
– manuelle Extraktionssysteme 48
– Menge 52 ff.
– mitochondriale DNA (mtDNA) 10
– Qualität 52 ff.
– Reinheit 52 ff.
– Replikation 6 ff.
DNA-Mikroarray 109 ff.
– cDNA-Array 115
DNA-Polymerase 68
DNA-Sequenzierung 118, 123 ff., 221
– Cycle Sequenzierung 127
– Datenauswertung 132, 221
– Kapillarelektrophorese 130
– Maxam-Gilbert 125 f.
– Multifluoreszenz-Laser-Scan-DNA-Detektion 129
– Pyrosequenzierung 251
– Sanger 125 f.
Down Syndrom 200, 211
Duchenne Becker Muskeldystrophie 192
Drug Profiler 241
Drug Target 239
Duplikation 202
DVV, *siehe* Deutsche Vereinigung zur Bekämpfung von Viruserkrankungen
Dysplasie 193
– spondyloepimetaphyseale 193

e
EBV, *siehe* Epstein-Barr-Virus
ECHO, *siehe* enteric cytopathic human orphan
Echtzeit-PCR (Realtime) 96
– Assay 68
EDTA, *siehe* Ethylendiamintetraessigsäure
Edwards Syndrom 200, 211
Ehlers-Danlos-Syndrom 188
ELISA-PCR 92

Elongationsphase 65
EMQN, *siehe* Ringversuch
enteric cytopathic human orphan (ECHO) 150
Enterovirus 85, 150
Epstein-Barr-Virus (EBV) 151
EQUAL, *siehe* Ringversuch
Erkrankung
    – autoimmune 217
    – HLA-assoziiert 216
    – monogene 185 ff.
    – myeloproliferative 204 ff.
    – polygene 222
    – polyzystische Nierenerkrankung 193, 221
Erreger 175 ff.
    – Identifizierung 176
    – nicht kultivierbar 175
    – langsam wachsend 175
escape, *siehe* immunologische Flucht
Eskalationsmodell 259
Ethik 257 ff.
    – Bioethik 257
    – Rahmenkriterien ethischer Bewertungen 259
Ethylendiamintetraessigsäure (EDTA) 28
EU-Richtlinie 98/79/EG 269 ff.
Eukaryont 10, 175 ff.
    – Genomorganisation
Exon 11
Exonuclease-Aktivität
    – 3'->5' 68
    – 5'->3' 68 f.
Extensionsphase 62, 72

f

Faktor V-Leiden 223 f.
Ficoll-Dichtegradienten-Zentrifugation 30
Fischaugen-Krankheit 188
FISH, *siehe* Fluoreszenz-*in situ*-Hybridisierung
Flaviviridae 150 ff., 173
fluorescence resonance energy transfer, *siehe* FRET-Prinzip
Fluoreszenz-*in situ*-Hybridisierung (FISH) 205 ff.
    – multiplex (mFISH) 209 ff.
    – pränataler Schnelltest 209 ff.
    – Sonde 209 ff.
Fragiles X-Syndrom 188
Fragmentlängenbestimmung 123, 133 ff.
FRET-Prinzip (fluorescence resonance energy transfer) 100
Friedreich Ataxie 186

Frühsommer-Meningoenzephalitis Virus (FSMEV) 152

g

GC-Gehalt 72
Gelbfiebervirus 153
Gelelektrophorese 54 f., 89
    – Agarose 89
Gen 9
    – Sonde 80
Genchip-Technologie 109 ff.
Gendiagnostikgesetz 271
genetischer Code 19
genetischer Fingerabdruck 138
Genexpression 74, 103, 111 ff.
    – relativ 107
    – Unterschied 107, 116
    – Zustand 115
Genomorganisation
    – Eukaryont 10
    – Prokaryont 9
Genotypisierung 134, 240
Gesellschaft für Virologie (GfV) 252
Gesetzliche Regelung 245 f.
Gewebe 36 f.
    – fixiert 38
GfV, *siehe* Gesellschaft für Virologie
Gonosom 10, 199
Graft-versus-Leukemia-Reaktion (GvL) 217

h

HAART (Hochaktive-Antiretrovirale Therapie) 136
Hairpin Struktur 101
Hämochromatose 227 f.
    – HFG-Gen 228
Hämophilie
– Typ A 188
    – Typ B 188
Hantavirus 153
Haupthistokompatibilitätskomplex (MHC) 214 ff.
Hauptprodukt 66
Haushältergen (House keeping gene, HKG) 104 ff.
    – HKG-Index 106
HAV, *siehe* Hepatitis A-Virus
HBV, *siehe* Hepatitis B-Virus
HCV, *siehe* Hepatitis C–Virus
HDV, *siehe* Hepatitis D-Virus
Hepadnaviridae 154
Heparin 28
Hepatischer Lipascmangel 188

Hepatitis A-Virus (HAV)   154
Hepatitis B-Virus (HBV)   154
Hepatitis C–Virus (HCV)   137 f., 155, 252
– Genotyp   138
Hepatitis D-Virus (HDV)   156
Hepatitis E-Virus (HEV)   157
Hepatitis G-Virus (HGV/GBV–C)   158
Heritabilität   223
Herpes simplex-Virus (HSV)   158
Herpes simplex-Viridae   151 ff., 172 f.
Heterozygotie   139
HEV, *siehe* Hepatitis E-Virus
HGV, *siehe* Hepatitis G-Virus
HHV, *siehe* humanes Herpesvirus
Histon   10
HIV, *siehe* humanes Immundefizienz Virus
HLA (humanes Leukozyten Antigen)   214 ff.
– assoziierte Erkrankung   216
– Typisierung   215 ff.
HTLV, humanes T-Zell-Leukämie-Virus
hMPV, *siehe* humanes Metapneumovirus
Hochaktive-Antiretrovirale Therapie, *siehe* HAART
Hook-Effekt   100
Hörverlust
– nichtsyndromisch   189
House keeping gene (HKG), *siehe* Haushältergen
HSV, *siehe* Herpes simplex-Virus
humanes Herpesvirus 6 (HHV-6)   159
humanes Herpesvirus 8 (HHV-8)   160
humanes Immundefizienz Virus (HIV)   136 f., 252
– Proteaseinhibitor   136
– Resistenzbestimmung   136 f.
humanes Metapneumovirus (hMPV)   162
humanes T-Zell-Leukämie-Virus (HTLV)   162
humangenetisches Counseling   251
Hybrid-Capture Verfahren   45
Hybridisierung
– hybridization protection assay (HPA)   80 ff.
– reverse Dot-Blot   220
– Sonde   100
– Temperatur   72
Hypercholesterinämie   189
– familiäre   189
Hyperchylomikronämie   187
– familiäre   187
Hypobetalipoproteinämie   189
– familiäre   189
Hypochondrogenesie   189

i

ICSI, *siehe* Intracytosplasmatische Spermieninjektion
Immungenetik   195 ff., 214
immunologische Flucht (escape)   138
Immunsuppression   145, 159, 168 ff., 176
in vitro-Diagnostik   269 f.
Infektion   146
– chronisch   146
– persistierend   146
Influenzavirus   163
Intracytosplasmatische Spermieninjektion (ICSI)   211
Intron   11
Inversion   202

j

juvenile Polyposis coli   189

k

Kalibrierung   103 ff.
– Zweipunkt   106
Kapillar-Elektrophorese   130
Karposi-Sarkom-assoziiertes Herpesvirus (KSHV)   160
Kennedy-Krankheit   189
Killer-Zellen Immunglobulin-ähnliche Rezeptoren (KIR)   217
Klinefelter-Syndrom   201
Kniest-Syndrom   189
Knochen morphogenetisches Protein (BMP)   232
Knochenmark   36
– Probe   28
– Transplantation   217
Kollagen   231
– Typ 2-Erkrankung   189
Kolonkarzinom (HNPCC)   190
Komparative Genomhybridisierung (CGH)   210
– Array CGH   211
– Matrix CGH   211
Konsensus Sequenz   12
Kontamination   29
– Freiheit   247
Kontrollreaktion   247
Korrekturlesefunktion (proof reading)   68
Krankheitsverständnis   261
KSHV, *siehe* Karposi-Sarkom-assoziiertes Herpesvirus

l

Lab-on-a-chip   91, 120
Laktase-Gen   233

Lecithin-Cholesterin-Acyltransferase-Mangel 188
LEOPARD-Syndrom (kardiomyopathische Lentigionose) 190
Leukämie 204 ff.
– akute myeloische (AML) 204 ff.
– chronisch lymphatische (CLL) 204 ff.
– chronisch myeloische (CML) 204 ff.
Li-Fraumeni-Syndrom 190
Light Cycler 96
Lipoproteinlipase-Mangel 190
Long-QT-Syndrom 191
Lymphom 204
Lymphozyten 36
– Toxizitätstest 214

m

Machado-Joseph Krankheit 191
Mammakarzinom
– familiär 140
Marfan-Syndrom 191
Markerchromosom 203 ff.
Marshall-Syndrom 191
Masernvirus 164
MDR, siehe Multidrug-Resistenz
Melanom 191
– familiär 191
Menschenwürde 260 ff.
Metabolismus 234 ff.
Methicillin-resistente Staphylococcus aureus (MRSA) 134
Methylentetrahydrofolatreduktase (MTHFR) 224 ff.
– C677T-Polymorphismus 226
Meulengracht (Gilbert)-Syndrom 191
MGB, siehe Minor groove binder
MGT/HLA Database 221
MHC, siehe Haupthistokompatibilitätskomplex
Migräne 223
Mikroarray, siehe DNA-Mikroarray
Mikrodissektion 209 f.
Mikrosatellit 138
Minisatellit 138
– Struktur 135
Minor groove binder (MGB) 99
Mittelketten-Acyl-CoA-Dehydrogenase-Defizienz 191
Mittelmeerfieber 192
– familiär 192
MMLV, siehe Moloney-Maus-Leukämie-Virus
Molecular Beacon 99

molekulare Diagnostik
– Begriffsbestimmung 3
– Indikation 145, 175 ff., 185 ff.
Molluscum contagiosum-Virus 164
Moloney-Maus-Leukämie-Virus (MMLV) 75
monogene Erkrankung 185 ff.
Monosomie
– autosomal 199
Morbus Alzheimer 186, 221
Morbus Fabry 188
Morbus Wilson 194
MRSA, siehe Methicillin-resistente Staphylococcus aureus
MTHFR, siehe Methylentetrahydrofolatreduktase
Mukoviszidose 188
Multidrug-Resistenz (MDR) 238
Mumpsvirus 165
Muskeldystrophie Duchenne/Becker 192
Mutation 103, 124, 136
– Analyse 103, 124
– founder 141
– Hot spot 141
myeloproliferative Erkrankung 204 ff.
Myelosuppression 238
Mykobakterien 80

n

NASBA, siehe Nucleic Acid Sequence Based Amplification
NAT, siehe N-Acetyltransferase
Nebenprodukt 66
Negativkontrolle 247
Neisseria gonorhoeae 80
Neoplasie
– hämatologisch 204
– multiple endokrine Neoplasie 192
Neurofibromatose 192
Noonan-Syndrom 190 ff.
Norovirus 165
Norwalkvirus 165
5'-Nuclease-Assay 97
Nucleic Acid Sequence Based Amplification (NASBA) 80 ff.
Nukleinsäure, siehe auch DNA, RNA 3 ff.
– Amplifikation (NAT) 61 ff., 145, 176
– Aufbewahrung 32, 57
– automatisierte Systeme zur Aufreinigung 47 ff.
– Isolierung 30, 38 ff.
– magnetische Beads 50
– manuelle Systeme zur Aufreinigung 47 ff.

– Menge 52 ff.
– Qualität 52 ff.
– Reinheit 52 ff.
– Spot-Methode 56
– Standard 59
– Zellzahlbestimmung 56

O

Offener Leserahmen (open reading frame, ORF) 19
Öffentlichkeit der Wissenschaft 261 f.
Oligonukleotid 111 f.
– Bead Array SSO 220
– mismatch 111
– Oligo(dT)-Primer 71
– PCR-SSOP 218 ff.
– perfect match 111 f.
open reading frame (ORF), *siehe* Offener Leserahmen
Orthomyxoviridae 163
Osteogenesis imperfecta 193
Osteomyelofibrose 205
Osteoporose 223 ff.
Osteoprotegerin 233
Östrogen-Rezeptor 232
Ovarialkarzinom 140

P

PABP, *siehe* Poly(A)-Bindungsprotein
PAGE, *siehe* Polyacrylamid-Gelelektrophorese
Pankreatitis 193
– familiär 193
Pätau-Syndrom 200, 211
Papillomaviren 80, 166
Paraffinschnitt 38
Parainfluenzavirus 167
Paramyxoviridae 162 ff.
Parvovirus B19 167
Pathogenitätsfaktor 178
PCR (polymerase chain reaction), *siehe* Polymerasekettenreaktion
Peptidyltransferase-Aktivität 22
Persistenz 137
Peutz-Jeghers-Syndrom 193
Pfu-Polymerase 69
P-Glykoprotein (PGP) 238
Pharmakogenetik 233 ff.
Pharmakogenomik 118
Phenol/Chloroform-Extraktion 46
Phenylketonurie 221
Photolithographie 111
photometrische Bestimmung 53
Picornaviridae 150 ff.

Pilz 80, 175 ff.
PKD, *siehe* Polkörperdiagnostik
Plasma 36
Plasminogen Aktivator Inhibitor 1 226
Plateau-Phase 66
Polio 150
Polkörperdiagnostik (PKD) 211
Poly(A)-Bindungsprotein (PABP) 15
Poly(A)-Schwanz 15
Polyacrylamid-Gelelektrophorese (PAGE) 91
Polymerase
– 5'->3'-Aktivität 69
– Hot-start-Polymerase 70
– *Pfu* 69
– *Pwo* 69
– T7 83
– *Taq* 69
– *Tth* 69 ff.
Polymerasekettenreaktion (polymerase chain reaction, PCR), *siehe auch* Realtime PCR 28 ff., 61 ff., 145
– Echtzeit (Realtime) 96, 145
– ELISA (enzyme linked immunosorbent assay) 92
– Heparin 28
– Inhibitor 73
– Kinetik 65 f.
– MEIA (Magnetpartikel Enzymimmunoassay) 93
– Nested 78 f.
– Puffer 70
– qualitativ 182
– quantitativ 103, 182
– Sequenzspezifische Oligonukleotid-Sonde (PCR-SSOP) 218 ff.
– Sequenzspezifische Primer (PCR-SSP) 218 f.
– Zusätze 73
Polymorphismus 117
Polymorphismen
– Arteriosklerose 230
– C677T 226
– Diagnostik 228
– G20210A 223 f.
– Restriktionsfragment-Längenpolymorphismus 231
– Streifentechnologie 118
Polyomavirus 168
Polyploidie 199
Polyposis coli 189
– juvenile 189
polyzystische Nierenerkrankung 193, 221
Positivkontrolle 248

Postnataldiagnostik 197
Poxviridae 164
Präanalytik 27 ff., 35 f.
   – Labororganisation 31
Prädispositionsdiagnostik 221 ff.
Präimplantationsdiagnostik 211, 264
Pränataldiagnostik 203
Primer 8, 61 ff., 71 ff., 126
   – Adapter 76 ff.
   – degeneriert 71
   – Dimere 71
   – mispriming 72
   – Oligo(dT) 71
   – Random Hexamer 71 ff.
   – SDA 85
   – Sequenz-spezifisch 71 ff., 218
   – Skorpion 101
Probe
   – Aufbewahrung 32
   – Ausgangsmaterial 72
   – Blut 28
   – Entnahme 28
   – forensisch 36
   – Knochenmark 28
   – Material 28, 36 ff.
   – Paraffinschnitt 38
   – Transport 30
   – Vorbehandlung 29
Proficiency-Testing 251 ff.
Prokaryont 9
   – Genomorganisation 9
Promotor 12
Promyelozytenleukämie 207
Proof Reading 68
Protein C
   – aktiviert (APC) 224
   – APC-Resistenz 224
Proteinbiosynthese 12, 21
Prothrombin 223
Prozessivität 65 ff.
Punktat 36
Pwo-Polymerase 69
Pyrococcus
   – *furiosus* 69
   – *woesei* 69
Pyrosequenzierung 251

q
Qualitätssicherung 245 ff.
Quantifizierung 103 ff.
   – absolut 103 ff.
   – relativ 98 f.
Quasispezies 138

Quencher 98 f.
   – Dark 99

r
Realtime PCR, *siehe auch* Polymerasekettenreaktion 96, 145
Rearrangement 205 ff.
   – BCR-ABL 205
Redundanz 19
Renaturierung 66
Reoviridae 170
Reporter 98
Reproduktionstechnik
   – assistierte (ART) 211
Resistenz
   – APC-Resistenz 224
   – Gen 178
Respiratory Syncytial Virus (RSV) 169
Restriktionsenzym 85
Restriktionsfragment-Längenpolymorphismus 231
Retroviridae 161 f.
Rett-Syndrom 193
Reverse Hybridisierung 94
Reverse Painting 210
Reverse Transkriptase (RT) 74 ff.
   – AMV-RT (Avian-Myoblastosis Virus-RT) 76
   – MML-RT (Moloney-Maus-Leukämie Virus-RT) 75
Reverse Transkription 29, 74 ff., 115, 136
   – PCR 29
Rezeptor 239
Rhabdoviridae 171
Ribosom 21
Richtlinien der Bundesärztekammer (RiliBÄK) 245
Ringchromosom 203
Ringversuch 249 ff.
   – EMQN (European Molecular Genetics Quality Network) 251
   – EQUAL 250
RNA 6
   – 16S rRNA 135
   – Amplifikation 61 ff.
   – Aufbewahrung 32, 57
   – automatisierte Extraktionssysteme 47 ff.
   – Degradation 31
   – Isolierung 30, 35 ff, 45 ff.
   – manuelle Extraktionssysteme 49
   – Menge 52 ff.
   – messenger RNA (mRNA) 6

- Polymerase 12
- Qualität 52 ff.
- Reinheit 52 ff.
- ribosomale RNA (rRNA) 6
- Spleißen 16
- Stabilisierung 46 f.
- Transfer RNA (tRNA) 21
- Virus 45
- zelluläre 46

RNase 15
- H-Aktivität 82

Rotavirus 170
Rötelnvirus (Rubella) 170
RSV, *siehe* Respiratory Syncytial Virus

s

Schmelzen, *siehe* Denaturierungsphase
Schmelzkurve 102
Schmelztemperatur (T_m-Wert) 72, 102
SDA, *siehe* Strand Displacement Assay
Sequenzdatenauswertung 132
Serologie 218
Serotyp 138
Serum 36
Shine Dalgarno-Sequenz 22
short tandem repeat (STR) 133
Sigma (σ)-Faktor 12
Signal-Amplifikation 80
Silika-beschichtete Oberflächen 39 ff.
- magnetisch 46

Silika-Membran 39 ff.
Sklerose 194
- tuberöse 194

Small nuclear ribonucleoprotein (snRNP) 16
Smith-Lemli-Opitz-Syndrom 193
SNP-Chip 117
snRNP, *siehe* small nuclear ribonucleoprotein
Sonde
- Break Apart 213
- chromosomal painting 209
- Extender 88
- Fangsonde 88, 92 ff.
- FISH 209 ff.
- Gen 80
- Hybridisierung 100
- Minor Groove Binder (MGB) 99
- Molecular Beacon 99
- Oligonukleotid 218 ff.
- single copy 209
- Split 213
- Subtelomer 209
- Zentromer 209

Spa-Typisierung 134 f.
spinocerebelläre Ataxie 186
spinobulbäre Muskelatrophie 189
Spleißen 16
- alternatives 16

spondyloepimetaphyseale Dysplasie 193
Stammzellentransplantation 217
Staphylococcus aureus 134
- Methicillin-resistent (MRSA) 134

STR, *siehe* short tandem repeat
Strand Displacement Assay (SDA) 80 ff.
Stuhl 38
Suspensions-Array 114
Svedberg (S)- Einheit 21
SYBR®Green I 97

t

T7 Polymerase 83
Tangier Krankheit 193
*Taq*Man 97
Taq-Polymerase 69
Target Capture Assay (TCA) 80
Termination 25
Tetraploidie 199
thanatophorer Zwergwuchs 193
Therapie
- Monitoring 145, 182
- Versagen 234

Thermophilus aquaticus 69
Thermus thermophilus 69
Thiopurinmethyltransferase (TPMT) 237
threshold cycle (C_T-Wert) 104 ff.
Thrombozythämie 205
T_m-Wert, *siehe* Schmelztemperatur
Togaviridae 170
Tollwutvirus 171
TPMT, *siehe* Thiopurinmethyltransferase
Transferase 237
Transfusionsgesetz 252
Transkription 12
- allgemeine Transkriptionsfaktoren (TFII) 12
- *in vitro* 77
- reverse 74 ff.
- transcription mediated amplification (TMA) 80 ff.

Translation 19
- Termination 25

Translokation 201
- Philadelphia 204
- reziproke 200
- Robertson'sche 200

Transplantation 217
  – allogen 218
  – Knochenmark (KMT) 218
  – Nabelschnurvenenblut 218
  – periphere Blutstammzellen (PBSCT) 218
Transportprotein 238
Trehalose 90
Triplett-Codon 19
Triplo-X-Syndrom 201
Triploidie 199
Trisomie 200, 211
Trypsin-Giemsa-Färbung 198
Tth-Polymerase 69 ff.
tuberöse Sklerose 194
Tumorzytogenetik 204 ff., 212

u

UDP-Glucuronyltransferase (UGT1A1) 238
Ullrich-Turner-Syndrom 201
Urin 38

v

Variable number of tandem repeat (VNTR) 135 ff.
Varizella-Zoster-Virus (VZV) 172
Venenthrombose 224
Vitamin D-Rezeptor 231
Virus 137 ff., 148 ff., 159 ff., 170 ff.
  – Diagnostik 145 ff.
  – RNA 45
VNTR, *siehe* Variable number of tandem repeat
Von Willebrand-Jürgens-Krankheit 194
VZV, *siehe* Varizella-Zoster-Virus

w

West-Nil-Virus (WNV) 173

z

Zellaufschluß 37
Zellkultur 36
Zellzahlbestimmung 56
Zwillingsstudie 223
Zytogenetik 185, 197 ff.
  – klassische 185, 197 ff.
  – molekulare 185, 197 ff.
  – Tumor 204, 212 ff.
Zytomegalievirus (CMV) 173